1. 循環器のしくみ

2. 心臓のしくみ

3. 心筋収縮のしくみ

4. 血管のしくみ

5. リンパ系

6. 循環器の指標

7. 循環調節

8. 理解を深める疾患編

《注意》

- 本書および付録の一部あるいは全部を無断で転載，インターネットなどへ掲載することは，著作者および出版社の権利の侵害となります．予め小社に許諾をお求めください．
- 本書を無断で複写・複製する行為（コピー，スキャン，デジタルデータ化などを含む）は，「私的使用のための複製」など著作権法上の限られた例外を除き，禁じられています．代行業者などの第三者に依頼して上記の複製行為を行うことや，自らが複製を行った場合でも，その複写物やデータを他者へ譲渡・販売することは違法となります．また大学，病院，企業などにおいて業務上使用する目的（教育活動，研究活動，診療などを含む）で上記の複製行為やイントラネット上での掲載を行うことも違法となります．
- これらの違法行為を行った場合は，著作権法に則り，損害賠償請求などの対応をとらせていただく場合がございますことを予めご了承ください．
- 前各項に関わらず，個人が営利目的ではなく「本書を活用した学習法の推奨」を目的として本書の一部を撮影し，動画投稿サイトや，SNSなどに収録・掲載する場合に限り，事前の申請なく，これを許可いたします．詳細については随時更新しますので，掲載前には必ず小社ホームページでご確認ください．

イメカラ

イメージするカラダのしくみ
Visualizing Human Body

循環器

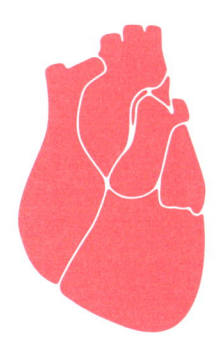

はじめに

　解剖生理は，医学を勉強する人が最初に勉強する基礎事項で，人体の正常構造とその働きについて勉強する分野です．

　骨，筋肉，血管や神経の名前を覚えたり，臓器のしくみを理解したり，そしてもっとミクロな視点から，細胞の構造と働きなどについても勉強します．

　基礎事項といっても，人体を構成する要素は非常に多岐にわたっていますから，たとえば細胞の中で起こる反応などミクロのしくみについて勉強しているときには，いったいどの臓器のどの細胞の話だったのか，ついわからなくなってしまいます．

　ではどのように勉強すれば，医学の基礎事項をきちんと身につけることができるのでしょうか？

　その答えは，情報を**「整理整頓」**することと，**「イメージを多用する」**という，2点にあるのではないかと考えます．

　「イメカラ」は，ページをパラパラとめくるとわかるように，どこを開けても**「見開き完結」**，つまり左右のページが1対のセットになっていて，そこには，ある内容について**必要な情報のすべて**が，文章とイラストによって整然と表現されています．

　そしてこの見開きを，臓器の構造や機能に従って**「幹から枝葉へ」**と順番に並べたものが，イメカラという**解剖生理読本**です．

　どんなに細かい細胞レベルの話をしていても，ページを戻れば，それがどこをクローズアップしたものなのか一瞬でわかるようになっているのです．

　そして，文章のすぐ隣に置かれたイラストには，**文章内のほぼすべての情報が描かれ**ていて，正確な解剖図や的確なイメージ図の中に，**理解や記憶の定着を助けるキャラクターたち**が埋め込まれています．

　文章とイラストの絶妙なコンビネーションが，どのような複雑な構造やしくみについても鮮明なイメージで理解させ，記憶に強く定着させてくれることでしょう．

　「イメカラ」を読むことで，みなさんが，**最初から解剖生理を好きになれる**こと，**国家試験**を丸暗記ではなくきちんと理解して解けること，そして**臨床の根拠**を知った上で医療従事者として働くことができることを，切に願ってやみません．

2010年4月　編者

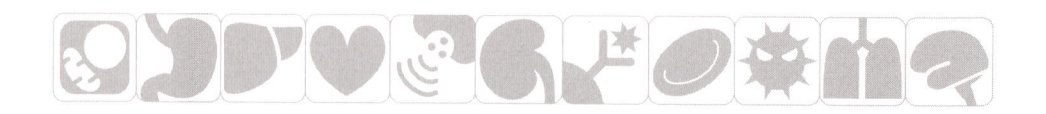

循環器　はじめに

　循環器の勉強を始める前に，まずはその全体像をざっとつかんでみましょう．

　目次のページを開いてみてください．「イメカラ循環器」の目次は，全体の構成が一目でわかる**フローチャート形式**になっています．

　循環器は心臓と血管から成りますから，最初の章では，心臓と血管がどのようにつながっているのかという**循環器の接続**について説明しています．

　それから**循環器を心臓と血管の各要素に分解**して行き，それぞれがどのようなしくみで成り立っているのか，ミクロのレベルまで追いかけて行きます．

　全体の構成がわかったら，今度は循環器を客観的に評価する，**血圧**の測定方法や，**心電図**の計測方法について見てみましょう．

　そして，様々な状況に合わせて循環器の働きを調節する**循環調節**について勉強しましょう．

　最後に，正常な循環器の働きが崩れてしまったらどうなるのかを説明した疾患編の章を読むと，さらに理解が深まることでしょう．

　各章のおわりには，「イメカラ循環器」を読むことで解くことができる国試（国家試験）の問題と解答を掲載しています．

　掲載している国試の種類は，
- 医師
- 看護師
- 薬剤師
- 救急救命士
- 臨床検査技師
- 診療放射線技師
- 管理栄養士
- 理学療法士（PT）
- 作業療法士（OT）
- 介護福祉士
- 柔道整復師
- はり師・きゅう師
- あん摩マッサージ指圧師

の計13種類にのぼり，さらに医学部低学年向けの基礎医学の試験であるCBT（医学部臨床実習開始前全国共用試験）からも，参考問題を掲載しています．

　循環器の解剖生理をきちんと理解すれば，どの試験のどのような問題にも対応できる基礎力が養えることを実感してください．

　それでは，「イメカラ循環器」に表現された心臓と血管の世界を，縦横無尽に旅してみてください．

2010年4月　編者

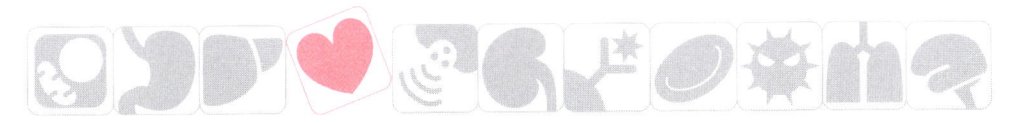

HOW TO USE 1

| グレーの見出し＝スタンダードな内容 | ⟷ | 色付きの見出し＝少しハイレベルな内容 |

本文の内容には2つのレベルがあります．

イメカラ循環器

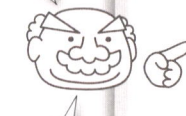

血圧の測定方法
▶ 血圧測定の手順と血圧測定の原理

水銀血圧計を用いた標準的な血圧の測定方法について説明しましょう．

血圧の測定原理については，よくわかっていないところもあるので，その手順とだいたいのしくみがわかれば十分です．

これはスタンダードな内容．

血圧は通常**上腕動脈**を使って測定します．なぜならこの動脈は，寝た状態でも座った状態でも心臓とほぼ同じ高さにあり，収縮期血圧が左心室内の圧力に近いからです．

イラストのグラフ中，黒い実線がマンシェット圧（上腕動脈を締め付ける帯の圧力）の変化で，ピンクの実線は**動脈圧**の変化を表しています．

動脈圧は，収縮期に上昇して下降し，拡張期にさらに下降するということを繰り返しています．

暗記すべき内容は赤字になっていて，チェックシートをかぶせると消えます．

血圧測定では，**収縮期血圧**（最高血圧ともいう）と**拡張期血圧**（最低血圧ともいう）の2つを測定します．

動脈血圧の波で見ると，波の最高点が収縮期血圧で，最低点が拡張期血圧にあたります．

「収縮期は，僧帽弁が閉じ，大動脈弁が開いて心臓から血液が拍出され，大動脈弁が閉じて血液の拍出が終わるまでの間」のことです．♡22

このページと一緒にチェックしておきたいページを示しています．

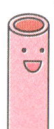

この間に血圧はピークに達し，下降し始めます．このピークを収縮期血圧といいます．

コロトコフ音とは，血圧測定のときに動脈の聴診で聞かれる「トントントン」という雑音のことです．締め付けられている動脈の内腔では，血流が乱流となって血管壁を叩くために発生します．

血圧の測定方法

①
上腕にマンシェットを巻き，聴診器で上腕動脈を聴診する体勢を整えます．送気球でマンシェットに空気を送って膨らませ，上腕動脈を締め付けると，マンシェット圧が上昇します．

②
マンシェット圧が収縮期血圧を上回ると，圧迫部位よりも末梢の血流が完全に途絶します．圧力の上下関係は
　マンシェット圧＞収縮期血圧＞拡張期血圧
となっていて，聴診器ではこの時点で何も聞こえず，締め付けられて血流のない腕はだるい感じがします．

③
送気球のねじを緩めてマンシェットの空気を徐々に抜き，上腕の圧迫を少しずつ（2mmHg/秒程度）解放してゆきます．マンシェット圧が収縮期血圧を下回った瞬間（★¹）に血流が再開し，**コロトコフ音**が聴こえ始めます．この瞬間に水銀柱が指し示している数値が収縮期血圧です．

④〜⑤
さらに空気を抜いていくと，マンシェット圧が動脈圧を斜めに横切るように低下します．それにつれて血管内を流れる血液量が増え，乱流が増えてコロトコフ音は増大します．ある程度までいくと今度は次第に小さくなり，マンシェット圧が拡張期血圧を下回った瞬間（★²），上腕動脈は完全開通し，乱流がなくなってコロトコフ音は消失します．この瞬間に水銀柱が指し示す数値が拡張期血圧です．

高血圧治療ガイドラインによれば，正常血圧は以下のように定義されています．♡114

正常血圧
収縮期血圧**130mmHg未満**　かつ
拡張期血圧**85mmHg未満**

高血圧は血圧がこの数字を持続的に越えている状態です．

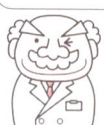

疾患名には赤いアンダーラインが引いてあります．

イメージするカラダのしくみ

どこからでも自由に読み進めよう！
ここではほんの少しだけルール説明をします．

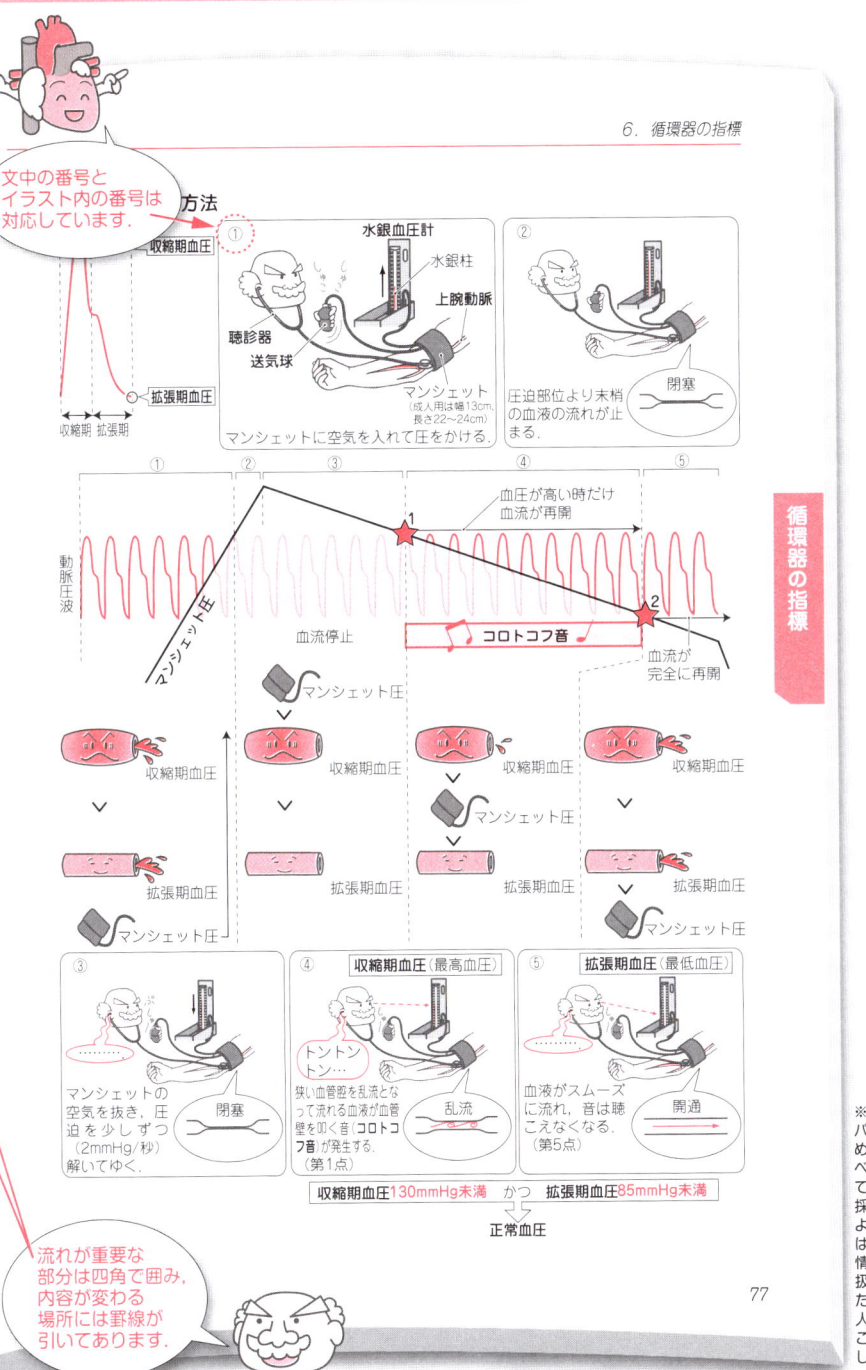

6. 循環器の指標

文中の番号と
イラスト内の番号は
対応しています．

方法

収縮期血圧

拡張期血圧

収縮期 拡張期

① 水銀血圧計
水銀柱
上腕動脈
聴診器
送気球
マンシェット（成人用は幅13cm, 長さ22〜24cm）
マンシェットに空気を入れて圧をかける．

② 閉塞
圧迫部位より末梢の血液の流れが止まる．

動脈圧波

マンシェット圧

① ② ③ ④ ⑤

血流停止

血圧が高い時だけ血流が再開

コロトコフ音

★1 ★2 血流が完全に再開

循環器の指標

収縮期血圧　収縮期血圧　収縮期血圧　収縮期血圧
マンシェット圧　　　　　マンシェット圧
拡張期血圧　拡張期血圧　拡張期血圧　拡張期血圧
マンシェット圧　　　　　　　　　マンシェット圧

③ マンシェットの空気を抜き，圧迫を少しずつ（2mmHg/秒）解いてゆく．
閉塞

④ 収縮期血圧（最高血圧）
トントントン…
狭い血管腔を乱流となって流れる血液が血管壁に響く音（コロトコフ音）が発生する．（第1点）
乱流

⑤ 拡張期血圧（最低血圧）
血液がスムーズに流れ，音は聴こえなくなる．（第5点）
開通

収縮期血圧130mmHg未満　かつ　拡張期血圧85mmHg未満
↓
正常血圧

流れが重要な部分は四角で囲み，内容が変わる場所には罫線が引いてあります．

※本書は，情報をコンパクトに見開き内に収め，見開きを整然と並べるために，ときにとてもシンプルな表現を採用しています．そのような箇所については，より正確で詳細な情報があとの見開きで扱われています．また，人体には様々な個人差や例外が存在することも忘れないようにしてください．

HOW TO USE 2

イメカラ 循環器

国試を読み解こう！
▶ 血管の構造と性質，血管の走行についての問題

臨床検査技師国試55P46
弾性線維が豊富なのはどれか．
1 気管
2 大動脈
3 心筋
4 横隔膜
5 尿管

まず，心筋と横隔膜は横紋筋の塊ですから，弾性線維は含まれていません．

管状構造をしている気管，大動脈，そして尿管の壁には弾性線維が含まれていますが，その量が圧倒的に多いのが大動脈です．

大動脈は弾性動脈とも呼ばれ，血管壁の中膜は大量の弾性線維を含んでいて，心臓から収縮期に拍出される血液を受け止めて膨らみ，元に戻るときの力で拡張期の血流を保ちます．

よって正解は2です．

CBTC-5-(1)-9)
（クエスチョン・バンクCBT vol.2 各論編 第2版 問題220）
毛細血管について正しいのはどれか．
a 高分子量蛋白質は毛細血管を透過する．
b 毛細血管の直径は約100μmである．
c すべての毛細血管が無窓型毛細血管である．
d 毛細血管の浸透圧維持に毛細血管圧が関わっている．
e 毛細血管圧は動脈端で30〜35mmHgである．

蛋白質は基本的に毛細血管を透過できません．よってaは間違いです．

細動脈の直径が約50μmで，毛細血管の直径はその約10分の1の約5〜10μm，赤血球の大きさと同じくらいです．よってbは間違いです．

無窓型毛細血管は，脳や肺胞などの透過性の低い連続型毛細血管のことです．多くの毛細血管は透過性の高い有窓性毛細血管に分類されるので，cは間違いです．

毛細血管の浸透圧維持に関わっているのは膠質（蛋白質）で，毛細血管圧は関係ありません．dは間違いです．

そしてeの記述は正しく，正解です．

各種国試名と問題番号です．

問題解説では，本文には書かれていないが，問題解答に必要な知識についても，きちんと補足説明しています．

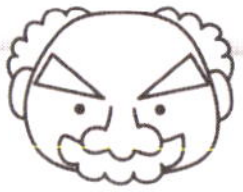

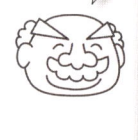

弾性動脈＝大動脈
弾性板（弾性線維）
中膜

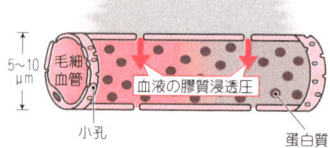

5〜10μm
毛細血管
血液の膠質浸透圧
小孔
蛋白質

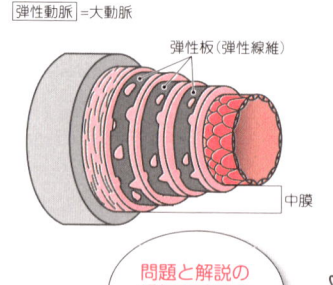

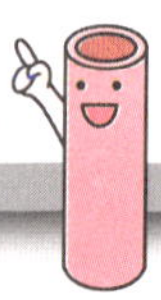

問題と解説の理解を助けるイラストです．

64

イメージするカラダのしくみ

章の終わりの「国試を読み解こう!」は
問題を解くというよりどんどん読み進めよう!

4. 血管のしくみ

診療放射線技師国試57-8
心・大血管系について正しいのはどれか．
1 奇静脈弓は下大静脈に流入する．
2 大動脈弓は気管右側に位置する．
3 肺動脈弁は大動脈弁より高位にある．
4 右心系に属する房室弁は僧帽弁である．
5 大動脈弓から最初に分岐するのは左総頸動脈である．

奇静脈弓は，奇静脈が弓状のカーブを描く部分をいいます．

（※CBTだけは，ガイドライン番号の下に，メディックメディア発行のクエスチョン・バンクCBT内の問題番号が示してあります．）

面を上左方・後方…こえてから下に向……奇静脈弓は気管の左側に…間違いです．
…大動脈弁の，上前方に位置して…♡17　よって3は正解です．
…系の房室弁は三尖弁なので，4は間違い…
…弓から最初に分岐するのは腕頭動脈で，腕頭動脈が右鎖骨下動脈と右総頸動脈に分岐します．5は間違いです．

よって正解は3です．

柔道整復師国試8A51
平滑筋で誤っているのはどれか．
1 アクチンの量が骨格筋より少ない．
2 ATPの量が骨格筋より多い．
3 収縮速度は骨格筋より遅い．
4 収縮張力が骨格筋より弱い．

平滑筋と骨格筋の比較についての問題ですが，平滑筋と横紋筋（骨格筋や心筋など）の比較と読み替えて考えてもよいでしょう．

平滑筋は収縮力が横紋筋よりも弱く，ゆっくり収縮して疲労が少ない，という特徴があります．

平滑筋に含まれるアクチンなどの収縮蛋白質の量は，横紋筋に比べて少ないです．よって1は正しいです．

含まれるATPの量も，横紋筋に比べて少ないです．よって2は間違いです．

収縮速度は横紋筋より遅く，収縮張力も横紋筋より弱いです．よって3，4は正しいです．

以上より，正解は2です．

血管のしくみ

上大静脈
奇静脈
奇静脈弓

右総頸動脈　左総頸動脈
気管
右鎖骨下動脈
腕頭動脈
左主気管支
大動脈弓

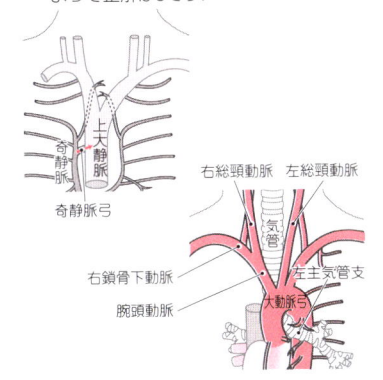

Visualizing Human Body

CONTENTS

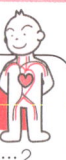

1. 循環器のしくみ
（心臓と血管からなる）

- INTRO 2
- 心臓の位置
- 心臓につながる大きな血管
- 体循環の血管接続 4
- 肺循環の血管接続
- 動脈と静脈の性質
- 体循環の流れ 6
- 肺循環の流れ 8
- 国試を読み解こう！ 10

2. 心臓のしくみ

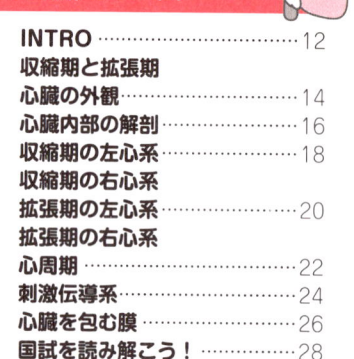

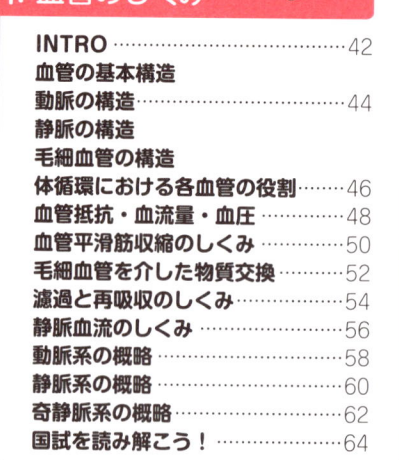

- INTRO 12
- 収縮期と拡張期
- 心臓の外観 14
- 心臓内部の解剖 16
- 収縮期の左心系 18
- 収縮期の右心系
- 拡張期の左心系 20
- 拡張期の右心系
- 心周期 22
- 刺激伝導系 24
- 心臓を包む膜 26
- 国試を読み解こう！ 28

3. 心筋収縮のしくみ

- INTRO 30
- 心筋の階層構造
- 心筋細胞の概観 32
- 心筋収縮 34
- フランク・スターリングの法則 36
- 心拍出量 38
- 国試を読み解こう！ 40

4. 血管のしくみ

- INTRO 42
- 血管の基本構造
- 動脈の構造 44
- 静脈の構造
- 毛細血管の構造
- 体循環における各血管の役割 46
- 血管抵抗・血流量・血圧 48
- 血管平滑筋収縮のしくみ 50
- 毛細血管を介した物質交換 52
- 濾過と再吸収のしくみ 54
- 静脈血流のしくみ 56
- 動脈系の概略 58
- 静脈系の概略 60
- 奇静脈系の概略 62
- 国試を読み解こう！ 64

5. リンパ系

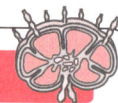

- INTRO 66
- リンパ系の役割
- リンパ管の構造 68
- リンパ節の構造
- リンパ系の概略 70
- 国試を読み解こう！ 72

循環器の物理的・電気的な働きがわかる

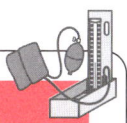

6. 循環器の指標

INTRO ……………………… 74
心拍数と脈拍
血圧
血圧の測定方法 ……………… 76
血圧の全体像（体循環と肺循環）… 78
心電図計測の全体像 ………… 80
四肢誘導 …………………… 82
胸部誘導 …………………… 84
心電図を分解してみる ……… 86
いろいろな心電図 …………… 88
国試を読み解こう！ ………… 90

8. 理解を深める疾患編

INTRO ……………………… 110
動脈硬化と循環器疾患
動脈硬化の病態 ……………… 112
高血圧 ……………………… 114
動脈瘤 ……………………… 116
大動脈解離（解離性大動脈瘤）… 118
虚血性心疾患 ………………… 120
弁膜症 ……………………… 122
不整脈 ……………………… 124
先天性心疾患 ………………… 126
心内膜・心筋・心外膜疾患 …… 128
心不全 ……………………… 130
国試を読み解こう！ ………… 132

循環器を調節する

7. 循環調節

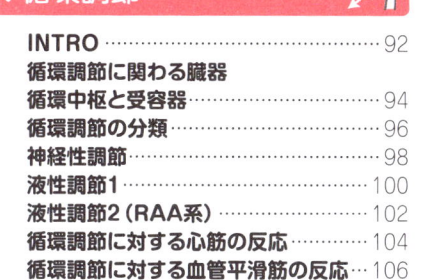

INTRO ……………………… 92
循環調節に関わる臓器
循環中枢と受容器 …………… 94
循環調節の分類 ……………… 96
神経性調節 …………………… 98
液性調節1 …………………… 100
液性調節2（RAA系）………… 102
循環調節に対する心筋の反応 … 104
循環調節に対する血管平滑筋の反応 … 106
国試を読み解こう！ ………… 108

Molecular Biology

Anatomy **VHB** Physiology

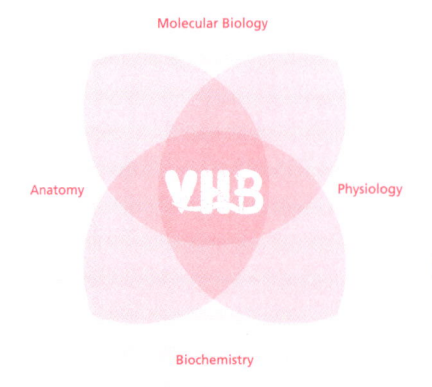

Biochemistry

'Visualizing Human Body'

provides

basic anatomical & physiological knowledge

for

all the medical workers and students.

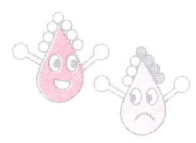

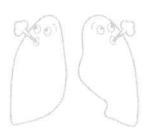

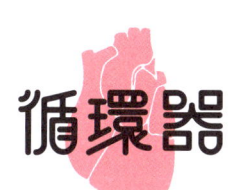

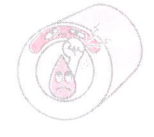

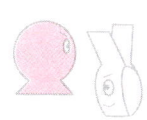

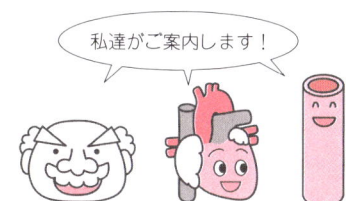

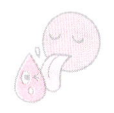

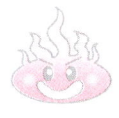

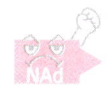

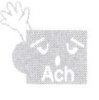

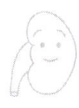

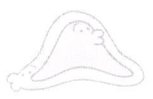

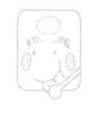

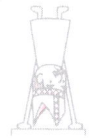

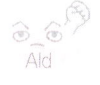

循環器

私達がご案内します！

1. 循環器のしくみ

INTRO

　循環器の主役は，**心臓**と**血管**です．
　心臓は体を構成するすべての臓器に血液を循環させる，筋肉でできたポンプです．
　ポンプと臓器をつないでいるのが，血管というさまざまな調節機能を持ったホースです．
　心臓が**収縮**すると，高い**血圧**が発生してホースである血管内に血液が**拍出**（送り出すこと）され，全身の臓器のすみずみまで血液が巡ります．
　これによって臓器に酸素や栄養が届けられ，二酸化炭素や老廃物が回収されます．
　循環器の勉強は，心臓と血管によって血液がどのように体を**循環**するかを学ぶことです．
　例えば，橈骨動脈（とうこつどうみゃく）という脈をとるときによく使われる手首の動脈を触ると，トクトクとリズミカルな脈拍を感じることができます．
　脈拍は動脈の壁が血液によって押されて膨らんでいる現象です．
　つまり，脈拍を感じるということは，心臓と血管がつながっていて，心臓が収縮してそこまで血液を運んできていることの証拠なのです．
　この章では，心臓がどこにあって，どのように血管とつながっているのかということを最初に考えてみましょう．
　そして心臓と血管の接続がわかったら，血液がどのように全身を循環するか（**体循環**），そしてどのように肺を循環するか（**肺循環**）ということについて，簡単にイメージできるようになりましょう．

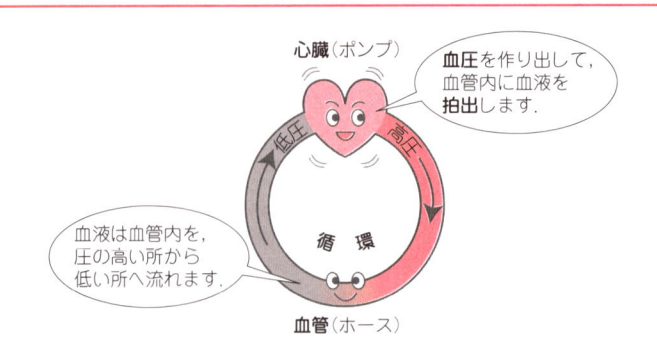

心臓（ポンプ）
血圧を作り出して，血管内に血液を拍出します．
低圧　高圧
循環
血液は血管内を，圧の高い所から低い所へ流れます．
血管（ホース）

心臓の位置
▶ 胸腔の真ん中で左右の肺に挟まれて存在する

心臓の大きさは握りこぶしくらいで，重さは（成人で）わずか**300g**程度の，**心筋**（心臓を構成する筋肉）の塊です．

この小さな臓器が，1分間に5Lもの血液を全身に循環させます．

心臓は胸部のほぼ中心にあり，両側を**肺**に挟まれています．

みぞおちの少し上に握りこぶしを作ると，だいたいその奥にこぶしと同じくらいのサイズの心臓があります．

心臓の下面は，肺とともに**横隔膜**（胸腔と腹腔を分ける仕切り）に接しています．

胸腔は**胸壁**（肋骨などの骨と，筋肉や皮膚などでできた胸部の壁）に囲まれた空間で，心臓と心臓につながる大きな血管，そして肺によって占められています．

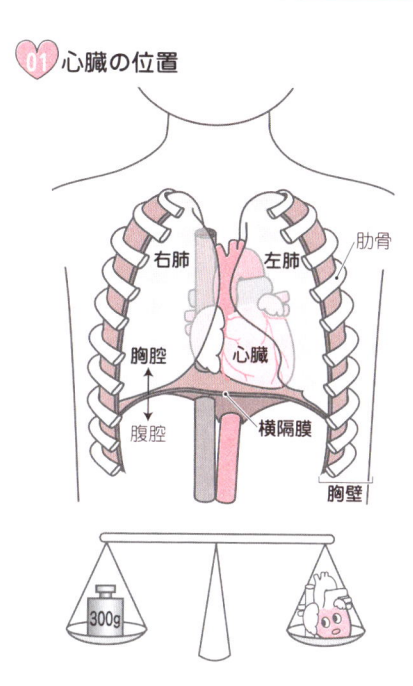

心臓につながる大きな血管
▶ 全身につながる血管と左右の肺につながる血管

心臓につながる血管には，全身とつながる大きな血管と，左右の肺とつながる大きな血管があります．

大動脈・大静脈（心臓と全身をつなぐ）
体循環用の血管で，心臓と全身（上半身と下半身）をつなぎます．
大動脈：心臓→全身（上半身＋下半身）
大静脈
　上大静脈：上半身→心臓
　下大静脈：下半身→心臓
これらの血管は上下から心臓につながります．

肺動脈・肺静脈（心臓と左右の肺をつなぐ）
肺循環用の血管で，心臓と肺をつなぎます．
　肺動脈：心臓→肺
　肺静脈：肺→心臓
肺は心臓の左右にあるので，これらの血管は左右から心臓につながっています．

1．循環器のしくみ

循環器のしくみ

01 心臓の位置

（肋骨／右肺／左肺／胸腔／心臓／腹腔／横隔膜／胸壁／300g）

02 心臓につながる大きな血管

体循環／上半身から／上半身へ／肺動脈／大静脈／大動脈／肺動脈／肺へ／肺から／肺循環／肺静脈／肺静脈／大静脈／下半身へ／下半身から／体循環

Visualizing Human Body

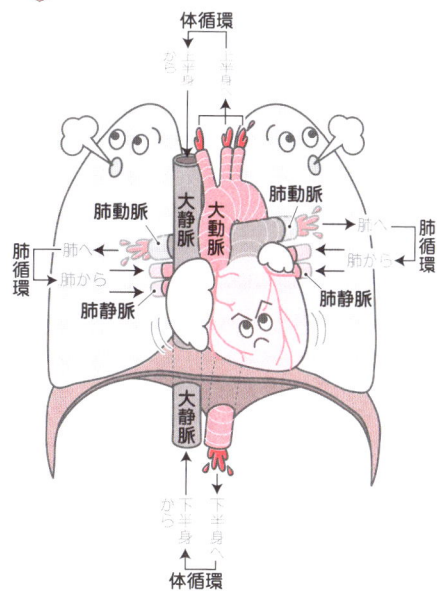

体循環の血管接続
▶ 心臓と各臓器のつながりを見る

まずは心臓の断面を見てみましょう．
心臓の内部は4つの部屋に分かれています．

心臓の4つの部屋
心臓には下に2つ，上に2つ，計4つの部屋があります．
下の2部屋を心室といい，
　左の心室：**左心室**
　右の心室：**右心室**
に分かれます．
上の2部屋を心房といい，
　左の心房：**左心房**
　右の心房：**右心房**
に分かれます．

左心室の壁はとても分厚い心筋でできていて，全身の臓器に血液を循環させるくらいの強力なポンプ能力を持っています．

全身に血液を循環させる大動脈は，左心室に接続しています．

大動脈は左心室を出ると，まず上に向かいます（この部分を**上行大動脈**という）．

次にUターンして上肢や頭頸部へと枝を出します（この部分を**大動脈弓**という）．

そして今度は下に向かい，胸腔内と腹腔内でいろいろな臓器に大小の枝を出しながら，最後に下肢へと向かいます（この部分を**下行大動脈**という）．

体循環では，血液は大動脈から次々と各臓器へと分配されてゆくので，脳へと運ばれる血液もあれば，腎臓あるいは肝臓へと運ばれる血液もあります．

そして各臓器を通ったあとの血液は，静脈を通って再び心臓へ戻ります．

各臓器からの静脈は，下半身ではおもに**下大静脈**につながり，上半身では**上大静脈**につながります．上下の大静脈は右心房に接続します．

以上，左心室から始まって右心房に戻ってくるまでの経路が，**体循環**です．

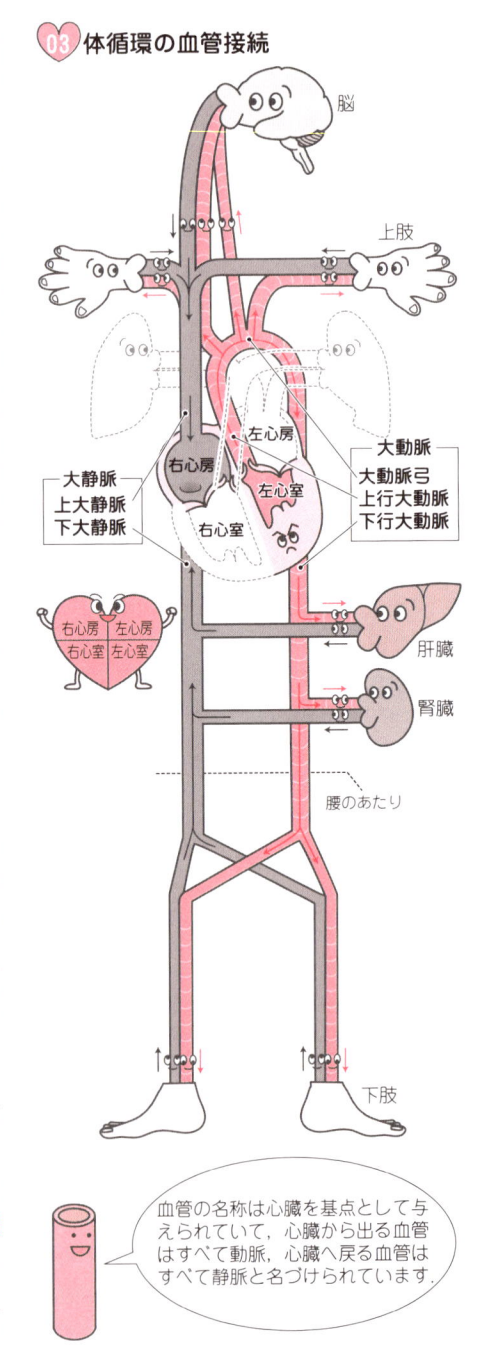

03 体循環の血管接続

脳／上肢／大静脈／上大静脈／下大静脈／右心房／左心房／右心室／左心室／大動脈／大動脈弓／上行大動脈／下行大動脈／肝臓／腎臓／腰のあたり／下肢

血管の名称は心臓を基点として与えられていて，心臓から出る血管はすべて動脈，心臓へ戻る血管はすべて静脈と名づけられています．

1. 循環器のしくみ

04 肺循環の血管接続

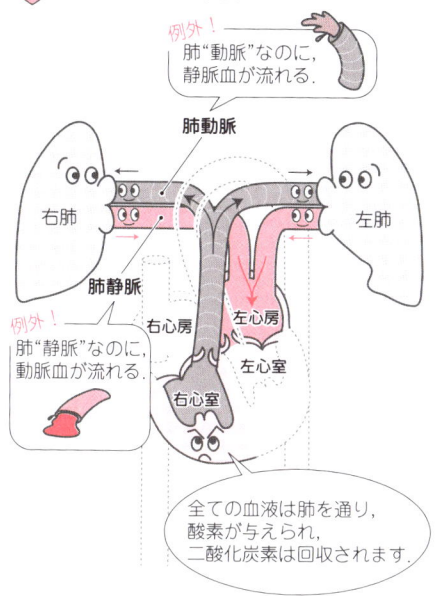

例外！
肺"動脈"なのに，静脈血が流れる．

肺動脈
右肺　　　左肺
肺静脈

例外！
肺"静脈"なのに，動脈血が流れる．

右心房
左心房
右心室
左心室

全ての血液は肺を通り，酸素が与えられ，二酸化炭素は回収されます．

05 動脈と静脈の性質

O_2
動脈血
酸素と栄養をたくさん持っているよ．

静脈
ふにゃふにゃ
心臓に戻る

弾性に富む
動脈
心臓から出る

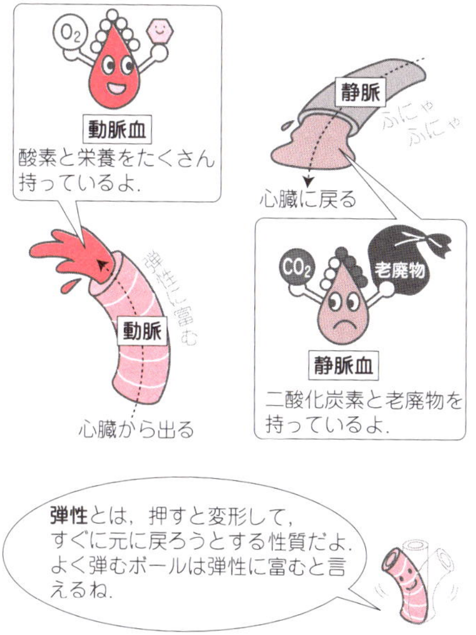

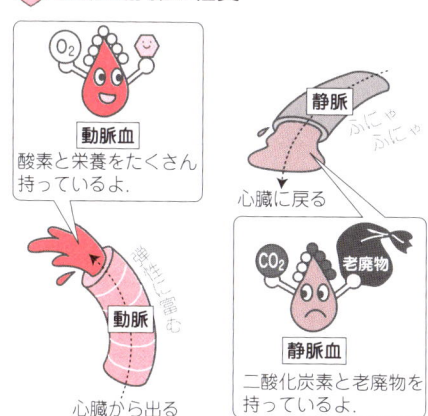

CO_2　老廃物
静脈血
二酸化炭素と老廃物を持っているよ．

弾性とは，押すと変形して，すぐに元に戻ろうとする性質だよ．よく弾むボールは弾性に富むと言えるね．

肺循環の血管接続
▶ 心臓と肺のつながりを見る

　全身からの血液は，右心房から右心室に送り込まれ，右心室は肺動脈を介して肺に血液を循環させます（肺に血液を循環させるだけなので左心室より心筋壁は薄い）．
　肺からの血液は，肺静脈を介して左心房へ戻ります．
　以上，右心室から始まって左心房に戻ってくるまでの経路が<u>肺循環</u>です．
　肺循環では全ての血液が肺を通り，血液に酸素が与えられ，血液から二酸化炭素が回収されます．

動脈と静脈の性質
▶ 血管の性質と中を流れる血液の性質

　動脈と静脈の性質の違いと，中を流れる血液の違いをまとめてみましょう．

動脈と静脈の性質 ♡43

　動脈は心臓からの圧力の高い血液（120mmHg～80mmHg程度）を通す血管で，血管壁が<u>弾性</u>に富んでいます．
　静脈は心臓に血液を戻す血管で，流れる血液の圧力が低い（太い静脈の血圧は5mmHg程度）ため弾性がなく血管壁はふにゃふにゃです．

動脈血と静脈血

　<u>動脈血</u>は肺を通った後なので酸素が多く，二酸化炭素が少ない血液で，<u>静脈血</u>は各臓器を通ったあとなので酸素が少なく，二酸化炭素が多い血液です．基本的に「動脈には動脈血」が，「静脈には静脈血」が流れます．
　大きな例外が「肺動脈には動脈なのに静脈血が流れ」，「肺静脈には静脈なのに動脈血が流れる」ということです．

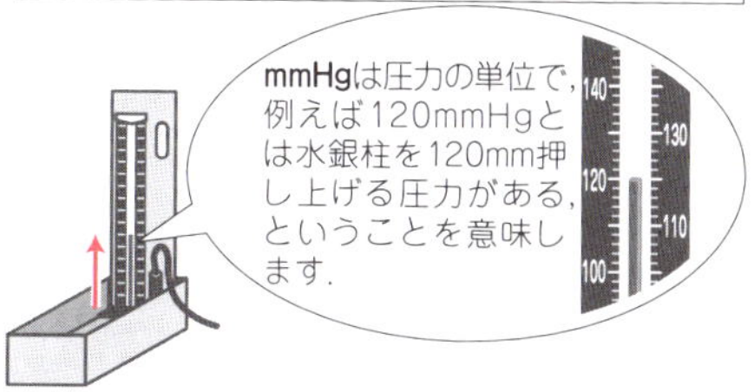

---
mmHgは圧力の単位で，例えば120mmHgとは水銀柱を120mm押し上げる圧力がある，ということを意味します．

Visualizing Human Body

体循環の流れ
▶ 血液と臓器の間で物質交換が起こる

体循環には，臓器に必要な物質を届け，不要な物質を回収する役割があります．

体循環の流れを見てみましょう．

> 心臓の内腔には常に大量の血液が流れていますが，心臓はこの血液と物質交換をしているわけではありません．心臓には，上行大動脈の付け根から分岐して，心臓の筋肉（心筋）に酸素と栄養を届けるための，**冠動脈**という細い動脈があるのです．
> 冠動脈は，心臓の周囲にまとわりつくように走行して内部に進入し，そこから動脈→毛細血管→静脈へと姿を変えて，血液と心臓を構成する心筋細胞との間で物質交換が行われます．
> 冠動脈のような血管のことを，臓器に栄養を与えるのに特化した血管として，**栄養血管**と呼びます．
>
> 冠動脈

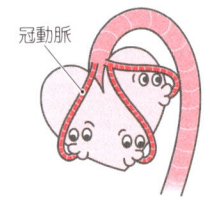

体循環の流れ
①
左心室から拍出された動脈血は，大動脈を通って各臓器に酸素と栄養を運びます（左心室から1分間に拍出される血液量を**心拍出量**といいます）．♡38

②
臓器内では**動脈**が次々と枝分かれして，次第に細くなりながら臓器全体に広がってゆき，臓器のすみずみにまで酸素と栄養を運びます．

③
枝分かれした動脈は**毛細血管**へと姿を変えます．毛細血管は血管壁がとても薄く，血液と周囲の細胞との間で**物質交換**を行うことができます．物質交換とは，血液から酸素（O_2）と栄養が周囲の細胞に渡され，細胞からは二酸化炭素（CO_2）や老廃物，そしてたとえば膵臓などの臓器の場合は，細胞が作ったホルモン（例えばインスリン）などが血液に渡されることです．♡52

④
毛細血管は，今度は**静脈**へと姿を変えます．静脈は二酸化炭素や老廃物，ホルモンなどを含む静脈血を運びながら，次第に集まって太くなっていき，臓器を出てから大静脈に接続します．血液が動脈から入り，毛細血管を経て静脈から血液が出てくる，という血液の流れを**灌流**といいます．

⑤
静脈血は，下半身からのものは下大静脈から，上半身のものは上大静脈から右心房に戻ります（右心房に戻ってくる血液の量を**静脈還流量**といいます）．♡60
「灌流」と「還流」の違いには特に注意しましょう．

心臓を灌流して酸素と栄養を与える冠動脈については，心臓の外観のページを参照してください．♡14

1. 循環器のしくみ

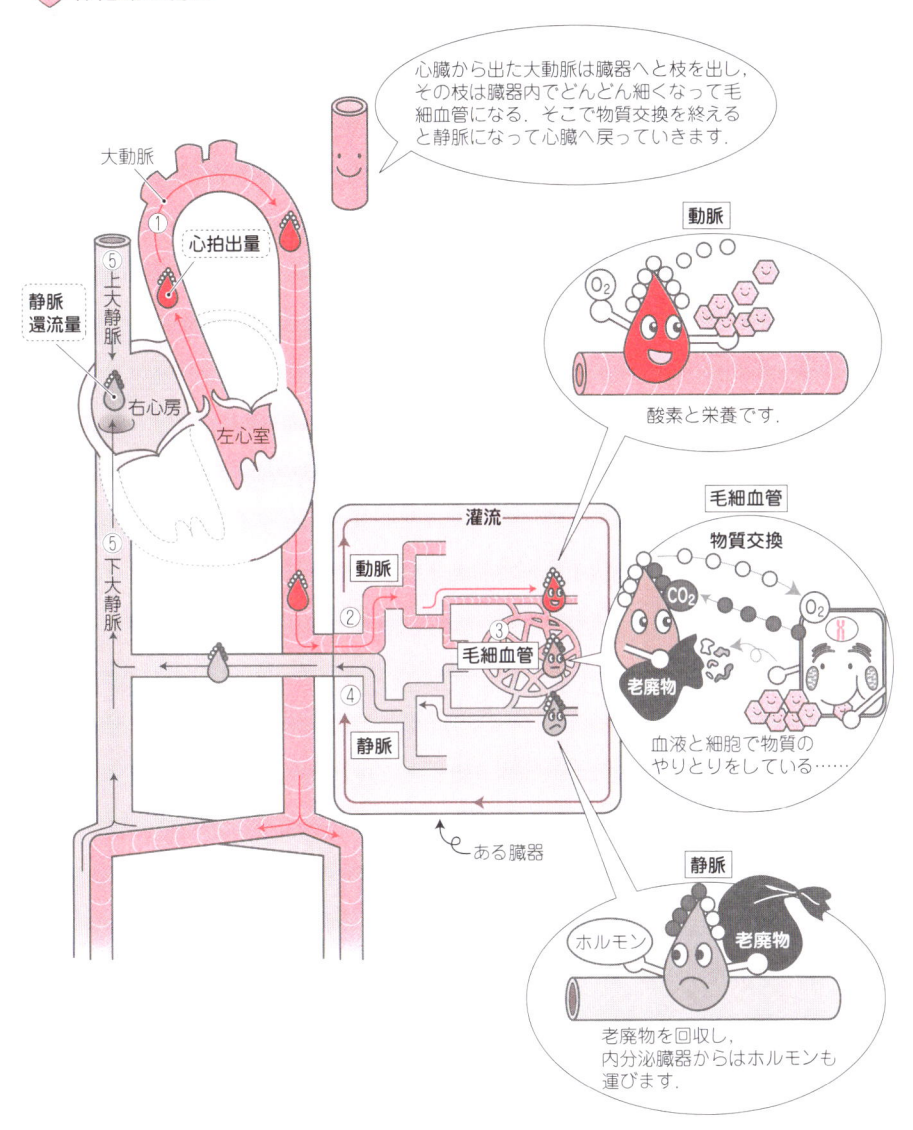

06 体循環の流れ

心臓から出た大動脈は臓器へと枝を出し，その枝は臓器内でどんどん細くなって毛細血管になる．そこで物質交換を終えると静脈になって心臓へ戻っていきます．

大動脈
① 心拍出量
⑤ 上大静脈
静脈還流量
右心房
左心室
⑤ 下大静脈

灌流
動脈
②
③ 毛細血管
④
静脈
ある臓器

動脈
O_2
酸素と栄養です．

毛細血管
物質交換
CO_2　O_2
老廃物
血液と細胞で物質のやりとりをしている……

静脈
ホルモン　老廃物
老廃物を回収し，内分泌臓器からはホルモンも運びます．

Visualizing Human Body

肺循環の流れ
▶ 静脈血がガス交換で動脈血になる

続いては肺循環の流れを見てみましょう．静脈血が大静脈から右心房に戻ってきたところから話を始めましょう．

心臓と同じように，肺にも気管支動脈と呼ばれる**栄養血管**が存在しています．**気管支動脈**は胸部の下行大動脈から肺へと分岐しています（正確には肋間動脈や内胸動脈という動脈からも分岐します）．

しかし，気管支動脈とは異なり，肺循環の前半を担う肺動脈は血液のガス交換という肺の機能を果たすことに特化した血管ですから，肺動脈のような血管は**機能血管**と呼ばれます．

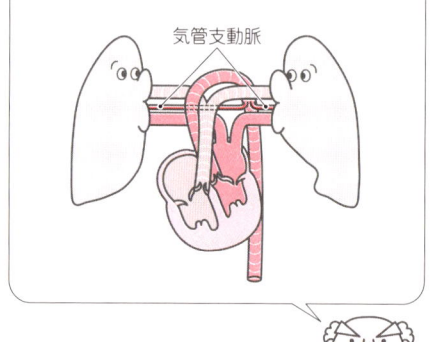

気管支動脈

肺循環の流れ
①
右心房に戻ってきた静脈血は，右心室から左右の肺動脈に拍出され，左右の肺に入ります．
②
肺動脈は，肺の中に入ると次々と枝分かれして，次第に細くなりながら肺全体に広がってゆきます．
③
そして肺動脈は毛細血管に姿を変えます．この肺動脈の先にある毛細血管は，肺の中の空気を貯める部分である，肺胞という袋を覆うように発達しているので，肺胞毛細血管と呼ばれます．
肺胞毛細血管で，血液から肺胞へと二酸化炭素が回収され，肺胞からは血液へと酸素が渡されることによって，静脈血が動脈血に変わります．これを血液のガス交換といいます．
④
そして肺胞毛細血管は肺静脈へと姿を変え，動脈血を運びながら次第に太くなっていき，左右の肺静脈に集まって左心房へと戻ります．

ちなみに，何らかの理由によって血中に酸素が足りなくなり皮膚や粘膜が青く変色することを，チアノーゼといいます．

07 肺循環の流れ

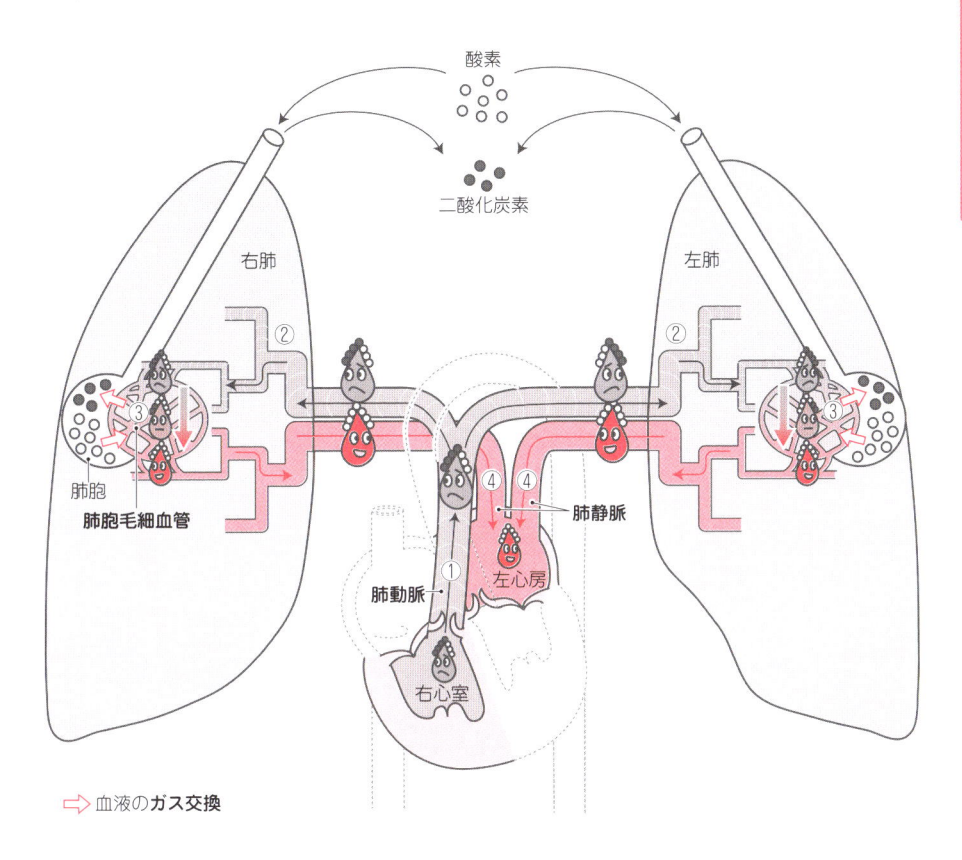

酸素

二酸化炭素

右肺　左肺

② ②

肺胞
肺胞毛細血管

④ ④ 肺静脈

① 肺動脈　左心房

右心室

⇨ 血液の**ガス交換**

国試を読み解こう！
▶ 血管のつながりと血管を流れる血液の性質に関する問題

看護師国試95A11
部位と流れる血液との組合せで正しいのはどれか．
1. 肺動脈－動脈血
2. 肺静脈－静脈血
3. 右心房－動脈血
4. 左心室－動脈血

肺動脈と肺静脈を流れる血液に関する問題は，いろいろな国家試験でよく見られます．動脈に静脈血が，静脈に動脈血が流れる唯一の例外だからです．

肺動脈は右心室と左右の肺をつなぎ，全身からの静脈血を肺へ送り込むための血管なので，静脈血が流れます．よって1は間違いです．

肺静脈は肺と左心房をつなぎ，左右の肺からの動脈血を心臓に戻すための血管なので，動脈血が流れます．よって2も間違いです．

右心房は上・下大静脈と接続していて，全身から静脈血が戻ってくる部分なので，静脈血が流れます．ですから3も間違いです．

左心室は大動脈と接続していて，動脈血を全身に送り出す部分なので，動脈血が流れます．ですから4は正しい答えです．

以上より正解は4です．

介護福祉士国試20-64
循環器系の解剖と生理に関する次の記述のうち，適切なものを一つ選びなさい．
1. 下大静脈の血液は左心室に入る．
2. 肺動脈には動脈血が流れている．
3. 左心房には肺からの血液が流入する．
4. 心臓は一日約100万回収縮する．
5. 肺動脈の血圧は大動脈よりも高い．

下大静脈は右心房につながるので，1は間違いです．

肺動脈には静脈血が流れているので，2は間違いです．

左心房には左右の肺からの動脈血が流入するので，3は正しい答えです．

心臓の収縮回数については「2. 心臓のしくみ」の章で扱っていますが，1日の収縮回数は約10万回です．4は間違いです．

いろいろな血管の血圧については「6. 循環器の指標」で扱っていますが，左心室から出て全身に血液を運ぶ大動脈の血圧は，右心室から出て左右の肺に血液を運ぶ肺動脈の3〜4倍あります．♥78〉

よって5は間違いです．

以上のことより，正解は3です

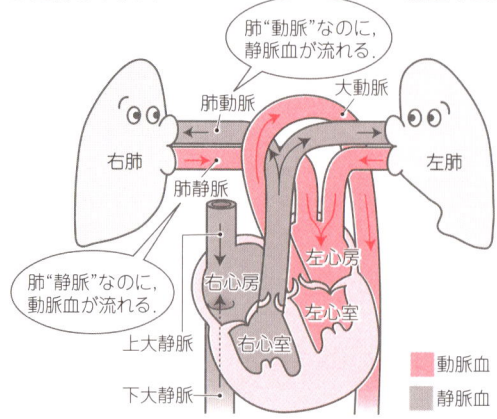

1. 循環器のしくみ

医師国試102B39
安静時に心拍出量の約5％が灌流する臓器はどれか？
a 脳
b 心
c 肺
d 肝
e 腎

脳には心拍出量の約15％が配分されます．

心臓，つまり冠動脈には，5％が配分されます．

そして，循環するすべての血液は肺を通過しますから，肺には心拍出量の100％が灌流すると考えてよいでしょう．

肝臓には，心拍出量の30％が配分されます．

腎臓には，心拍出量の20％が配分されます．

以上より，正解はbの心臓です．

診療放射線技師国試59-9
機能血管と栄養血管とが異なる臓器はどれか．2つ選べ．
1．肺臓
2．肝臓
3．脾臓
4．腎臓
5．膵臓

機能血管と栄養血管が異なる臓器は，心臓と肺，そして肝臓です．

肺の機能血管は肺動脈で，栄養血管は気管支動脈です．

肝臓の機能血管は門脈で，栄養血管は肝動脈です．

心臓の栄養血管は冠動脈ですが，機能血管は，あえて言うならば心臓の内腔，ということになります．

以上より，正解は1と2です．

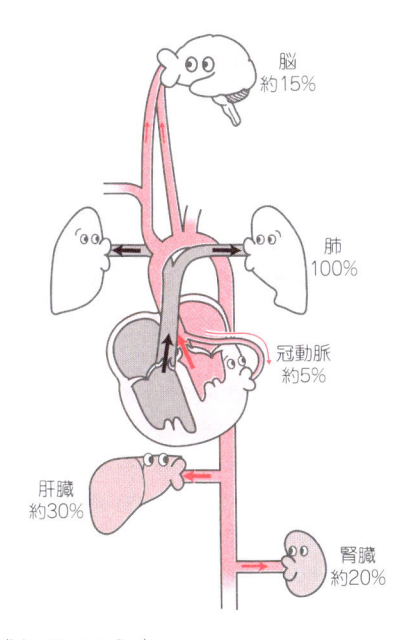

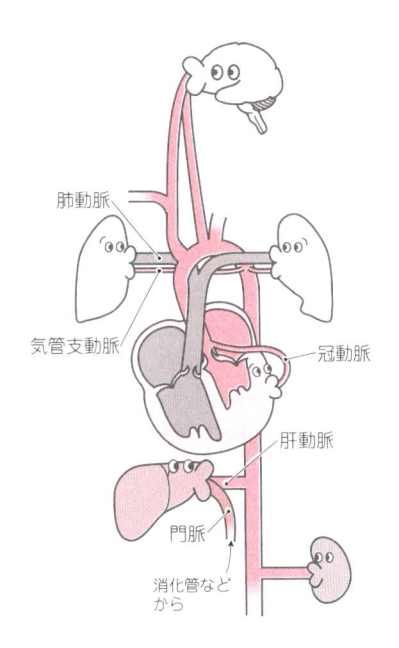

Visualizing Human Body

2. 心臓のしくみ

INTRO

　心臓が働くしくみを説明する前に，いくつか身の回りにあるポンプについて考えてみましょう．

　例えばスポイトは，まず液体をスポイト内に吸入してから，頭の部分を指で押して圧力をかけることで液体を吐き出します．

　また灯油ポンプも，まずグリップの部分に灯油が入ってきて，グリップを手で握って圧迫することで灯油が移動します．

　心臓もこれと同じことで，まず心室内に血液を受け入れ，それから心室が収縮して血圧によって血液を拍出します．

　ただし心臓は，大動脈（全身）と肺動脈（肺）に血液を拍出できる2つの役割を持ったポンプで，**左心房と左心室からなる左心系**のポンプと，**右心房と右心室からなる右心系**のポンプの，2系統に分かれます．

　これらの2つのポンプは，常にほとんど同時に動いています．

　心室が心房から血液を受け入れ拡張する時期を**拡張期**といいます．
　心室が収縮して動脈に血液を拍出する時期を**収縮期**といいます．

　人間の心拍数はだいたい60回/分くらいですから，心臓は「収縮→拡張」という1サイクルを，1分間に約60回，1日に約10万回，一生では約20億回繰り返しています．

　この章ではまず，心臓の外部と内部の解剖を勉強しましょう．

　そして，心臓内での血液の逆流を防ぐ**弁**という構造の働きと，心房，心室，そして動脈の**圧力**の関係に注目しながら，収縮期と拡張期に起こる出来事をまとめてみます．

　そして**心周期**という，心臓が繰り返す収縮期と拡張期のサイクルを，色々な角度から観察した一覧表を見てみましょう．

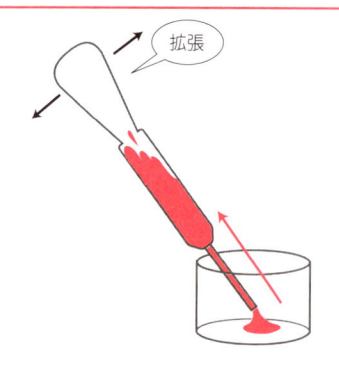

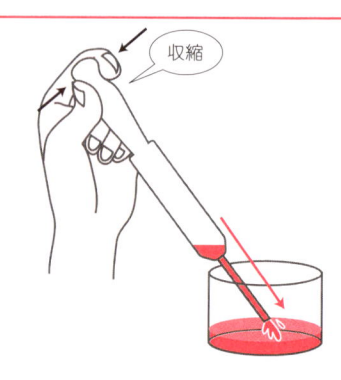

2. 心臓のしくみ

収縮期と拡張期
▶ 心音とともに心臓の上下が膨らんだりちぢんだり

心臓の働きは「ドックン」という音で表されることが多いですが、この音は心臓を聴診したときに聴かれる心音です。

心音は心臓の中の弁が閉じるときに発生する音です。

収縮期は、「ドッ」（Ⅰ音という）という心音と「クン」（Ⅱ音という）という心音の間の時期です。

収縮期には心臓の下部にある心室が収縮して血液を拍出するので、心臓の下方がしぼみます。

このとき、拍出された血液で大動脈は膨れ、さらに拍出した血液の分だけ心房には血液が戻ってくるので、心臓の上部（左右の心房と大動脈・肺動脈）は膨らみます（イラストでは便宜上血流が途切れて描かれていますが、本当は血液は心臓と血管内で連続しています）。♡18〉

拡張期は、「クン」という心音と「ドッ」という心音の間の時期です。

拡張期には心房から心室に血液が供給され、さらに動脈も縮みながら血液を送り出しますから、心臓上部の心房や動脈はしぼんで、心臓下部の心室が膨らんでいくことになります。♡20〉

以上のように心臓は、「ドックン」という心音とともに、収縮期には「下部の心室がちぢみ上部の心房や動脈が膨らむ」、拡張期には「下部の心室が膨らんで上部の心房や動脈がちぢむ」ということを繰り返しています。

それでは次のページでは、外から見た心臓の解剖を勉強してみましょう。

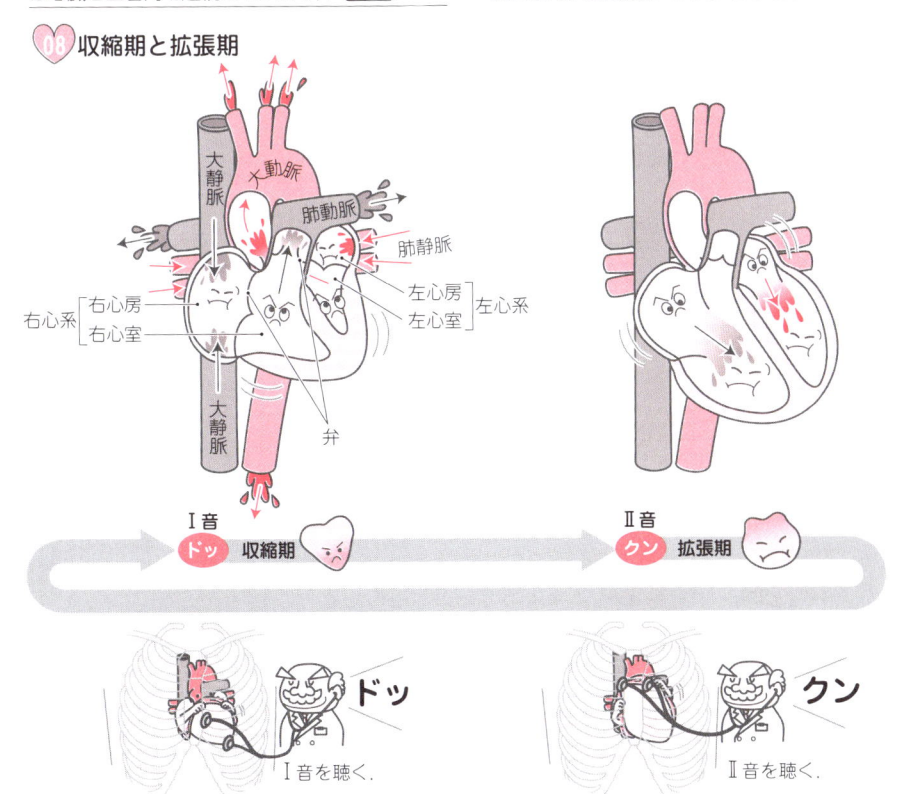

08 収縮期と拡張期

Ⅰ音 ドッ 収縮期
Ⅱ音 クン 拡張期

Ⅰ音を聴く．
Ⅱ音を聴く．

Visualizing Human Body

心臓の外観
▶ 心臓は右肩を出して左下に尖っている

イラストは心臓を真正面と真後ろ（背面）から観察したものです．

心臓は左斜め下に尖った形をしていて，その先端部を**心尖**と呼びます．

心臓は，左肩を後ろに引いて右肩を前に出した姿勢をとっていて，このことは正面図では左心房があまり観察されず，背面図では左心房が真ん中あたりに見られることからわかります．

つまり，右心房は前にせり出している形になります．

左右の心房にくっついた袋状の構造物は，それぞれ**左心耳**，**右心耳**と呼ばれます．

心耳は，発生初期の心房にあたる部分とされていますが，発生後の機能についてはよくわかっていません．

左心耳はその形状がわかりにくく，右心耳は平べったい三角形をしています．

心臓の上部には，大きな血管がひしめきあってつながっていますね．

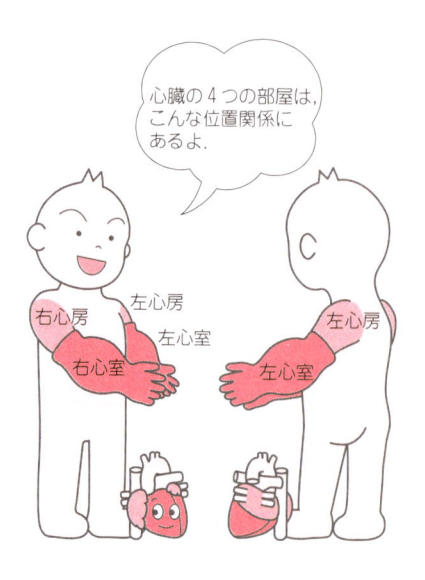

（心臓の4つの部屋は，こんな位置関係にあるよ．）

心臓上部の大きな血管の位置関係

肺動脈と肺静脈は，肺動脈が上で肺静脈が下になっています．

そして肺動脈の根元（右心室から出て左右に分かれるまで）を**肺動脈幹**といいます．

上・下大静脈は真上と真下から右心房に入り，その右縁は心臓の右側に直線を描くような形になります．

上行大動脈は，心臓上部の真ん中，上大静脈と肺動脈幹の間から出て，すぐに大動脈弓を描き，肺動脈を乗り越えて下行大動脈になります．

続いて，心臓表面を走る，心臓の動脈である**冠動脈**と心臓の静脈である**冠静脈洞**を見てみましょう．

冠動脈と冠静脈洞

冠動脈は，上行大動脈の根元のふくらみ，**バルサルバ洞**という部分から左右の二手に分岐します．

左側を**左冠動脈**，右側を**右冠動脈**といいます．

左冠動脈は肺動脈幹の後ろを通って左心室の前方に向かい，そこから**前下行枝**と**回旋枝**という枝を出します．

前下行枝は左心室におもに前方から血液を供給します．

回旋枝は左心室に後方から血液を供給します．

右冠動脈はおもに右心室に前後から血液を供給します．

それぞれの冠動脈は心筋内に進入してさらに枝分かれし，心筋を灌流して酸素と栄養を与えます．

心筋からの静脈血は，心臓静脈から冠静脈洞という太い静脈を経て右心房に戻ります．

冠動脈と冠静脈洞は，**冠状溝**という，心臓を冠状に取り巻いて心房と心室を分ける溝を通ります．

最後に，胸部X線写真で心臓の影がどのように写るか見ておきましょう．

2. 心臓のしくみ

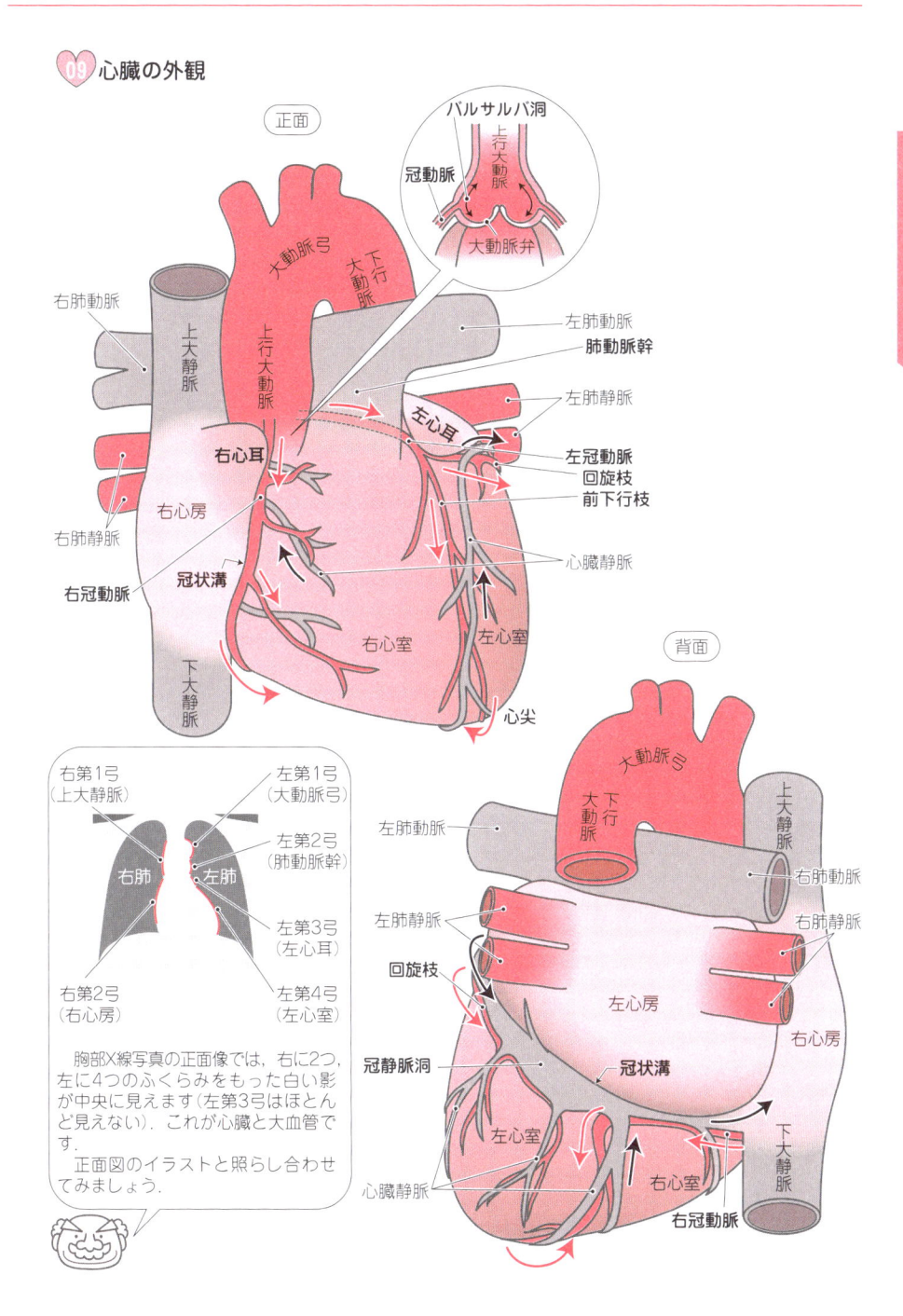

09 心臓の外観

正面

バルサルバ洞
冠動脈
上行大動脈
大動脈弁

大動脈弓
下行大動脈
上行大動脈
右肺動脈
上大静脈
左肺動脈
肺動脈幹
左肺静脈
右心耳
左心耳
左冠動脈
回旋枝
前下行枝
右肺静脈
右心房
心臓静脈
右冠動脈
冠状溝
右心室
左心室
下大静脈
心尖

背面

右第1弓（上大静脈）
左第1弓（大動脈弓）
左第2弓（肺動脈幹）
右肺
左肺
左第3弓（左心耳）
右第2弓（右心房）
左第4弓（左心室）

胸部X線写真の正面像では，右に2つ，左に4つのふくらみをもった白い影が中央に見えます（左第3弓はほとんど見えない）．これが心臓と大血管です．
　正面図のイラストと照らし合わせてみましょう．

大動脈弓
左肺動脈
下行大動脈
上大静脈
右肺動脈
左肺静脈
右肺静脈
回旋枝
左心房
右心房
冠静脈洞
冠状溝
左心室
心臓静脈
右心室
下大静脈
右冠動脈

Visualizing Human Body

心臓内部の解剖
▶ 心筋や弁などの構造物が見られる

左心系と右心系に分けて説明します．
「左心系は左心室と左心房」，「右心系は右心室と右心房」からなります．
左右の心室を隔てる壁は**心室中隔**，左右の心房を隔てる壁は**心房中隔**と呼ばれます．

左心系の解剖

① 左心室を見てください．心筋の壁が右心室と比べかなり分厚いです．これは左心室が大動脈から全身に血液を拍出する最も重要なポンプだからです．

② 左心室内腔の線維状の構造物は，**腱索**と呼ばれ，僧帽弁が左心房側にひっくり返らないように引っ張っています．

③ 心筋の壁から突起状に飛び出た**乳頭筋**は，腱索を心筋壁に固定します．

④ 左心室入り口部分にある2枚の膜のようなものが，**僧帽弁**です（カトリックの司教の帽子に似ていることから命名された）．上からのイラストで見ると，僧帽弁は心臓の中で唯一，2枚の弁尖（膜部分）で構成されていることがわかります（二尖弁）．僧帽弁は左心室に対して内開きの弁です．僧帽弁と三尖弁は，心房と心室の間にあるので**房室弁**と総称されます．

⑤ 左心房も心筋でできていますが，壁が薄く，肺静脈とつながる袋のようにも見えます．左心房と肺静脈の境目には弁はありません．

⑥ **大動脈弁**は左心室に対して外開きの弁で，上から見ると3枚構造になっています．大動脈基部から大動脈弁につながるふくらみが，冠動脈が分岐するバルサルバ洞です（大動脈弁と肺動脈弁は**動脈弁**と総称されます）．

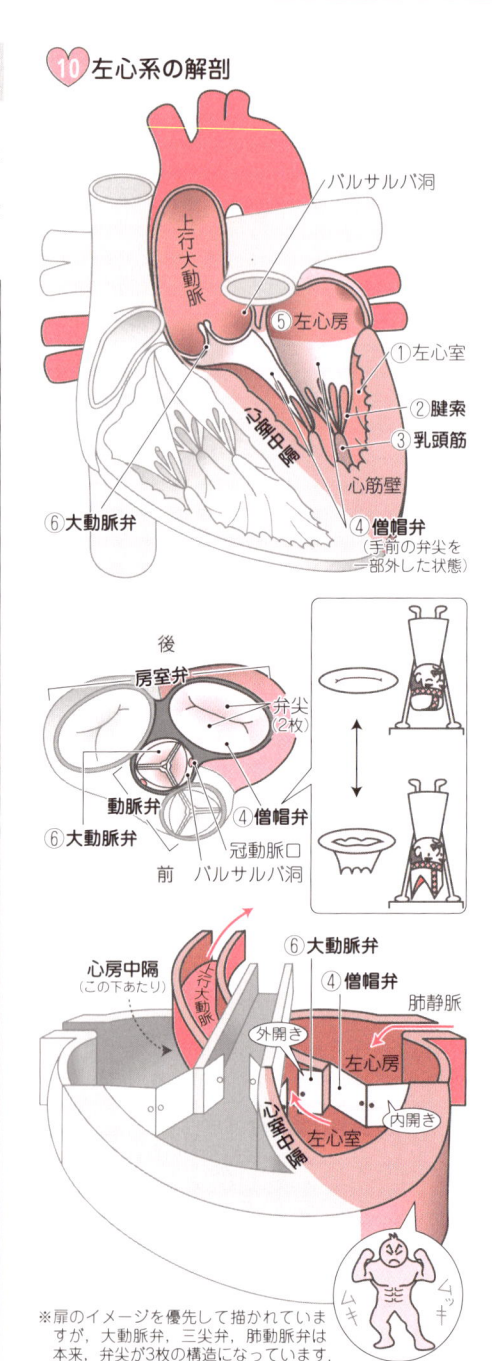

10 左心系の解剖

- バルサルバ洞
- 上行大動脈
- ⑤ 左心房
- ① 左心室
- ② 腱索
- ③ 乳頭筋
- 心筋壁
- 心房中隔
- ⑥ 大動脈弁
- ④ 僧帽弁（手前の弁尖を一部外した状態）

後
- 房室弁
- 弁尖（2枚）
- 動脈弁
- ⑥ 大動脈弁
- ④ 僧帽弁
- 冠動脈口
- 前　バルサルバ洞

- 心房中隔（この下あたり）
- 上行大動脈
- ⑥ 大動脈弁
- ④ 僧帽弁
- 肺静脈
- 外開き
- 左心房
- 心室中隔
- 内開き
- 左心室

※扉のイメージを優先して描かれていますが，大動脈弁，三尖弁，肺動脈弁は本来，弁尖が3枚の構造になっています．

2. 心臓のしくみ

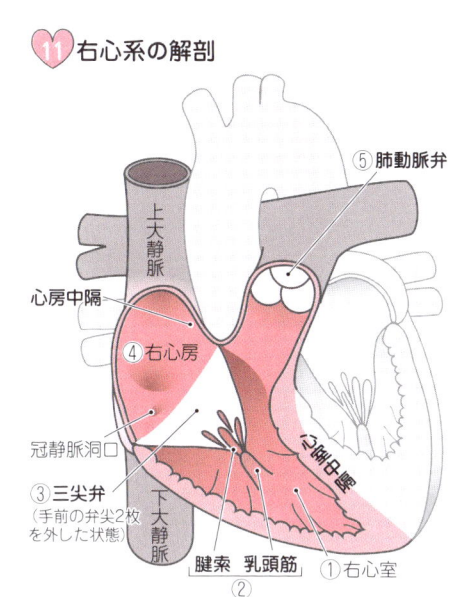

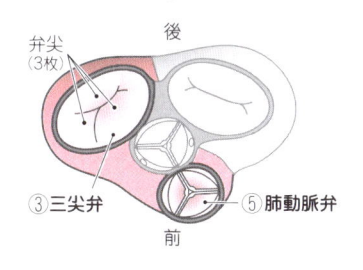

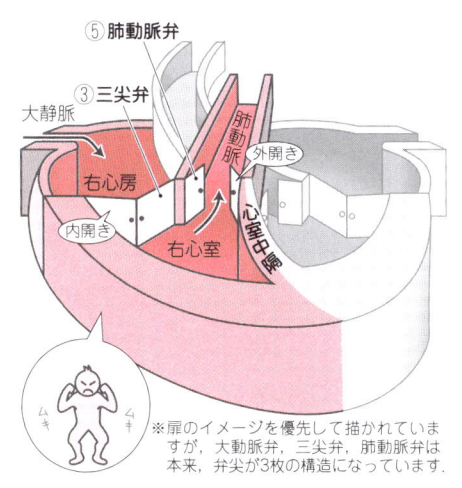

⑪ 右心系の解剖

右心系の解剖

①
右心室の心筋壁は，左心室よりずいぶん薄いです．右心室は，肺動脈から肺に血液を拍出するポンプです．肺動脈圧は全身の動脈圧に比べるとずっと低いので，そんなに厚い心筋は必要ないのです．

②
腱索と乳頭筋が三尖弁を心筋壁に固定しています．

③
三尖弁の弁尖は，僧帽弁に似た膜のような感じで，3枚構造になっています．僧帽弁と同じく，右心室に対して内開きです．

④
右心房の心筋壁も，左心房と同じように薄くなっています．上大静脈と下大静脈が大きな口を開けてつながり，まるで洞窟のように見えます．右心房にある冠静脈洞口には，冠静脈洞が開口していて，心筋を灌流した血液が出てきます．右心房と上下の大静脈の境目には弁はありません．

⑤
肺動脈弁は，右心室に対して外開きの弁で，上から見ると大動脈弁と同じく3枚構造になっていることがわかります．肺動脈弁のほうが大動脈弁より高く，さらに前方に位置しています．

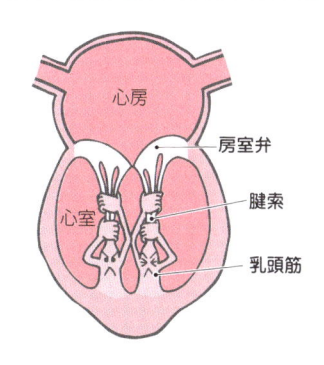

※扉のイメージを優先して描かれていますが，大動脈弁，三尖弁，肺動脈弁は本来，弁尖が3枚の構造になっています．

Visualizing Human Body

収縮期の左心系
▶ 大動脈に血液を拍出する2段階

収縮期の左心系を見てみましょう．

収縮期には左心室から大動脈へ（下から上へ）血液が拍出されます．イラストは下から上に見てください．

左心房，左心室，大動脈各部の色は，圧力の大小を表しています．

収縮期のスタートは，「ドッ」という心音の発生と同時です．

その直前，左心房から左心室に血液が送り込まれたあたりから始めましょう．

収縮期の左心系

左心室が左心房からの血液で満たされると，それまで休んでいた左心室が収縮を開始して
左心室圧＞左心房圧
となった瞬間，僧帽弁の弁尖に血液の圧力が加わって僧帽弁が閉鎖し，①「ドッ」と音が出ます．

②左心室は内部の容積を変化させないまま収縮していき，力をためている状態に入ります．

僧帽弁が閉じた時から始まるこの時期を，**等容性収縮期**といいます（**等容性**とは「容積が変化しないまま」で，ということ）．

この段階では，僧帽弁も大動脈弁も閉じている状態です．

左心室がさらに収縮して
左心室圧＝大動脈圧
となった瞬間に，③血液が大動脈弁を押し開き，④血液が体循環へと拍出されます．

僧帽弁は閉じているので，この時血液が左心房へと逆流することはありません．

大動脈は左心室が収縮するにつれ血液を先へと送り出しながらも血液を受け止めて膨れていきます．

左心房には，肺から血液が戻ってきて膨らんで行きます．

大動脈弁が開いた時から始まる収縮期のこの時期を**駆出期**といいます．

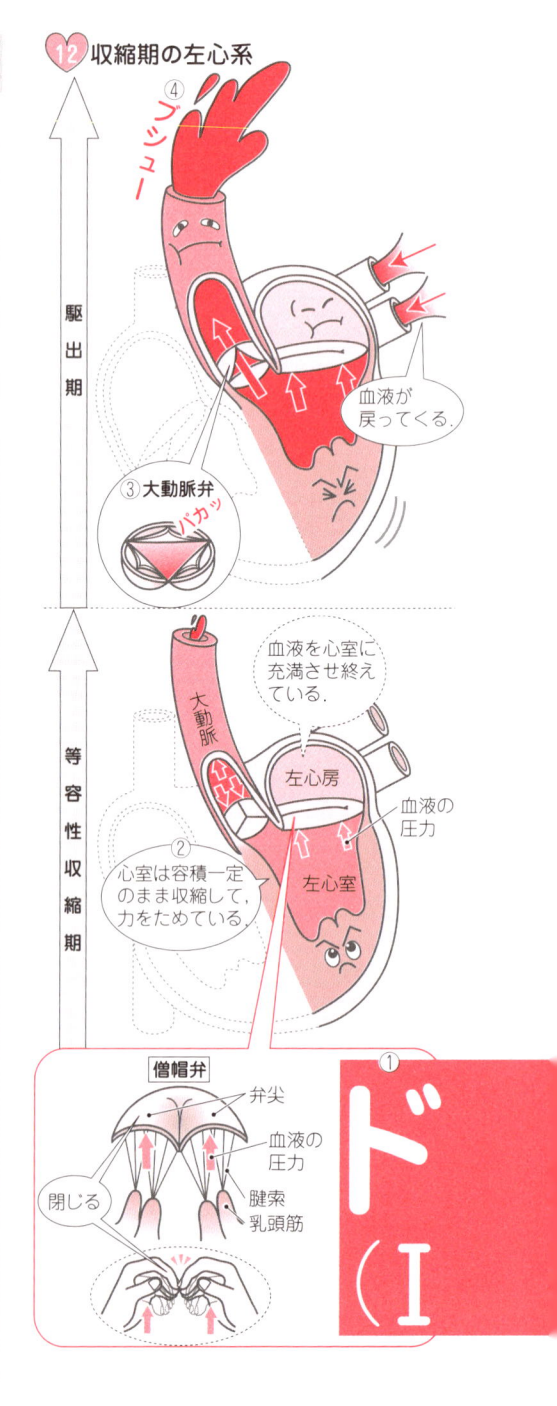

2. 心臓のしくみ

⑬ 収縮期の右心系

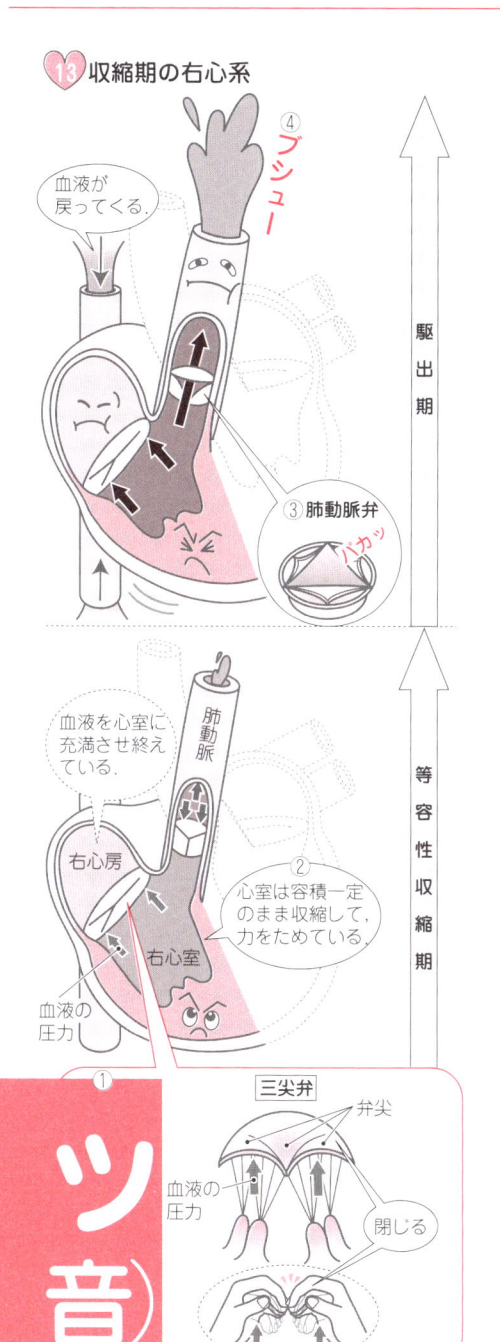

収縮期の右心系
▶ 肺動脈に血液を拍出する2段階

収縮期の右心系を見てみましょう．
イラストは下から上に見てください．
右心房，右心室，肺動脈各部の色は，圧力の大小を表しています．
右心房から右心室に血液が送り込まれたあたりから始めましょう．

収縮期の右心系

右心室が右心房からの血液で満たされると，それまで休んでいた右心室が収縮を開始して
右心室圧＞右心房圧
となり，三尖弁の付け根に血液の圧力が加わって三尖弁が閉鎖し，①「ドッ」と音が出ます．

②右心室は内部の容積を変化させないまま収縮していき，力をためている状態に入ります．

三尖弁が閉じた時から始まるこの時期を**等容性収縮期**といいます．

この段階では，三尖弁も肺動脈弁も閉じている状態です．

右心室がさらに収縮して
右心室圧＝肺動脈圧
となった瞬間，③血液は肺動脈弁を押し広げて④肺循環へと拍出されます．

三尖弁が閉じているので，血液が右心房へと逆流することはありません．

肺動脈は，右心室が収縮するにつれ血液を先へと送り出しながらも，血液を受け止めて膨らみます．

右心房には全身から血液が戻ってきて，膨らんで行きます．

肺動脈弁が開いた時から始まる収縮期のこの時期を**駆出期**といいます．

Ⅰ音

「ドッ」という僧帽弁と三尖弁の閉鎖音をそれぞれ**Ⅰ音**と呼びます．

通常Ⅰ音はほぼ同時に出るので，聴診しても1つの音に聴こえます．

Visualizing Human Body

拡張期の左心系
▶ 左心室に血液を送る2段階

拡張期の左心系を見てみましょう．

拡張期には左心房から左心室へ（上から下へ）血液が送り込まれます．イラストは上から下に見てください．

左心房，左心室，大動脈各部の色は，圧力の大小を表しています．

拡張期のスタートは，「クン」という心音の発生と同時です．

その直前，左心室が収縮を終えて圧力が下がるあたりから始めてみましょう．

拡張期の左心系

収縮を終えた左心室内の圧力は急激に下がっていき，
　　大動脈圧＞左心室圧
となった瞬間に，大動脈弁の付け根に血液の圧力が加わって大動脈弁が閉鎖し，①「クン」と音が出ます．

②左心室は内部の容積を変化させないままに弛緩していって，どんどん圧力が下がります．

③大動脈は，弾性によって縮まって行き血液を絶えず送り出します．

④左心房は，肺から血液が戻ってきてさらに膨らんでいきます．

大動脈弁が閉じた時から始まるこの時期を，**等容性弛緩期**といいます．

この段階で，僧帽弁と大動脈弁は2つとも閉じています．

左心房に血液が戻り，左心房の圧力が十分に高くなって，
　　左心房圧＞左心室圧
となった瞬間，⑤血液は僧帽弁を押し開き，⑥血液は左心房から左心室へと流入します．左心室はどんどん拡張してゆきます．血液の流入が終わる頃には左心房が収縮して血液を左心室へと押し出します．

僧帽弁が開いた時から始まるこの時期を，**充満期**といいます．

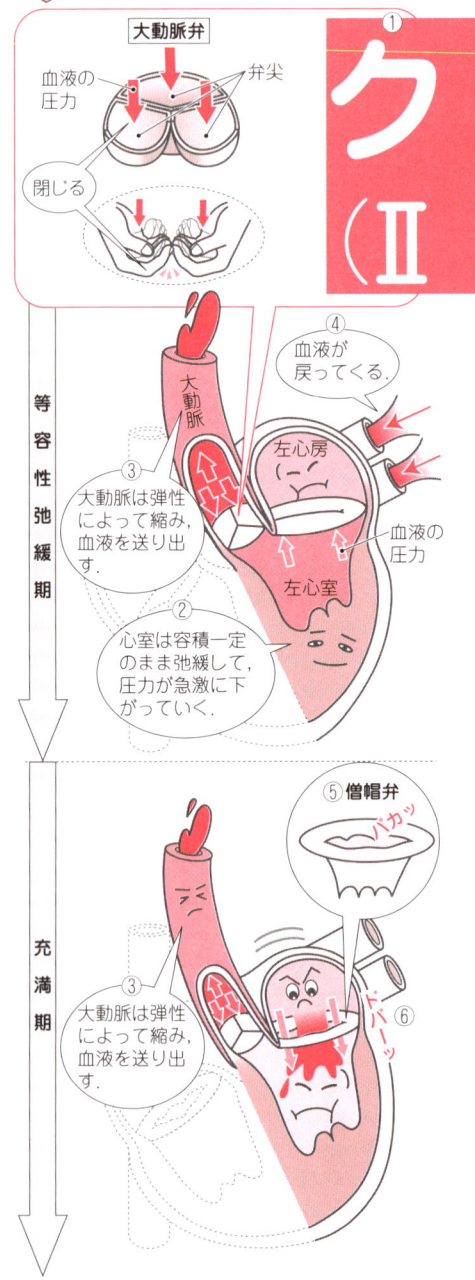

14 拡張期の左心系

2. 心臓のしくみ

15 拡張期の右心系

肺動脈弁
血液の圧力
弁尖
閉じる

ン音

①
④ 血液が戻ってくる
肺動脈
③ 肺動脈は弾性によって縮み，血液を送り出す．
右心房
② 心室は容積一定のまま弛緩して，圧力が急激に下がっていく．
右心室
血液の圧力

等容性弛緩期

⑤ 三尖弁
バカッ
③ 肺動脈は弾性によって縮み，血液を送り出す．
⑥
ドバーッ

充満期

拡張期の右心系
▶ 右心室に血液を送る2段階

拡張期の右心系を見てみましょう．イラストは上から下に見てください．

右心房，右心室，肺動脈各部の色は，圧力の大小を表しています．

右心室が収縮を終えて圧力が下がるあたりから始めてみましょう．

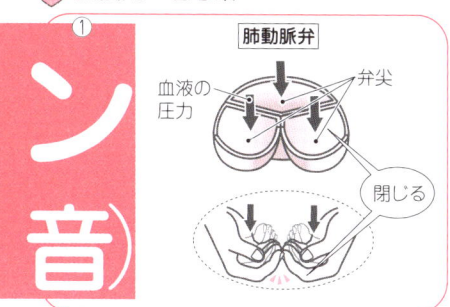

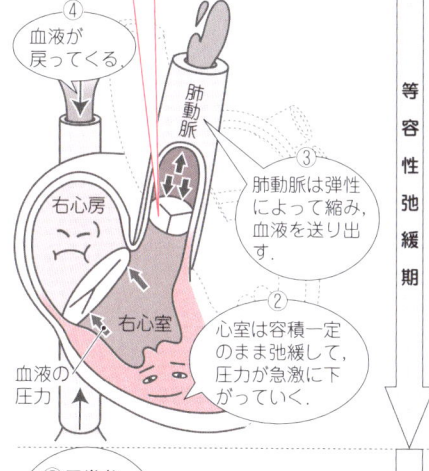

拡張期の右心系

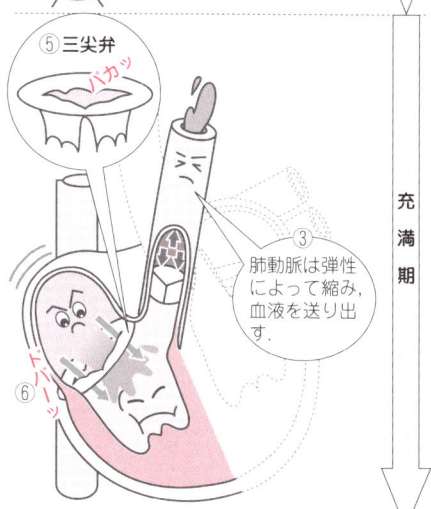

収縮を終えた右心室内の圧力は急激に下がっていき，
　肺動脈圧＞右心室圧
となった瞬間に，肺動脈弁の付け根に血液の圧力が加わって肺動脈弁が閉鎖し，①「クン」と音が出ます．
　②右心室は内部の容積を変化させないままに弛緩していって，どんどん圧力が下がります．
　③肺動脈は，弾性によって縮まって行き血液を絶えず送り出します．
　④右心房は，全身から血液が戻ってきてさらに膨らんでいきます．
　肺動脈弁が閉じた時から始まるこの時期を，等容性弛緩期といいます．
　この段階で三尖弁と肺動脈弁は2つとも閉じています．
　右心房に血液が戻り，右心房の圧力が十分に高くなって，
　右心房圧＞右心室圧
となった瞬間，⑤血液は三尖弁を押し開き，⑥血液が右心房から右心室へと流入します．右心室はどんどん拡張してゆきます．血液の流入が終わる頃には右心房が収縮して血液を右心室へと押し出します．
　三尖弁が開いた時から始まるこの時期を，充満期といいます．

II音
「クン」という大動脈弁と肺動脈弁の閉鎖音をそれぞれII音と呼びます．
通常II音はほぼ同時に出るので，聴診しても1つの音に聴こえます．

心周期
▶ 心室の収縮と拡張のサイクル

さて，前のページまでで，左心系と右心系，それぞれの収縮期と拡張期に起こる出来事を見てきました．

心臓は，この収縮期と拡張期を順番に，収縮期→拡張期→収縮期→拡張期……と繰り返しています．このサイクルのことを，心周期といいます．

心周期の1周は，心音で表現すれば「ドッ」から「クン」を経て次の「ドッ」までの間です．

心周期は，「心室の収縮・拡張の1サイクルを，血圧変化，弁の開閉状態と心電図などの色々な角度から観察して，それを一覧表にした形」で表現されることが多く，イラストは左心系の心周期を表に表したものです．

心周期は大きく収縮期と拡張期からなり，収縮期はさらに，等容性収縮期と駆出期からなります．拡張期はさらに，等容性弛緩期と充満期からなります．

特に圧力の変化に注目して，左心系の心周期を観察してみることにしましょう．

心電図の波形については，心電図を分解したページを参照してください．♡86〉

等容性収縮期（①〜②）
圧変化グラフを見てください．

等容性収縮期の始まりは，左心室が収縮を始め，左心室圧＞左心房圧となって僧帽弁が閉まり，「ドッ」とⅠ音が鳴った瞬間です．

心電図ではQRS波がこの瞬間に相当します．

そして，心室内の容積は変わらないまま左心室が収縮し，左心室圧が上昇していって，大動脈へと血液を拍出する用意をしている時期です．

駆出期（②〜③）
左心室圧＝大動脈圧となって，大動脈弁が開いた瞬間が駆出期の始まりです．

血液が大動脈へと拍出され，動脈壁が押し広げられて「左心室圧と大動脈圧は同じ山を描きます」．

駆出期の途中で左心室は収縮を終え，圧はなだらかに大動脈圧とともに下がり始めます．

心電図ではT波に相当します．

等容性弛緩期（③〜④）
大動脈圧＞左心室圧となって，大動脈弁が閉まり，「クン」とⅡ音が鳴った瞬間が等容性弛緩期の始まりです．

左心室の容積は変わらないまま，左心室圧は低下して行きます．

左心房内の血液量が多くなり，左心房圧が次第に上昇してゆきます．

充満期（④〜①）
左心室圧が下がり続け，左心房圧＞左心室圧となって，僧帽弁が開いた瞬間が充満期の始まりです．

左心房から左心室へ血液が流入し，心房は最後に収縮して，残った血液を心室へと絞り出します．

この心房収縮の時は心電図上のP波に相当します．

そして心周期は再び等容性収縮期に入り，以上のサイクルが繰り返されます．

16 心周期

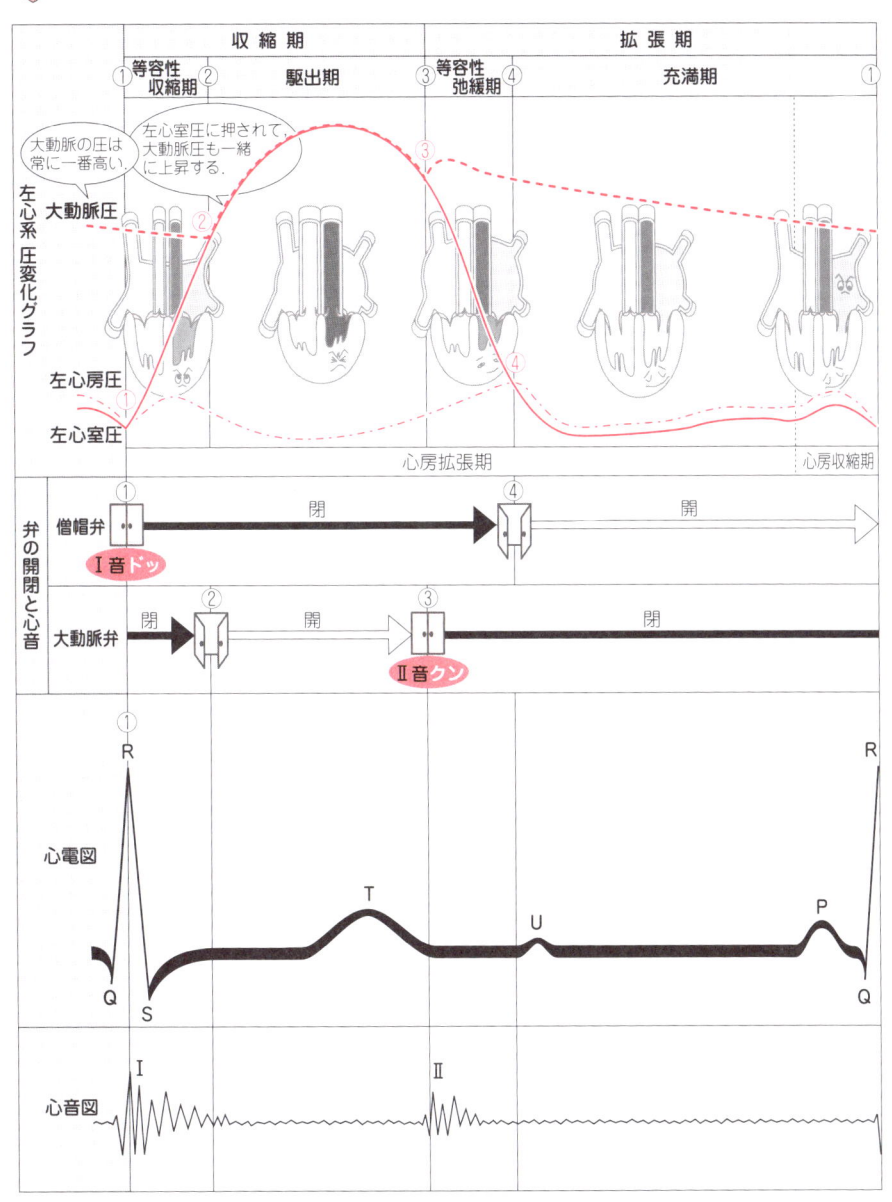

収縮期		拡張期	
①等容性収縮期	②駆出期	③等容性弛緩期	④充満期 ①

左心系 圧変化グラフ

- 大動脈圧：大動脈の圧は常に一番高い
- 左心室圧に押されて、大動脈圧も一緒に上昇する．
- 左心房圧
- 左心室圧

心房拡張期 ／ 心房収縮期

弁の開閉と心音

- 僧帽弁：① 閉 → ④ 開　　I音 ドッ
- 大動脈弁：閉 → ② 開 → ③ 閉　　II音 クン

心電図：R, Q, S, T, U, P, Q, R

心音図：I, II

Visualizing Human Body

刺激伝導系
▶ 電気刺激を伝えるために特化した心筋束

心房と心室が順番にリズム良く収縮して，さらに右心系と左心系が常に同時に働くことができるのは，刺激伝導系が適切に心筋に収縮命令を出しているからです．

心臓は心筋の塊で，「心筋細胞は電気刺激が伝わってくると収縮」します．

この「電気刺激を発生しているのが刺激伝導系」です．

「電気刺激に従って収縮する心筋を固有心筋」といいます．

「電気刺激を出すことができる心筋を特殊心筋」といいます．「刺激伝導系は特殊心筋が集まって索状になったもの」です．

刺激伝導系は，自律的に興奮して電気刺激を生み出す自動能という能力を備えていて，その刺激を心房から心室の隅々まで伝えることができます．

刺激伝導系は部位別に以下のように呼ばれています．

刺激伝導系各部の名称

- **洞房結節**（ペースメーカ）
  右心房と上大静脈の接合部の右心房側にある楕円形の部分です．
- 合わせて房室接合部
  - **房室結節**
    右心房底部で冠静脈洞口の近くにある楕円形の部分です．
  - **ヒス束**
    心房中隔と心室中隔を通る刺激伝導系です．
- **右脚→プルキンエ線維**
  右心室筋に刺激を伝えます．
- **左脚→プルキンエ線維**
  左心室筋に刺激を伝えます．

心房と心室の間には線維輪と呼ばれる絶縁体があります．

線維輪は4つの弁を取り囲む輪状の結合組織で，電気刺激が刺激伝導系以外の部分を伝わらないように電気の流れを遮断しています．

刺激伝導の流れ

① 洞房結節は，60〜100回/分のペース（普通は心拍数と同じ）で自律的に電気刺激を発生します．

② 洞房結節からの刺激は心房に伝わり，左右の心房を同時に収縮させます．

③ 電気刺激は右心房を回って房室結節に集まり，そこで足並みを揃えます（房室結節は刺激の伝導速度が遅いために刺激の足並みが揃うとされています）．

④ ヒス束は，房室結節からの足並みの揃った刺激を心室中隔へと運びます．

⑤ 心室中隔でヒス束が左脚と右脚に分かれます．

⑥ 左脚・右脚が左右の心室筋へと広がり，そこからさらに枝分かれしたプルキンエ線維が，心筋の奥に入り込み，左右の心室を収縮させます．

刺激伝導系のどの部分にも，自律的に電気刺激を発生する自動能が備わっていますが，通常は一番のペースの早い洞房結節がペースメーカとなって，心筋はその指示に従って収縮しています．

このような「心拍数とリズムが正常で，それらが洞房結節によって決められている状態」を，正常洞調律といいます（正常洞調律を外れると不整脈です）．

洞房結節に異常が生じて機能しなくなると，房室結節がリーダーとなって40〜60回/分のペースで心臓を収縮させます．

房室結節からも刺激が来なければ，心室が自分で収縮し，心拍数は30〜40回/分となります．

これらの場合を洞調律に対して，補充調律といいます．

2. 心臓のしくみ

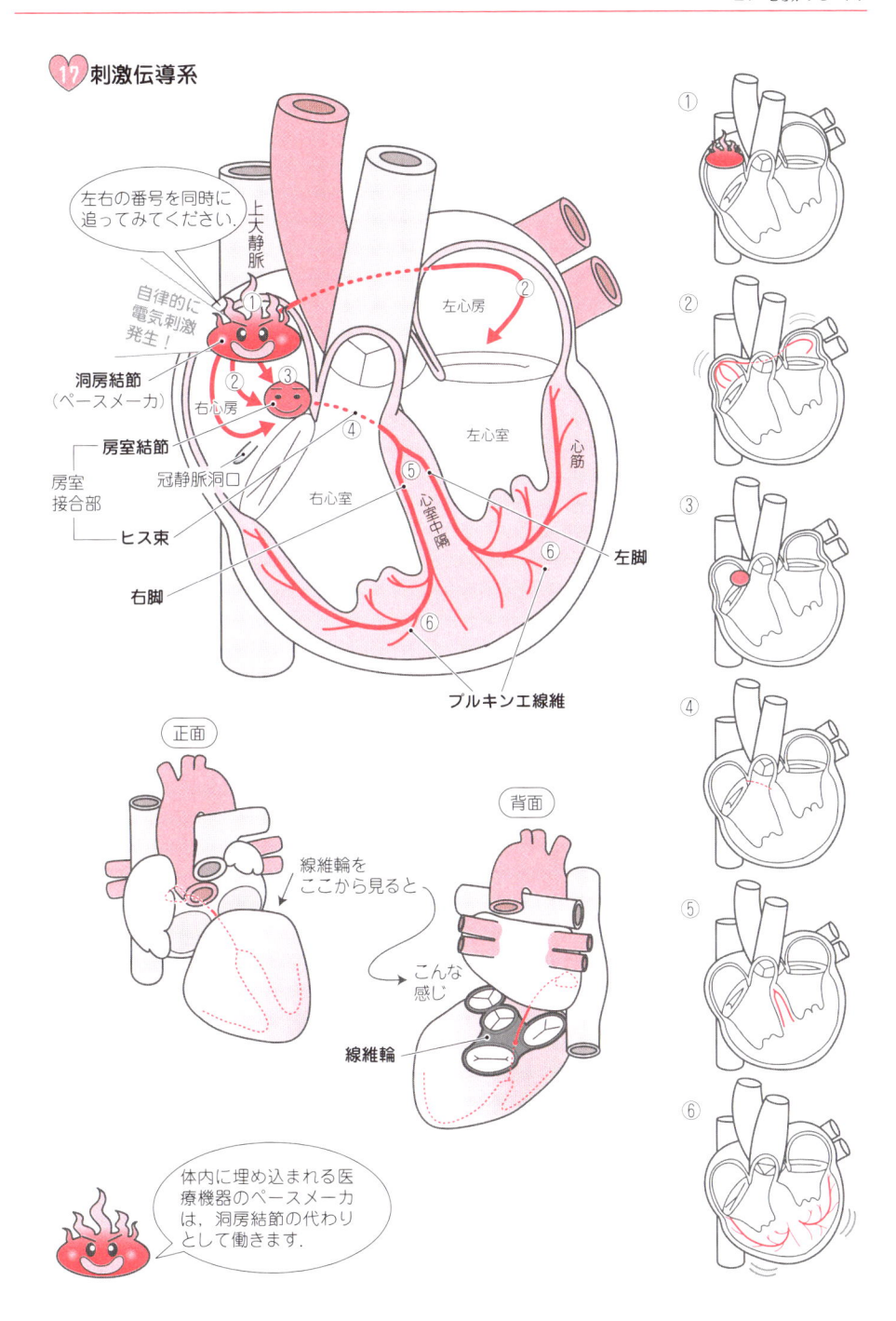

17 刺激伝導系

左右の番号を同時に追ってみてください．

自律的に電気刺激発生！

- **洞房結節**（ペースメーカ）
- **房室結節**
- 房室接合部
- **ヒス束**
- 右脚

上大静脈
左心房
右心房
冠静脈洞口
左心室
右心室
心筋
心室中隔
左脚
プルキンエ線維

正面
線維輪をここから見ると

背面
こんな感じ
線維輪

体内に埋め込まれる医療機器のペースメーカは，洞房結節の代わりとして働きます．

心臓のしくみ

Visualizing Human Body

心臓を包む膜
▶ 心臓には外側にも内側にも膜がある

ここでは心臓を包む膜について勉強しましょう．

心臓の本体は心筋ですから，心筋が外側と内側からどのように覆われているのか，ということがポイントです．

心臓には一番外側に固い膜があって，その内側に袋状の膜があります．心筋の内側にも膜があって，心臓の内腔を内張りしています．

心臓を外側から覆う膜

心臓の一番外側の膜は，①線維性心膜という，弾力性のあまりない固い膜です．

線維性心膜の内側には②漿膜性心膜という袋状の膜があります．

この袋状の膜の外側を③壁側漿膜性心膜といい，内側を④臓側漿膜性心膜といいます．

臓側漿膜性心膜は直接心筋を覆うので，別名心外膜とも呼ばれます．

線維性心膜は壁側漿膜性心膜とくっついて1枚の膜のようになっており，一般的に⑤心膜といえばこの2枚の膜のことをいいます．

漿膜性心膜の内腔を⑥心膜腔といい，中には⑦心膜液と呼ばれる漿液（汗や涙などのような比較的さらさらした液体）が少量入っていて，心臓が収縮・弛緩して周囲とこすれる際の摩擦を減らしています（胸膜や腹膜なども漿膜に分類され，漿液を分泌して摩擦を軽減しています）．

心筋の内側，血液が循環している部分は⑧心内腔と呼ばれます．

心臓を内側から覆う膜 ♡43〉

心筋は心内腔にむき出しになっているわけではなく，⑨心内膜という膜に覆われています．

心内膜は一層の内皮細胞からなり，心内腔を覆ったあと，心臓に出入りする太い血管を覆う（血管）内皮細胞と連続しています．

つまり，心筋と血管が一続きの内皮細胞で内張りされているのです．

心内膜は，その一部がひだ状に内腔に飛び出していて，この部分が房室弁や動脈弁などの弁になっています．

抜歯のあとに注意が必要な感染性心内膜炎という病気は，抜歯部位から黄色ブドウ球菌などが侵入し，血液を介して心内膜に定着・増殖して発熱し，弁をも破壊するものです．♡128〉

2. 心臓のしくみ

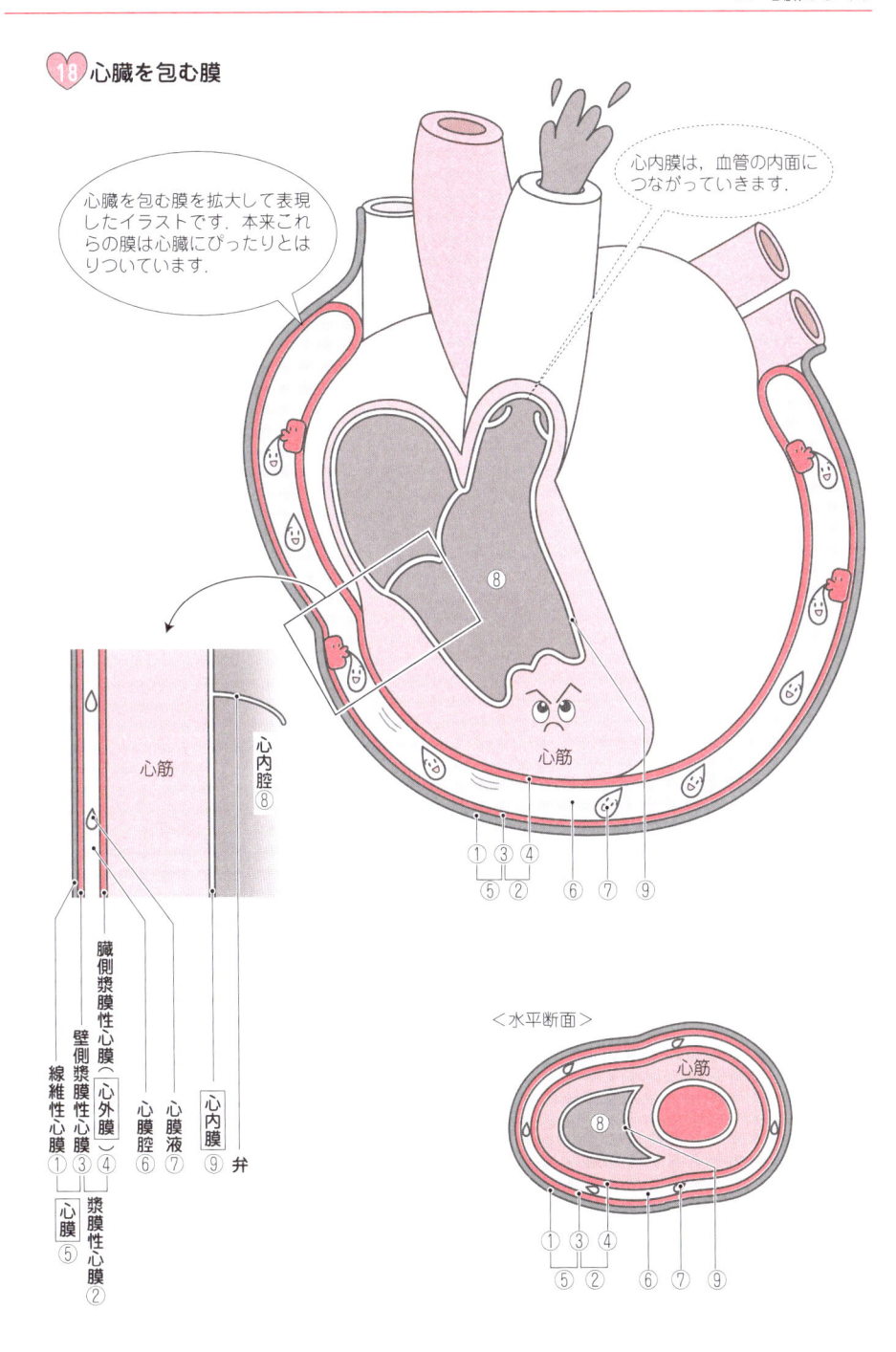

18 心臓を包む膜

心臓を包む膜を拡大して表現したイラストです．本来これらの膜は心臓にぴったりとはりついています．

心内膜は，血管の内面につながっていきます．

心筋
心内腔 ⑧
心筋

臓側漿膜性心膜（心外膜）
壁側漿膜性心膜
線維性心膜
① ③ ④
⑤ ②
心膜腔 ⑥
心膜液 ⑦
心内膜 ⑨
弁
心膜 ⑤
漿膜性心膜 ②

<水平断面>

心筋

① ③ ④
⑤ ② ⑥ ⑦ ⑨

Visualizing Human Body

国試を読み解こう！
▶ 心臓の解剖と心臓の性質に関する問題

看護師国試90A4
冠状動脈で正しいのはどれか．
1. 大動脈から3本の冠状動脈が出る．
2. 冠状動脈は大動脈弁の直下から出る．
3. 前下行枝は左冠状動脈から分かれる．
4. 左冠状動脈の閉塞で下壁梗塞をきたす．

大動脈から出る冠（状）動脈は左右2本なので，1は間違いです．

冠動脈は大動脈弁の直上のバルサルバ洞というところから出るので，2は間違いです．

左冠動脈はバルサルバ洞から出たあと，肺動脈の後ろを回りこみ，前下方と左側方に枝を出します．前者が前下行枝で，後者が回旋枝です．よって3は正しいです．

冠動脈の灌流域は，心臓の輪切りを下からみたイラストでよく表されます．大切なのは左心室で，前壁・中隔・側壁・後壁，そして後壁下部の下壁からなります．右心室は右壁からなります．下壁を支配している後下行枝は一般的に右冠動脈から分岐するので，下壁梗塞（下壁の心筋梗塞）は右冠動脈の閉塞によって起こると考えたほうがよいでしょう．よって4は間違いです．

以上より正解は3です．

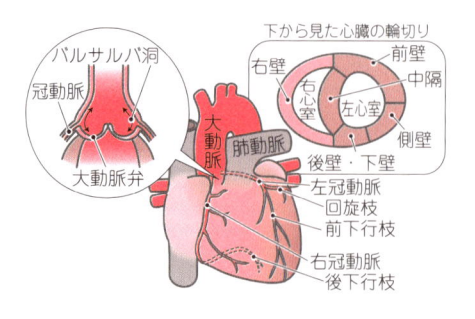

医師国試80C22
正常の心臓において正しいのはどれか．
(1) 卵円孔は三尖弁に接している．
(2) 僧帽弁には二つの乳頭筋が付いている．
(3) 大動脈弁と僧帽弁には線維性連続がある．
(4) 大動脈弁と肺動脈弁は同じ高さにある．
(5) 冠状動脈回旋枝は右冠状動脈から分岐する．
a (1), (2)　b (1), (5)　c (2), (3)
d (3), (4)　e (4), (5)

肺呼吸を行っていない胎児のときには，臍帯を通して母親から動脈血を受け取るため，肺には血液がほとんど流れません．卵円孔は心房中隔に開いた卵円形の孔で，心臓に戻ってきた静脈血は，右心室ではなく，卵円孔を通って左心房へと流入し，血液は肺を通過しないのです．卵円孔は心房中隔の真ん中あたりに位置し，三尖弁には接していません．よって(1)は間違いです．

僧帽弁には，腱索を介して2つの乳頭筋が付いています．よって(2)は正しいです．

大動脈弁と僧帽弁には線維性の連絡があります．(3)は正しいです．

大動脈弁と肺動脈弁では，肺動脈弁のほうが大動脈弁より高く，さらに前方に位置しています．よって(4)は間違いです．

回旋枝は，左冠（状）動脈から分岐します．よって(5)は間違いです．

以上より，正解はcです．

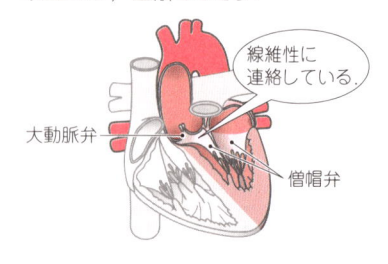

2. 心臓のしくみ

臨床検査技師国試51A1
正しいのはどれか．
a. 左室内圧は等容収縮期で急上昇する．
b. 左冠状動脈の最大血流は駆出期に生じる．
c. 等容弛緩期の始まりは僧帽弁開放に一致する．
d. 緩速充満期は心電図のT波に一致する．
e. 左室容積は拡張終期に最大となる．
1. a,b　2. a,e　3. b,c　4. c,d　5. d,e

　左室内圧は，等容（性）収縮期で急上昇して，そのまま駆出期へ移行し血液が拍出されます．よってaは正しいです．

　冠状動脈の血流は，心室の心筋が収縮して冠動脈が圧迫される収縮期には流れず，大動脈弁が閉じて，心室の心筋が弛緩している拡張期に流れます．収縮期の後半である駆出期には流れません．よってbは間違いです．

　拡張期の前半である等容（性）弛緩期の始まりは，大動脈弁閉鎖に一致しています．よってcは間違いです．

　拡張期の後半である（緩速）充満期は，心電図のU波のあと，次のP波の出現までの間に一致しています．T波には一致していません．よってdは間違いです．

　拡張期には，左(心)房から左(心)室に血液が供給されて，左心室の容積はどんどん大きくなってゆき，拡張終期に最大となります．よってeは正しいです．

　以上より，正解は2です．

薬剤師国試92基礎薬学45
心臓に関する記述の正誤について，正しい組み合わせはどれか．
a　洞房結節において，心拍リズム形成に必要な興奮が発生する．
b　心臓において興奮は，房室結節，ヒス束，左右の脚，プルキンエ線維と呼ばれる一連の特殊なニューロンにより伝導される．
c　心電図において，QRS波は，心室の収縮の始まりに対応している．
d　心臓を支配する交感神経活動が亢進すると，心拍数が増加する

	a	b	c	d
1	正	正	正	誤
2	正	誤	正	正
3	正	正	誤	誤
4	誤	誤	誤	正
5	誤	正	正	正

　ペースメーカである洞房結節において，心拍のリズムは形成されます．aは正しいです．

　刺激伝導系は，洞房結節→房室結節→ヒス束→左脚・右脚→プルキンエ線維と伝わる，特殊心筋と呼ばれる心筋の一種です．ニューロンではありません．よってbは間違いです．

　心電図については「6．循環器の指標」の章で勉強しますが，QRS波は心室の収縮（の始まり）を表します．よってcは正しいです．

　交感神経の心臓に対する働きについては「7．循環調節」の章で勉強しますが，交感神経は運動時などに活性化される神経で，心拍数は増加します．よってdは正しいです．

　以上より，正解は2です．

3. 心筋収縮のしくみ

INTRO

　心臓は（成人で）重さ約300gの**心筋**の塊です．
　心筋は骨格筋と同じ**横紋筋**に分類され，拡大すると横紋と呼ばれる横じまが入っています（横紋には太いものと細いものの2種類あります）．
　心筋が**収縮**すると，心室の内腔がとても狭くなって，血液がしぼり出されるようにして拍出されます．
　心筋が収縮する様子を大きく拡大してみると，横紋と横紋の間隔が狭くなることで心臓全体が収縮していることがわかります．
　つまり，ミクロの収縮がたくさん集まって心臓全体を収縮させ，心室の内腔を狭くして血液を拍出しているわけです．
　この章では，**心筋細胞**の構造を勉強し，ミクロのレベルでの**心筋収縮**のしくみを見てみることにしましょう．

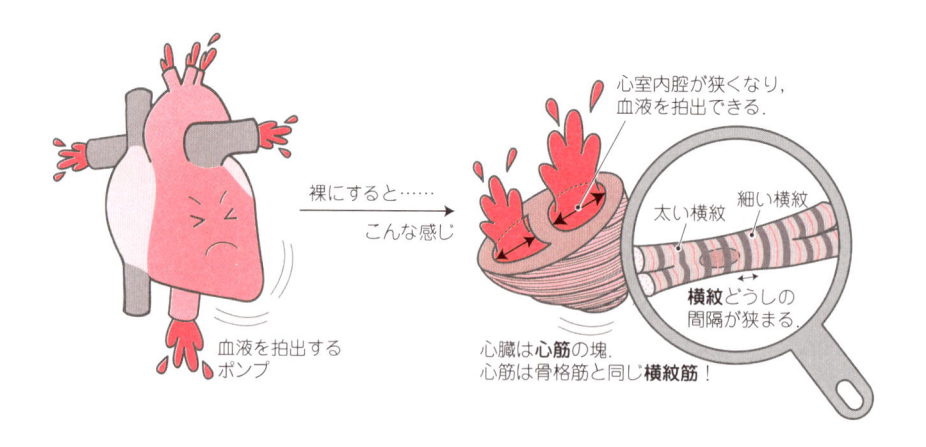

血液を拍出するポンプ

裸にすると……こんな感じ

心室内腔が狭くなり，血液を拍出できる．

心臓は**心筋**の塊．
心筋は骨格筋と同じ**横紋筋**！

太い横紋　細い横紋

横紋どうしの間隔が狭まる．

3. 心筋収縮のしくみ

心筋の階層構造
▶ 心筋から心筋細胞内の収縮蛋白質まで

心筋をどんどん拡大していって，心臓を構成する心筋全体から，心筋細胞内の収縮蛋白質という細長い蛋白質までをたどってみましょう．

心筋を拡大すると，心筋は①心筋線維と呼ばれる細長い線維が無数に集まったものであることがわかります．

イラストでは，心筋線維のうちの1本を引っ張り出しています．心筋線維を横切るようにして②横紋が入っていることがわかります．

心筋線維をさらにくわしく見ると，心筋線維は，細長い③心筋細胞が縦に無数に連なったものであることがわかります．

心筋細胞と心筋細胞の間の仕切りを，④介在板といいます．介在板は隣接する心筋細胞の細胞膜が重なったものです．

心筋細胞の断面をよく見ると，中にはさらに細長い線維状構造物がひしめいています．これを⑤筋原線維と呼びます．

筋原線維のうちの1本を引っ張り出してみると，中にはふたたび，細長い線維状構造物が配列しています．これを⑥収縮蛋白質といいます（収縮蛋白質は，細胞の骨格をつくる骨格蛋白質の一種です）．

心筋には，⑦アクチンと⑧ミオシンと呼ばれる2種類の収縮蛋白質があり，筋原線維の中には，アクチンが一定の間隔を保って配列されていて，ミオシンがその間にはまり込んで存在しています．

以上が心筋の，細長い構造の中にさらに細長い構造が存在する，階層構造です．

19 心筋の階層構造

- 心筋細胞膜
- ②横紋
- ⑤筋原線維
- ③心筋細胞
- ⑥収縮蛋白質
- ⑦アクチン ⑧ミオシン
- 核
- ④介在板
- ①心筋線維
- 縦方向
- ①心筋線維が無数に集まっている．

心筋線維＞筋原線維です．まぎらわしいので注意しましょう．次のページで主役となるのは，筋原線維です．

Visualizing Human Body

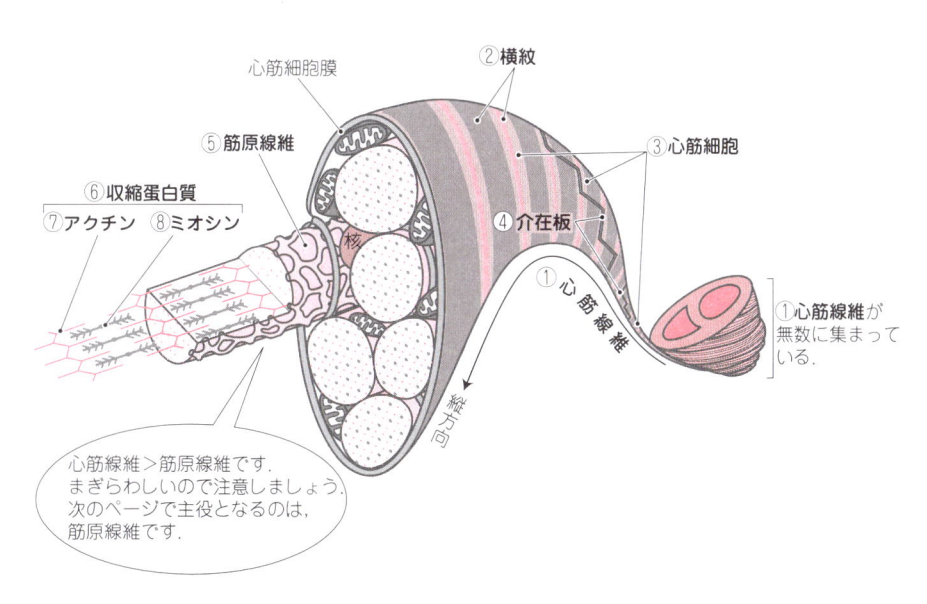

心筋細胞の概観
▶ 筋原線維の束がぎっしり詰まっている

1つの心筋細胞をクローズアップして，その構造を説明してみましょう．

心筋細胞の基本構造は，他の細胞と同じで，細胞膜に包まれていて中には核や細胞小器官があります（核は細胞に一つだけの単核で，小さくあまり目立ちません）．

心筋細胞が特徴的なのはその形です．中に細長い①筋原線維がぎっしりと詰まっていて，心筋細胞も細長い円筒形をしています（心筋線維の分岐部にあたる心筋細胞には，X字型またはY字型のものもある）．

心筋細胞は直径が10～数10μm，長さは100μmくらいです（μm：ミクロンは1mmの1/1000の長さです）．

筋原線維の周りには，筋収縮のためのエネルギーを供給する②ミトコンドリアがたくさん存在して，収縮に必要なエネルギーであるATP（アデノシン三リン酸）を供給しています．

そして筋原線維は，筋収縮を起こすきっかけを作る③筋小胞体と呼ばれる特殊な小胞体にピッチリ取り囲まれています．

筋小胞体（③）
滑面小胞体の一種で，内部にCa^{2+}（カルシウムイオン）を大量に貯蔵していて，必要なときに細胞内に放出することができます．

収縮蛋白質が収縮するには，細胞内に大量のCa^{2+}が存在しなくてはなりません．

また心筋細胞の④細胞膜からは，筋原線維を横断するように細い管が伸びてきていて，反対側の細胞膜までつながっています．この構造を⑤T管といいます．

T管（⑤）
T管は細胞膜が細胞内に落ちくぼんだトンネルで，刺激伝導系から細胞膜に伝わった電気刺激が，T管を通って細胞深部に伝わることができます．

続いて筋原線維の縦の断面で，収縮蛋白質が整列した様子を見てみましょう．

いくつかのまとまった単位に区切られているのがわかりますか？ この一つ一つを⑥筋節といいます．

筋節（⑥）
筋節は⑦アクチンと⑧ミオシンで構成されていて，細長いピンクで表現されているほうがアクチンで，その間にはまり込んで，両端に鉤状構造を持っているのがミオシンです．

アクチンどうしが背中合わせになってくっついている部分を⑨Z帯といい，Z帯は細い横紋に相当します．

太い横紋はミオシンに相当し，色調が暗いので⑩暗帯とも呼ばれます．

Z帯を含む暗帯と暗帯の間の部分は色調が明るく⑪明帯とも呼ばれます．

「筋節はZ帯とZ帯の間のこと」で，ここが筋収縮の基本単位です．

筋収縮とは筋節が短くなることです．

最後に，隣の心筋細胞へと刺激を伝える⑫ギャップ結合について説明しましょう．

ギャップ結合（⑫）
介在板に存在する，隣接する心筋細胞をつないでいるトンネルのことです．

隣り合った細胞膜のチャネル（細胞膜の通り道）どうしが合体したもので，おもにK^+（カリウムイオン）などの電解質が通過します．

この電解質の移動が，隣の細胞に筋収縮を起こす電気刺激となります．

次のページに進む前に，右の筋収縮のイメージイラストを眺めておいてください．

ATPはこのような構造をした細胞のエネルギー源です．

ATP（アデノシン三リン酸）

3. 心筋収縮のしくみ

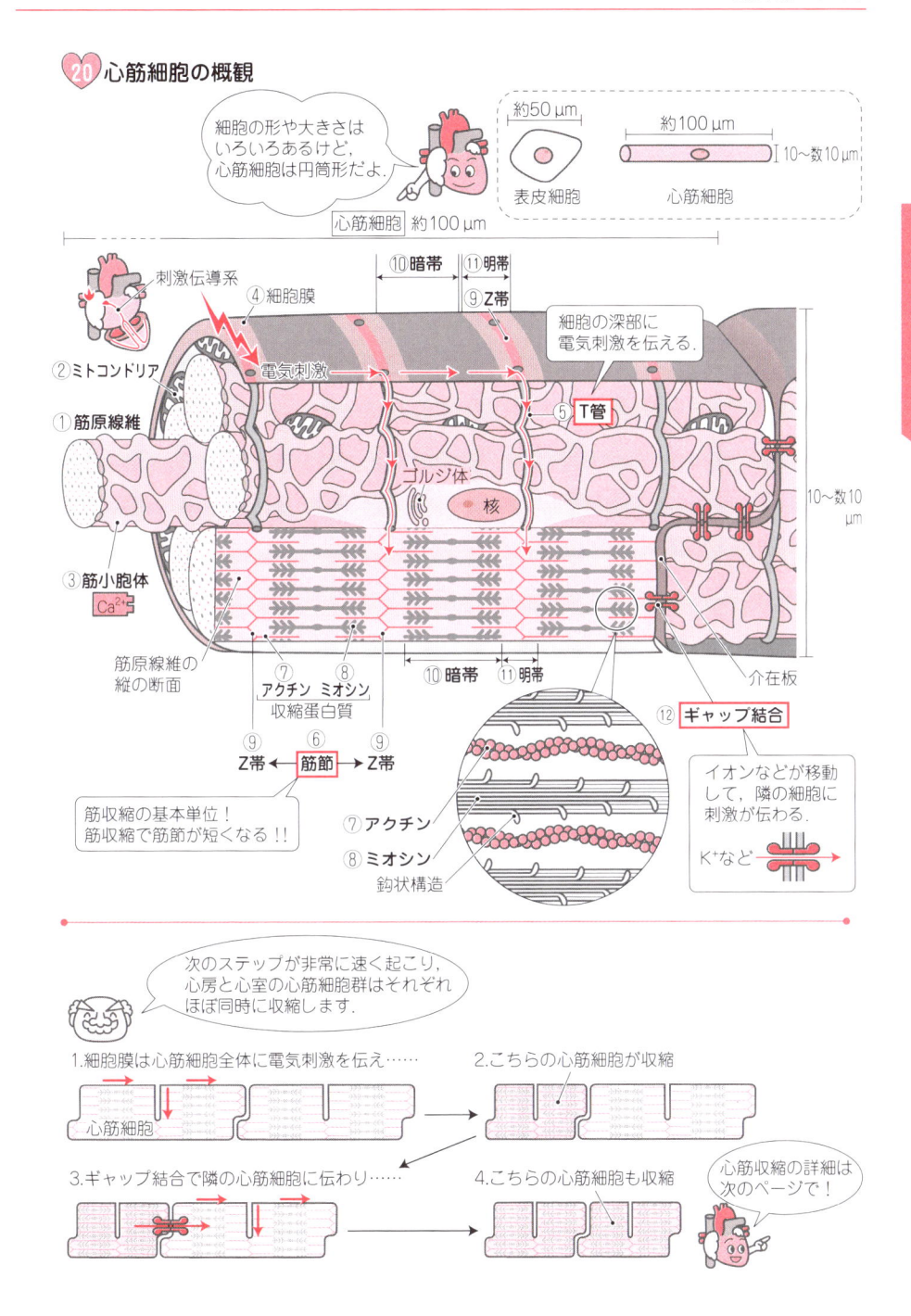

20 心筋細胞の概観

細胞の形や大きさはいろいろあるけど，心筋細胞は円筒形だよ．

約50μm 表皮細胞
約100μm 心筋細胞 10〜数10μm

心筋細胞 約100μm

- ④ 細胞膜
- ⑩ 暗帯
- ⑪ 明帯
- ⑨ Z帯
- 刺激伝導系
- 電気刺激
- 細胞の深部に電気刺激を伝える．
- ⑤ T管
- ② ミトコンドリア
- ① 筋原線維
- ゴルジ体
- 核
- ③ 筋小胞体 Ca^{2+}
- 筋原線維の縦の断面
- ⑦ アクチン ⑧ ミオシン 収縮蛋白質
- ⑩ 暗帯 ⑪ 明帯
- 介在板
- ⑨ Z帯 ← ⑥ 筋節 → ⑨ Z帯
- ⑫ ギャップ結合
- ⑦ アクチン
- ⑧ ミオシン 鈎状構造
- イオンなどが移動して，隣の細胞に刺激が伝わる．K^+など

筋収縮の基本単位！筋収縮で筋節が短くなる!!

10〜数10μm

次のステップが非常に速く起こり，心房と心室の心筋細胞群はそれぞれほぼ同時に収縮します．

1. 細胞膜は心筋細胞全体に電気刺激を伝え……
   心筋細胞
2. こちらの心筋細胞が収縮
3. ギャップ結合で隣の心筋細胞に伝わり……
4. こちらの心筋細胞も収縮

心筋収縮の詳細は次のページで！

Visualizing Human Body

心筋収縮

▶ 活動電位→細胞内Ca^{2+}濃度↑→筋収縮

心筋細胞が収縮する様子を見てみましょう．右ページ最上段に描かれている小さなイラストは，心筋細胞を簡略化して描いたものです．細胞内に並んだ筋節（⑭）と，Ca^{2+}（カルシウムイオン）を供給する筋小胞体（⑧），電気刺激を深部に伝えるT管（⑥），そして心筋細胞どうしの境界である介在板（④）が描かれています．

心筋収縮は，電気刺激が細胞膜を伝わってゆく「活動電位の伝導」と，活動電位の刺激が細胞内に伝わって収縮が起こる「心筋収縮」の，2段階に分けて考えることができます．

活動電位の伝導（細胞膜での出来事）

①**刺激伝導系**からの電気刺激が伝わってくると，その近くの②**電位依存性Na$^+$チャネル**（電気刺激によって開くNa$^+$：ナトリウムイオンの通り道）が開いて大量のNa$^+$が細胞内に入り，③**活動電位**が発生します．

発生した活動電位がさらに近くにある電位依存性Na$^+$チャネルを開き，活動電位は連鎖的に細胞膜全体に伝わってゆきます．

活動電位が④**介在板**まで至ると，⑤**ギャップ結合**から隣の細胞にK$^+$などの電解質が移動して，隣の細胞にも活動電位を発生させます．

活動電位とは，細胞膜の内側と外側での＋－の偏り＝膜電位（普通は細胞内が－で，細胞外は＋になっている）が，外部からの電気刺激などによって，＋イオンが大量に細胞内に入ることで，一気に＋になる変化のことです．

膜電位が－から＋に動くことを**脱分極**，反対に＋から－に動くことを**再分極**といいます．

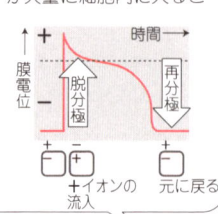

心筋収縮（細胞内での出来事）

活動電位が細胞膜を伝わってゆくと，その刺激によって⑥**T管**に存在する⑦**電位依存性Ca^{2+}チャネル**（電気刺激によって開くCa^{2+}の通り道）が開き，細胞内にCa^{2+}が入ってきます．

Ca^{2+}は，⑧**筋小胞体**にある⑨**リアノジンチャネル**（Ca^{2+}刺激によって開くCa^{2+}の通り道）を開き，中に蓄えられていたCa^{2+}が細胞内に大量に放出され，細胞内のCa^{2+}濃度が上昇します．

さて，筋肉が収縮していない状態では，⑩**ミオシン**と⑪**アクチン**は⑫**トロポニン複合体**という蛋白質に邪魔されて接触できなくなっています．

Ca^{2+}は，トロポニン複合体にくっついてその働きを抑制します．つまりCa^{2+}濃度が高い状態で初めてミオシンとアクチンが接触できます．

ミオシンとアクチンが接触すると，ミオシン両端の鈎状の⑬**ミオシン頭部**がアクチンを引っ張り込み⑭**筋節**が短くなります．これが心筋収縮です．

「細胞内のCa^{2+}濃度を高くすることが，心筋収縮の鍵」になっているわけです．

心筋が弛緩するしくみも説明しておきましょう．

心筋弛緩は収縮と逆に，細胞内Ca^{2+}濃度を下げることで起こります．

心筋弛緩（細胞内での出来事）

筋小胞体にある⑮**Ca^{2+}ATPase**（ATPを使ってCa^{2+}を運ぶ）という輸送体が働いて，細胞内のCa^{2+}を筋小胞体の中に回収します．

細胞膜の⑯**Na$^+$/Ca^{2+}交換輸送体**（Ca^{2+}とNa$^+$を交換する）という輸送体が働き，Ca^{2+}を細胞外に捨てます．

以上のしくみで細胞内Ca^{2+}濃度が下がり，トロポニン複合体からCa^{2+}が離れ，ミオシンとアクチンの接触が解除されて心筋が弛緩します．

3. 心筋収縮のしくみ

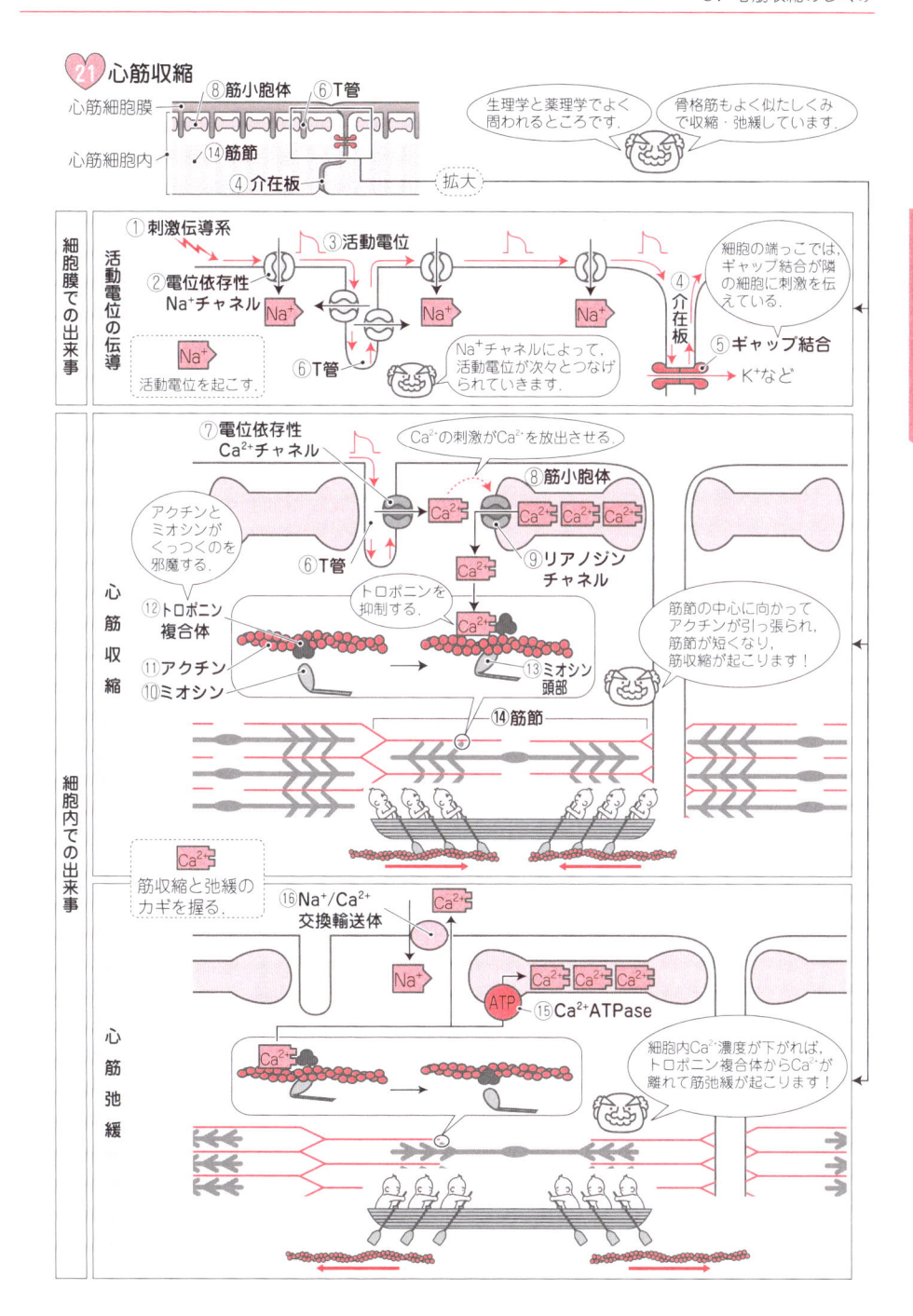

21 心筋収縮

心筋細胞膜 / ⑧筋小胞体 / ⑥T管
心筋細胞内 / ⑭筋節
④介在板
拡大

生理学と薬理学でよく問われるところです.
骨格筋もよく似たしくみで収縮・弛緩しています.

細胞膜での出来事 — 活動電位の伝導

① 刺激伝導系
③ 活動電位
② 電位依存性Na⁺チャネル
Na⁺
⑥ T管
④ 介在板
⑤ ギャップ結合
K⁺など

Na⁺ 活動電位を起こす.

Na⁺チャネルによって,活動電位が次々とつなげられていきます.

細胞の端っこでは,ギャップ結合が隣の細胞に刺激を伝えている.

細胞内での出来事 — 心筋収縮

⑦ 電位依存性Ca²⁺チャネル
Ca²⁺の刺激がCa²⁺を放出させる.
⑧ 筋小胞体
⑥ T管
⑨ リアノジンチャネル
Ca²⁺

アクチンとミオシンがくっつくのを邪魔する.
⑫ トロポニン複合体
⑪ アクチン
⑩ ミオシン
トロポニンを抑制する.
⑬ ミオシン頭部
⑭ 筋節

筋節の中心に向かってアクチンが引っ張られ,筋節が短くなり,筋収縮が起こります!

心筋弛緩

Ca²⁺ 筋収縮と弛緩のカギを握る.
⑯ Na⁺/Ca²⁺交換輸送体
Ca²⁺
Na⁺
ATP
⑮ Ca²⁺ATPase

細胞内Ca²⁺濃度が下がれば,トロポニン複合体からCa²⁺が離れて筋弛緩が起こります!

Visualizing Human Body

フランク・スターリングの法則
▶ 心収縮力は引っ張られるほどに強くなる

　フランク・スターリングの法則は，心筋にあてはまる物理的な法則で，簡単に言うと「心筋は長く伸ばされれば伸ばされるほど心収縮力が強くなる，つまり強く収縮する」というものです．

　例えば，大静脈から右心房に戻ってくる**静脈還流量**が多いほど，心筋は長く引き伸ばされ，心臓は強く収縮してたくさんの血液を拍出することができるのです（もちろん限界を越えてしまうと心拍出量は下がります）．

　以上のことを表すグラフを，**フランク・スターリング曲線**と呼びます．

　イラスト内のグラフを見てみましょう．横軸は静脈還流量で，縦軸は**1回拍出量**（心臓が1回の収縮で拍出することのできる血液量）になっています．

　生理的範囲内で，静脈還流量が増えるほどに1回拍出量が増加して，心臓が戻ってくる血液量に対応していることがわかります（静脈還流量が生理的範囲内を超えると，1回拍出量は減っていくことが予想されます）．

> フランク・スターリングの法則は，変化する血液量（静脈還流量）に対して心収縮力を変化させる，心臓自らに備わった局所性調節という調節能力なのです．

　同じことを，心筋収縮の基本単位である筋節のレベルでも見てみましょう．

　静脈還流量が多くなっている時には，多くの血液が心臓の内腔に入ってきているので，心筋は通常よりも長く引き伸ばされています．

　この時，心筋収縮の基本単位である**筋節**も，通常より長く引き伸ばされています．

　輪ゴムが強く引っ張られるほど勢いよく縮むのと同じように，長く引き伸ばされた筋節は，収縮時により短くなることができます．

　これは，ミオシン頭部が通常よりも深くアクチンを引っ張り込むからです．

　以上のことを，**長さ－張力関係**といいます．

　グラフの形が，フランク・スターリング曲線とだいたい同じで，ある点（生理的範囲内）までは，筋節が長く引き伸ばされるほど大きな張力を発生していますね．

　フランク・スターリングの法則は，心機能（心臓のポンプ機能）を評価するうえでとても大切な考えです．

　また，フランク・スターリングの法則は循環調節のところでも登場します．♥96〉

3. 心筋収縮のしくみ

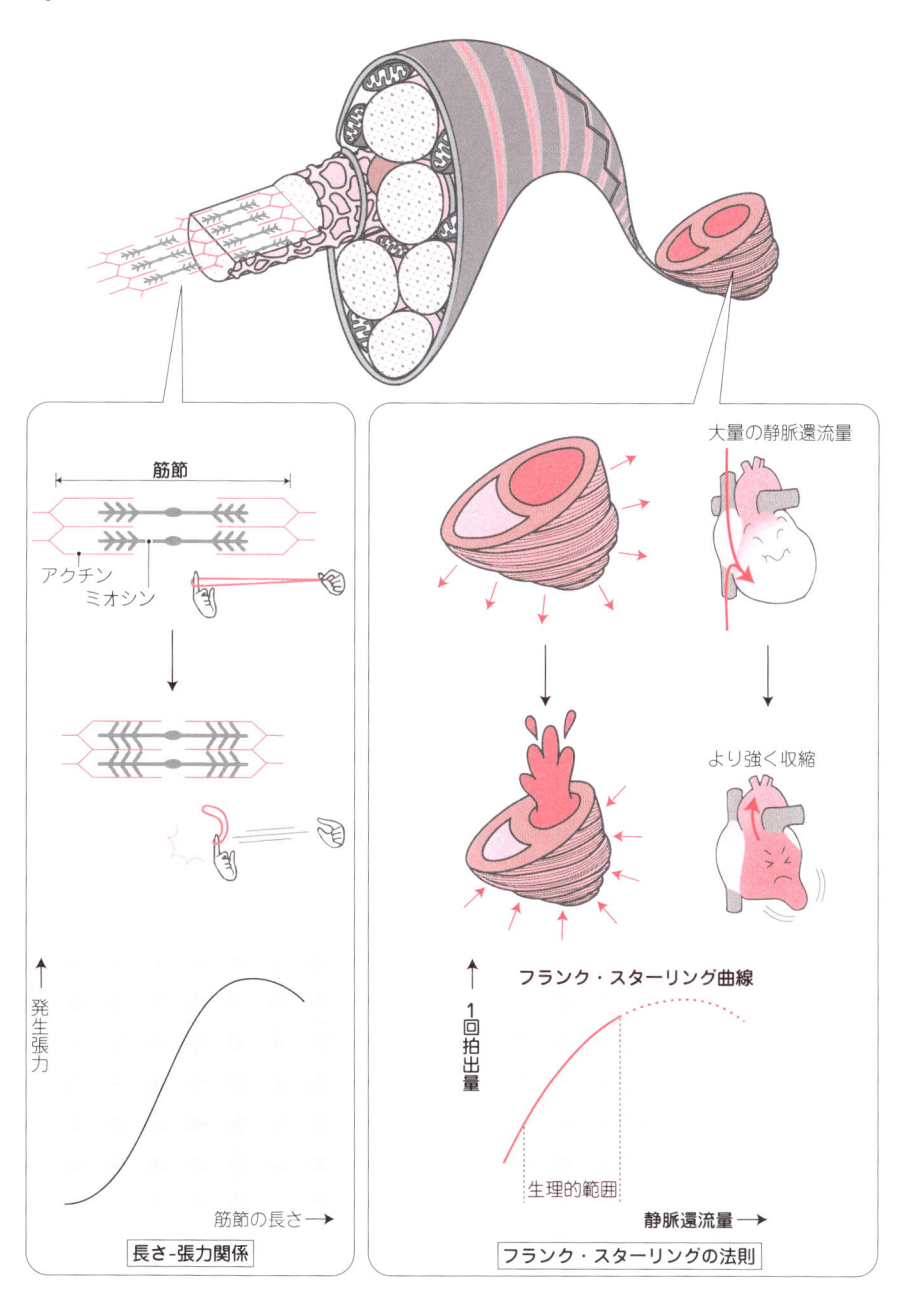

22 フランク・スターリングの法則

長さ-張力関係

筋節

アクチン
ミオシン

↑発生張力

筋節の長さ→

フランク・スターリングの法則

大量の静脈還流量

より強く収縮

フランク・スターリング曲線

↑1回拍出量

生理的範囲

静脈還流量→

心拍出量

▶ 心臓は1分間に約5Lの血液を拍出する

心拍出量は，心臓が1分間にどれくらいの量の血液を拍出することができるのかという指標で，心臓の**ポンプ機能**をあらわします．

「心臓が1回の収縮で拍出できる血液量」を**1回拍出量**といいます．この値は成人の安静時で約70mL/回くらいです．

1回拍出量に**心拍数**を掛け算すると，「心臓が1分間に拍出する血液量」である心拍出量が求められます．

この値は成人の安静時で約5L/分くらいです（理論的には，左心室の心拍出量が拍出する血液量と右心室が拍出する血液量は同じです）．

例えば，とても太った成人男性の心拍出量が5L/分であることと，やせた子供の心拍出量が3L/分であることは，意味合いが違います．

太った成人男性にとって心拍出量5L/分は少ないかもしれませんし，やせた子供にとって心拍出量3L/分は多すぎるのかもしれません．

そこで用いられるのが，「心拍出量を体表面積で割り算」した**心係数**という値です（体表面積は，換算表を用いて身長と体重から求められます）．

例えば，身長170cm，体重100kgの成人では体表面積は2.0m^{2}くらいです．

身長100cm，体重25kgの子供では0.8m^{2}くらいです．

この体表面積からそれぞれ心係数を求めると，右のイラストのようになります．

心係数は正常では2.5〜4.5L/分/m^{2}くらいです．♥130

> 心係数が2.2L/分/m^{2}以下の場合は，ポンプ機能が低下していることを表します．

23 心拍出量

1回拍出量 約70mL/回

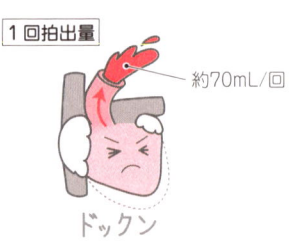

ドックン

心拍出量 = 1回拍出量 × 心拍数

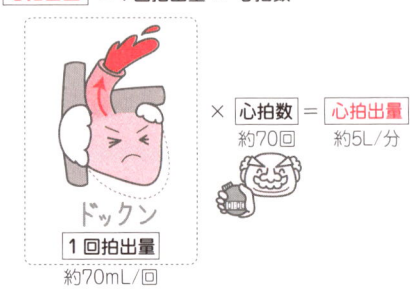

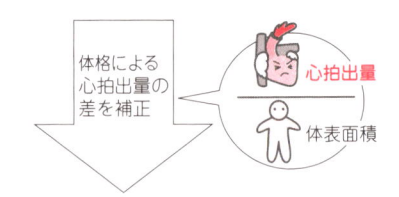

× **心拍数** = **心拍出量**
約70回　　約5L/分

1回拍出量
約70mL/回

体格による心拍出量の差を補正 → **心拍出量** / 体表面積

心係数

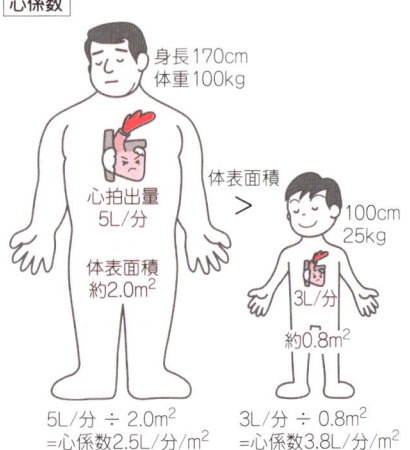

身長170cm
体重100kg

心拍出量 5L/分
体表面積 約2.0m^2

＞

100cm
25kg
3L/分
約0.8m^2

5L/分 ÷ 2.0m^2
＝心係数2.5L/分/m^2

3L/分 ÷ 0.8m^2
＝心係数3.8L/分/m^2

3. 心筋収縮のしくみ

♡24 前負荷と後負荷

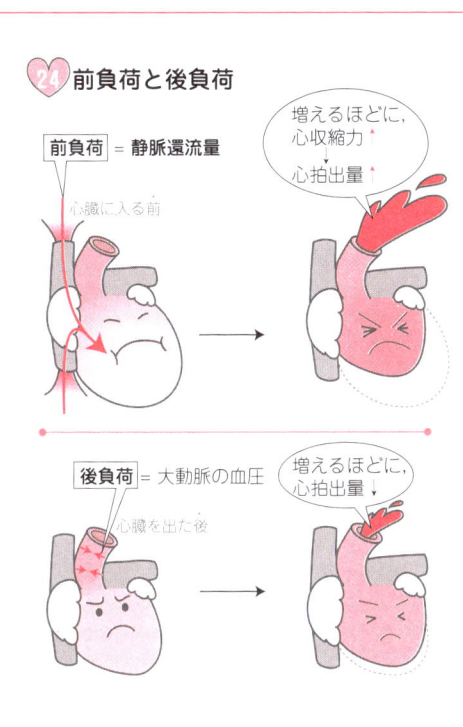

前負荷 ＝ 静脈還流量
心臓に入る前

増えるほどに，
心収縮力 ↑
心拍出量 ↑

後負荷 ＝ 大動脈の血圧
心臓を出た後

増えるほどに，
心拍出量 ↓

♡25 循環調節

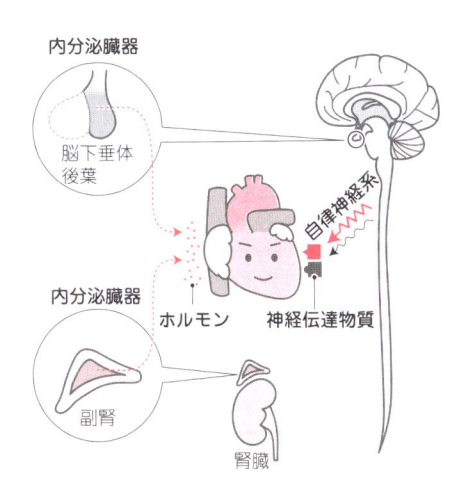

内分泌臓器
脳下垂体後葉

自律神経系

内分泌臓器
ホルモン　神経伝達物質

副腎

腎臓

では次に，心拍出量がどのようなときに増えて，どのようなときに減るのかということを考えてみましょう．

心拍出量を増減するには，「1回拍出量または心拍数を増減する」と考えます．

まず心臓は，**静脈還流量**が増えるほどに**心収縮力**を増加させて，1回拍出量を増加させることができます（フランク・スターリングの法則）．

静脈還流量のことを，心臓の手前からかかる負荷であるとして，**前負荷**といいます（戻ってくる血液量の増大なので**容量負荷**ともいう）．

「前負荷が増えると1回拍出量（心拍出量）は増えます」．

前負荷に対して，大動脈の血圧を**後負荷**といいます（圧力の負荷なので**圧負荷**ともいう）．

体循環のポンプである左心室は，収縮期に心筋を収縮させ，高い血圧を作り出して大動脈の壁を押し広げながら血液を拍出します．

大動脈の血圧が高ければそれだけ強い心収縮力が必要になり，大動脈の血圧が低ければ心収縮力は低くてすみます（末梢の血管が収縮した場合や，大動脈弁狭窄などでも後負荷は増大します）．

つまり，「後負荷が増えると1回拍出量（心拍出量）は減ります」．

このように，「心拍出量は，心収縮力，心拍数，前負荷，後負荷などによって決められています」．

さらに付け加えると，心臓は体が置かれた様々な状況変化に応じて，**循環調節**というしくみで心臓というポンプを細かくコントロールしています． ♡92

循環調節は，心臓に分布する**自律神経**から分泌される**神経伝達物質**や，循環調節に関わる**内分泌臓器**からの**ホルモン**の作用によって，心拍数または心収縮力を増減させて心拍出量を増減させています．

心筋収縮のしくみ

Visualizing Human Body

国試を読み解こう！
▶ 心筋収縮と心拍出量についての問題

あん摩マッサージ指圧師国試8-17
心筋について誤っているのはどれか.
1. 多核細胞である.
2. 横線がある.
3. 横紋がある.
4. 円柱形である.

心筋細胞は単核細胞で，核は小さくあまり目立ちません．よって1は間違いです．

横線とは介在板のことで，心筋細胞と心筋細胞の接合部で，電気刺激を隣の細胞に伝える働きをしています．よって2は正しいです．

心筋細胞には2種類の横紋があり，細い横紋がZ帯に相当し，太い横紋はミオシンに相当します．よって3は正しいです．

心筋細胞は円柱（円筒）形の形をしていて，4は正しいです．

以上より正解は1です．

CBT B-1-(2)-a-5)
（クエスチョン・バンク CBT 最新問題 vol.4 第1版 問題35）
筋肉でのCa^{2+}供給源はどこか.
a. 筋小胞体と細胞外液
b. 筋小胞体と細胞内液
c. ミトコンドリア
d. ゴルジ体
e. 核

心筋，骨格筋，平滑筋いずれの筋肉においても，Ca^{2+}の供給源は同じです．

まず，細胞膜にあるCa^{2+}チャネルが開いて細胞外液からCa^{2+}が細胞内に流入します．

心筋と骨格筋ではこのCa^{2+}流入が刺激となって，筋小胞体のリアノジンチャネルが開き，そこからCa^{2+}が細胞内に供給されます．

平滑筋では，細胞内情報伝達のしくみによって筋小胞体のIP_3受容体が開き，そこからCa^{2+}が細胞内に供給されます．♡106〉

以上のことより，筋肉には筋小胞体と，細胞外液よりCa^{2+}が供給されるため，正解はaです．

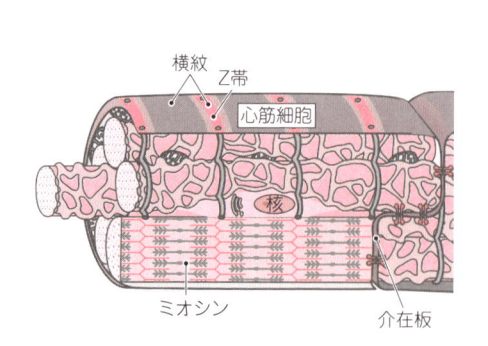

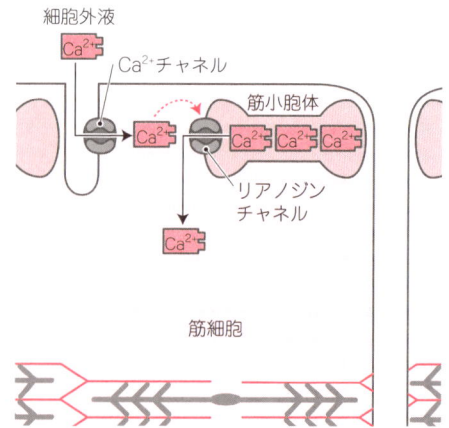

3．心筋収縮のしくみ

薬剤師国試92基礎薬学48

筋肉・骨格系に関する記述のうち，正しいものの組み合わせはどれか．

a 骨格筋，心筋および平滑筋の収縮はいずれも，細胞質内のCa^{2+}濃度変化によって制御される．
b 骨格筋において，細胞膜の興奮はIP$_3$（イノシトール1,4,5-トリスリン酸）によって筋小胞体に伝えられ，Ca^{2+}の遊離が起こる．
c 副甲状腺ホルモン（PTH）は，骨芽細胞による骨形成を促し，血漿のCa^{2+}濃度を下げる．
d カルシトニンは，破骨細胞による骨吸収を抑制し，血漿のCa^{2+}濃度を下げる．

1 (a，b)　2 (a，c)　3 (a，d)
4 (b，c)　5 (b，d)　6 (c，d)

この本では扱っていない内容が入っていますが，筋収縮に関する良い問題です．選択肢を吟味するだけでも価値があります．

骨格筋と心筋の収縮のしくみはとてもよく似ています．そして骨格筋も心筋も平滑筋も，細胞内のCa^{2+}濃度が上昇することによって収縮し，低下することによって弛緩します．♡50＞　よってaは正しいです．

骨格筋（心筋）では，細胞膜を伝わる活動電位の刺激は，電位依存性Ca^{2+}チャネルが開いて，細胞内にCa^{2+}が流入することによって伝わります．IP$_3$が関わるのは血管平滑筋です．よってbは間違いです．

PTHは破骨細胞（骨を壊す細胞）による骨吸収を促進し，Ca^{2+}を血液中に遊離させ，Ca^{2+}の血漿濃度を上げます（骨芽細胞は骨を作る細胞）．よってcは間違いです．

dの選択肢は正しいです．

よって正解は3です．

CBT C-5-(1)-12)
（クエスチョン・バンク CBT vol.2 各論編 第2版 問題223）
正しいのはどれか．

a 心拍出量は1秒間の血流量である．
b 心拍出量は血圧上昇に伴い大きくなる．
c 心係数＝平均血圧/心拍出量
d 全末梢血管抵抗＝心拍出量/体表面積 (m^2)
e 心拍出量は成人で約5Lである．

心拍出量は1分間に心臓から拍出される血液量です．よってaは間違いです．

血圧が上昇すると，後負荷が増大するので心拍出量は下がります．よってbは間違いです．

心係数＝心拍出量/体表面積 (m^2) が正解です．よってcは間違いです．

循環器では，心臓内，血管内，いたるところに，血圧＝血流量×血管抵抗という式が成立しています．♡48＞　そしてこの式を，血管抵抗を左辺に置いて，さらに循環器全体の平均を表す式が，全末梢血管抵抗＝平均血圧/心拍出量です．よってdは間違いです．

心拍出量は，成人で約5L/分，で正解です．

以上より，正解はeです．

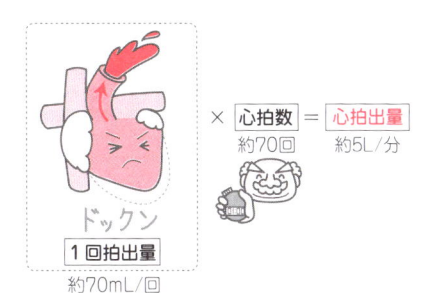

1回拍出量 約70mL/回 × 心拍数 約70回 ＝ 心拍出量 約5L/分

ドックン

Visualizing Human Body

4. 血管のしくみ

INTRO

体中に張り巡らされている血管には，**動脈・毛細血管・静脈**の3種類があります．

動脈の存在を実感できるのは，例えば外頸動脈や橈骨動脈などで**脈拍**を触れたときでしょう．

動脈の中には鮮やかな赤をした**動脈血**が流れていて，**酸素**（O_2）や**栄養**を運んでいます．

動脈は**血圧**が高く，太い動脈が破れると噴水のように血液が噴き出します．一般的な血圧測定では，上腕動脈の血圧を測ります．

動脈は臓器に入ったあと，次々と枝分かれして毛細血管になります．

毛細血管では，臓器を構成する細胞との間で**物質交換**が行われ，毛細血管から細胞に**酸素**と**栄養**が渡され，細胞から毛細血管に**二酸化炭素**と**老廃物**が渡されます．

毛細血管の存在は爪を押さえると実感できます．爪の下にある皮膚は爪床（そうしょう）と呼ばれ，普段はピンク色をしていますが，爪を押さえると一瞬白くなり，すぐに元のピンク色に戻ります．

この現象は，圧迫部位の毛細血管内の血液が一旦他の場所に逃げて白くなり，再び血液が充満するとピンク色を取り戻しているのです．

物質交換を終えた毛細血管の先は静脈になります．

静脈は，臓器から出た**二酸化炭素**（CO_2）や体の**老廃物**を含んだ暗赤色の**静脈血**を運びます．

静脈は体表部分では動脈に比べて浅い部分を走行しているため，皮膚から青く透けて見えます．軽いすり傷で出る血液は静脈からの血液です．一般的な採血は静脈から行われます．

この章では，動脈・毛細血管・静脈の構造と役割について説明しましょう．

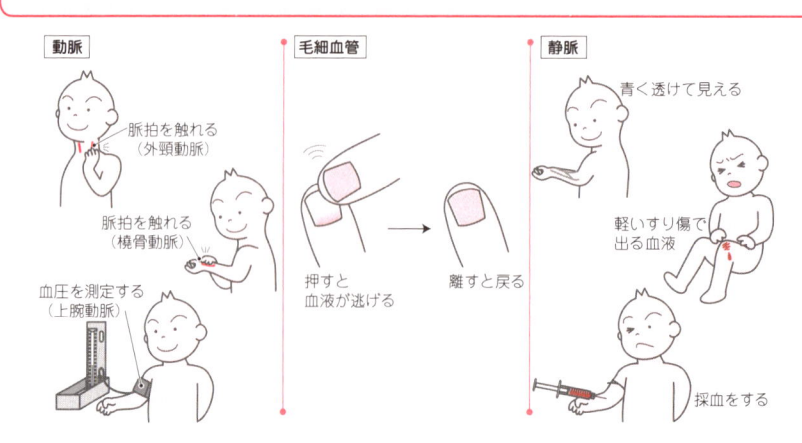

血管の基本構造
▶ 動脈・静脈は3層で，毛細血管は1層

　動脈と静脈の構造は基本的には同じで，**外膜**・**中膜**・**内膜**の3層構造からなります．

　外膜は，硬い**結合組織**からなります．

　中膜は，**平滑筋**と**弾性線維**からなります（弾性線維は血管以外では，例えば声帯などの伸び縮みする部位に発達しています）．

　血管壁の中膜にある弾性線維は，特に**弾性板**といいます．

　内膜は，血液が接触する内腔を内張りしている部分で，1層の**内皮細胞**からなります（内膜と呼ぶこともあれば内皮細胞と呼ぶこともあります．血管内皮細胞とも呼ばれます）．

　以上のように，動脈と静脈の基本構造は同じですが，中膜の厚みに差があり，動脈では分厚く，静脈は薄くなっています．

　このため動脈は弾性に富んでいて，静脈は弾性がなくふにゃふにゃです．

　毛細血管は基本的に1層構造で，内皮細胞のみからなります．

　ところで，内皮細胞は動脈・静脈の内腔を内張りし，毛細血管の壁を構成していますから，「血管の最内層はすべて内皮細胞」ということになります．

　さらに，心臓の内腔を覆う心内膜も内皮細胞でしたから，結局のところ，「内皮細胞は循環器のすべてを内張りしている」ということになります．

　それでは，動脈から順番に，各血管の詳しい構造を説明していきましょう．

26 血管の基本構造

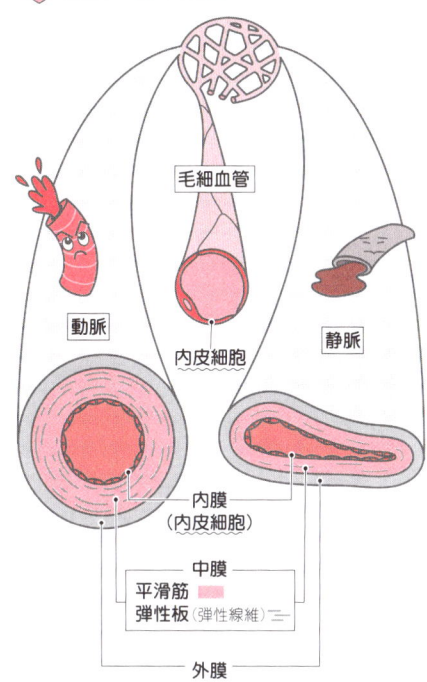

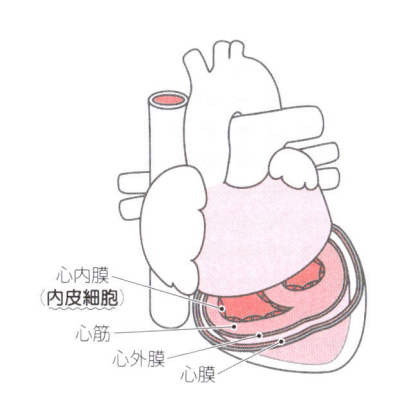

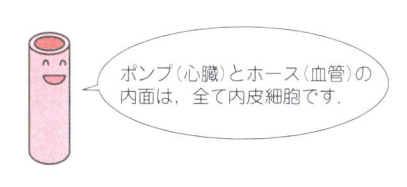

ポンプ（心臓）とホース（血管）の内面は，全て内皮細胞です．

Visualizing Human Body

動脈の構造
▶ 3つの動脈で段階的に中膜の太さが異なる

動脈は中膜の構造により，大きく3つに分けられます．

それぞれ太さが異なり，太いものほど中膜が分厚く，含まれる弾性板の割合が多くなります．構造を順番に見てみましょう．

弾性動脈（直径1.5〜3cmくらい）
中膜には弾性板と平滑筋が交互に積み重ねられていて，平滑筋量が多く，全体として中膜がとても分厚くなっています．

筋型動脈（直径〜5mmくらい）
弾性板が中膜の最外層と最内層にしか目立って存在せず（これらを外弾性板，内弾性板と呼ぶ），平滑筋が外弾性板と内弾性板に挟まれた構造になっています．
平滑筋量は少なく，中膜はそれほど厚くありません．

細動脈（直径〜0.05mmくらい）
弾性板が，平滑筋と内皮細胞の間に1層のみしか存在しません．平滑筋量が少なく中膜は薄いです．

静脈の構造
▶ 太さに関わらず中膜が薄い

静脈は，太さに関わらず中膜が薄く，平滑筋も弾性板もまばらです．

そして静脈では，内皮細胞が血管内腔に突出して**静脈弁**を形成し（心臓の弁が心内膜からできていることと同じ），血流のゆるやかな静脈内での血液の逆流を防いでいます．

弁は特に四肢の静脈で発達しています．

静脈には一般的に，動脈のような構造による分類はなく，毛細血管の直後の静脈が**細静脈**と呼ばれます．

27 動脈と静脈の構造

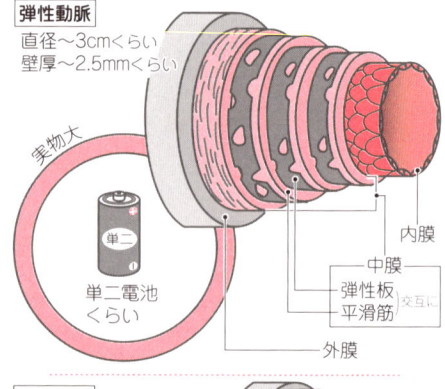

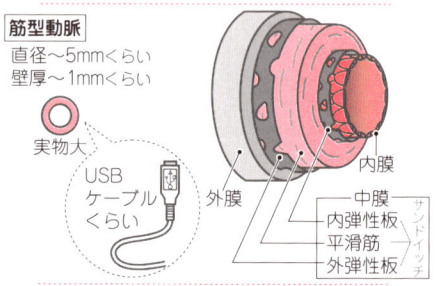

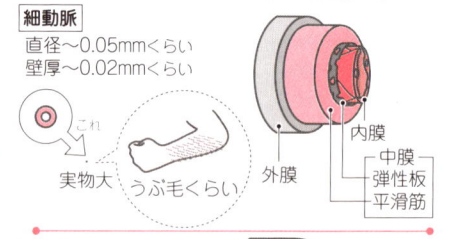

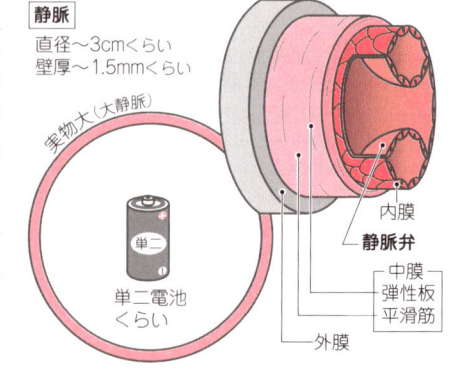

弾性動脈
直径〜3cmくらい
壁厚〜2.5mmくらい

実物大：単二電池くらい

内膜／中膜／弾性板／平滑筋（交互に）／外膜

筋型動脈
直径〜5mmくらい
壁厚〜1mmくらい

実物大：USBケーブルくらい

内膜／中膜／内弾性板／平滑筋／外弾性板（サンドイッチ）／外膜

細動脈
直径〜0.05mmくらい
壁厚〜0.02mmくらい

実物大：うぶ毛くらい

内膜／中膜／弾性板／平滑筋／外膜

静脈
直径〜3cmくらい
壁厚〜1.5mmくらい

実物大（大静脈）：単二電池くらい

内膜／静脈弁／中膜／弾性板／平滑筋／外膜

4. 血管のしくみ

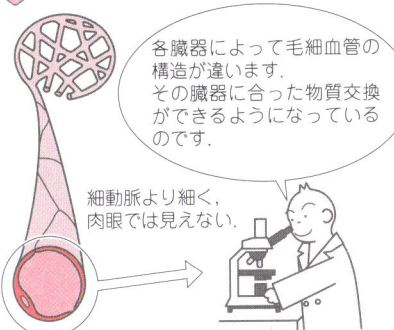

28 毛細血管の構造

各臓器によって毛細血管の構造が違います。その臓器に合った物質交換ができるようになっているのです。

細動脈より細く、肉眼では見えない。

毛細血管　直径5～10μmくらい

連続型毛細血管　脳・肺胞

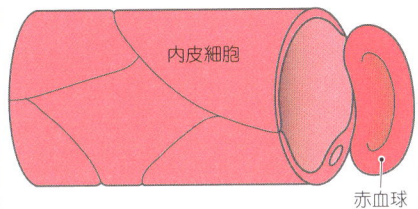

内皮細胞

赤血球

有窓性毛細血管　腎臓の糸球体・小腸粘膜

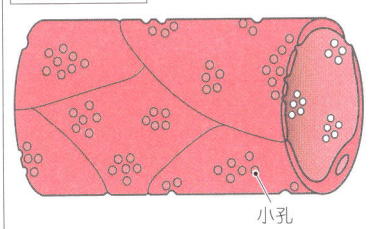

小孔

不連続型毛細血管（洞様毛細血管）　骨髄・脾臓・肝臓・内分泌臓器

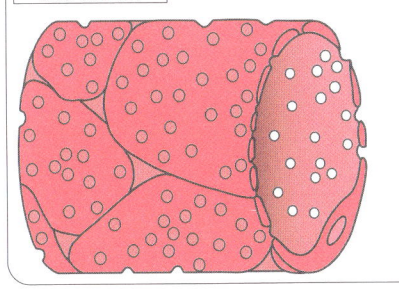

毛細血管の構造
▶ 血管内皮細胞の構造によって分類される

毛細血管は「細動脈と細静脈の間にある細い血管」です。

血液と周囲の細胞との間での物質交換を担っています。

その直径は約5～10μmです（赤血球の直径と同じくらい）。

毛細血管は3種類に分類することができ、その分類は内皮細胞の構造の違い（物質の透過性の違い）によります。

連続型毛細血管（透過性低い）
内皮細胞がタイト結合（細胞と細胞を接着している固い構造）でぴっちりつながって血管壁を構成しているので、物質交換が厳しく制限されます。

例えば脳や肺胞の毛細血管がこれにあたり、特に脳の毛細血管では、この物質交換を制限する性質を**血液脳関門**とよびます。

有窓性毛細血管（透過性高い）
内皮細胞の一部分が薄くなり、小さな孔がたくさん空いているタイプの毛細血管で、この孔を介して盛んに物質交換が行われます。

例えば腎臓の**糸球体**や**小腸粘膜**など、物質交換が盛んに起こる臓器に発達しています。

不連続型毛細血管（透過性とても高い）
内皮細胞どうしがきちんとつながっておらず、隙間だらけで、免疫細胞などの細胞も通ることができます。

洞様毛細血管とも呼ばれ、内腔がとても広くなっていることが特徴です。

例えば**骨髄**は血液を作る臓器ですが、作られた血液細胞は内皮細胞の隙間から毛細血管内へと移動し、血液に補充されます。

脾臓、**肝臓**、そして**内分泌臓器**などの毛細血管にも、この構造のものが多くみられます。

Visualizing Human Body

体循環における各血管の役割
▶ 血液を届け，物質交換し，ゆっくり戻す

それでは，各血管の構造がわかったところで，血管が体の各所でどのように姿を変えて，どのような役割を担っているのか，弾性動脈から静脈まで順番に見てみることにしましょう．

弾性動脈（①）
大動脈や**鎖骨下動脈**，**総頸動脈**など，心臓に近い動脈が弾性動脈にあたります．

これらの血管は，左心室から勢いよく拍出された血液を受け止めて膨らみ，押し広げられた動脈が拡張期に元の太さに戻ろうとする力によって，血流を生み出します．

これによって全身や肺の血流は，拡張期にも途絶えることはありません．

筋型動脈（②）
上腕動脈（血圧測定に用いられる）や，**外頸動脈**（脈拍を触れる），あるいは**橈骨動脈**くらいの太さの動脈から，臓器の内部に分布して細動脈に至るまでの動脈が，筋型動脈にあたります．

さて，血管の性質で，「血液の流れにくさのことを**血管抵抗**」といいます．

血管を水道の蛇口としてとらえるとわかりやすいです．腎臓の血管を例に考えてみましょう．

「交感神経系が興奮すると，血管平滑筋が収縮して血管径が細くなり，血管抵抗は上がり，その先の血流量は減ります」．

「副交感神経系が興奮すると，血管平滑筋が弛緩して血管径が太くなり．血管抵抗は下がり，その先の血流量は増えます」．

血管抵抗はどの血管にも存在しますが，特に細動脈は，血管抵抗を非常に大きくすることができます．

細動脈（③）
抵抗血管とも呼ばれる，毛細血管の直前の動脈です．

元の血管径に比べて非常に細くなることができるため，その先の血流量を大幅に少なくすることができます．

細動脈の先は毛細血管になります．

毛細血管（④）
毛細血管の役割は，臓器を構成する細胞に酸素や栄養を与え，二酸化炭素と老廃物を除去する，**物質交換**です．

毛細血管はそのため，**交換血管**とも呼ばれます．

続いて毛細血管は，静脈へと姿を変えます．

静脈（⑤）
静脈の役割は，血液をゆっくりと心臓へ戻すことです．

毛細血管の先は**細静脈**になり，その先で静脈は次第に太くなっていき，臓器を出て，最終的に上下の**大静脈**につながり，血液を心臓に戻します．

循環している血液の**75%**は静脈内に存在しているとされ，大量の血液が静脈内を，心臓を目指してゆっくりと流れているのです．

静脈はその容量の大きさから，**容量血管**とも呼ばれます．

4. 血管のしくみ

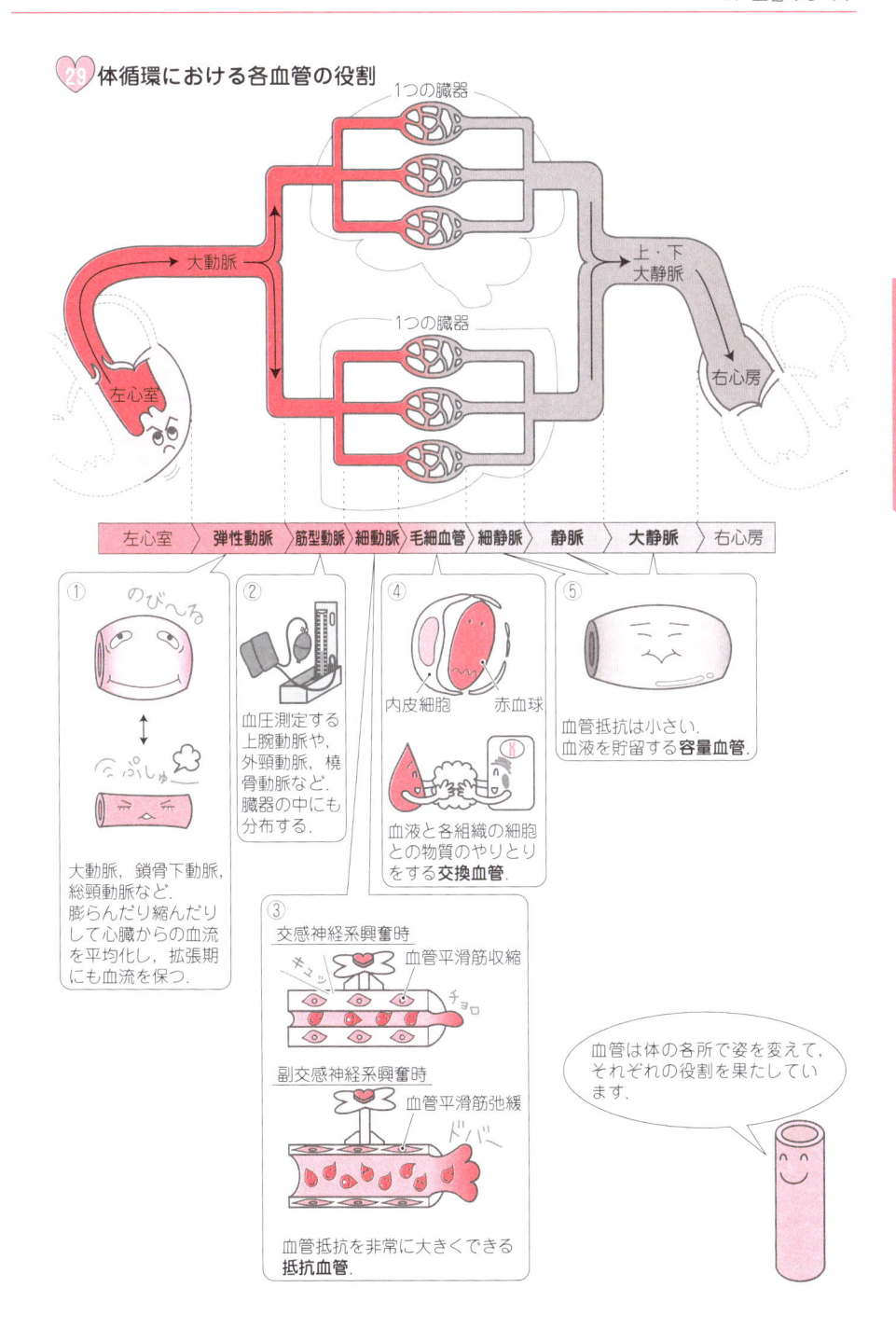

29 体循環における各血管の役割

1つの臓器

大動脈 / 上・下大静脈

左心室 / 右心房

〉左心室〉弾性動脈〉筋型動脈〉細動脈〉毛細血管〉細静脈〉静脈〉大静脈〉右心房〉

① のび〜る ↔ ぷしゅ〜

大動脈，鎖骨下動脈，総頸動脈など．膨らんだり縮んだりして心臓からの血流を平均化し，拡張期にも血流を保つ．

② 血圧測定する上腕動脈や，外頸動脈，橈骨動脈など．臓器の中にも分布する．

③ 交感神経系興奮時
キュッ／血管平滑筋収縮／チョロ

副交感神経系興奮時
血管平滑筋弛緩／ドバー

血管抵抗を非常に大きくできる**抵抗血管**．

④ 内皮細胞／赤血球

血液と各組織の細胞との物質のやりとりをする**交換血管**．

⑤ 血管抵抗は小さい．血液を貯留する**容量血管**．

血管は体の各所で姿を変えて，それぞれの役割を果たしています．

Visualizing Human Body

血管抵抗・血流量・血圧
▶ 血圧＝血流量×血管抵抗

細動脈の血管抵抗が，各臓器への血流量を変化させる様子を，イメージで説明してみましょう．

下のイラストのように，①ある臓器の血管抵抗が，普通の状態からとても高くなったとすると，それまで臓器を流れていた血流量は減少してしまいます．

②この状態で，心収縮力が上がって血圧が上がると，臓器にはそれだけ圧力の高い血液がやってきますから，血管抵抗が高いままでも，血流量は以前の状態に戻ります．

さらに血圧が上がれば血流量は増えるでしょうし，血管抵抗が上がれば血流量は減るでしょう．

このように，「血管抵抗と血流量，血圧はお互いに影響を及ぼしながら変動」しています．

血管抵抗・血流量・血圧（各臓器）

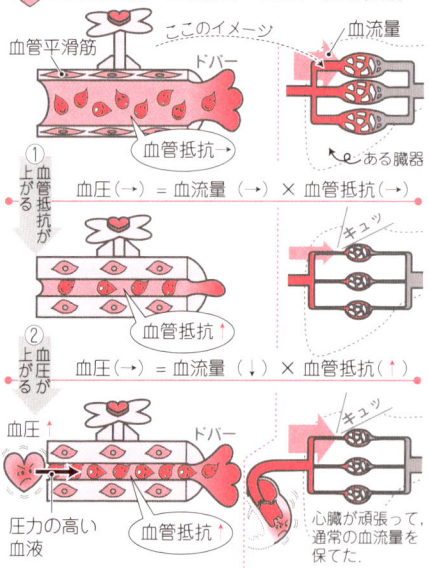

血管抵抗と血流量と血圧の関係を数式にすると，
「血圧＝血流量×血管抵抗」
という式が成り立ちます（この式は循環器のいたるところで独立して成立しています）．

たとえば左心室から出たすぐの大動脈では，
「大動脈の血圧＝心拍出量×大動脈の血管抵抗」
という関係式が成り立ちます．

細動脈では
「細動脈の血圧＝細動脈の血流量×細動脈の血管抵抗」
という関係式が成り立ちます．

また全身の平均血圧と体血管抵抗（全身の血管抵抗の平均）を用いて，
「平均血圧＝心拍出量×体血管抵抗」
という式も成り立ちます．

これらの式では各因子の単位のことなどは考えず，「これが上がったらこれが下がるはず」という相互関係を考えるだけでかまいません．

続いて，細動脈の血管抵抗がどのように臓器の血流配分を調節するか説明します．

消化管・腎臓・骨格筋を例にとって考えてみましょう．

①安静時には，消化管や腎臓の血管抵抗は低く，血流量が多くなっていて，消化・吸収や尿生成が盛んに行われます．

休んでいる骨格筋の血管抵抗は高く，血流量は少なくなっています．

②運動時には大量の血液が必要なので，心臓は心拍数と心収縮力を増加させ，心拍出量と血圧を上げます．

そして，骨格筋の血管抵抗をとても低くして大量の血液を与え，運動を支えます．

休んでいる消化管や腎臓の血管抵抗はとても高く，血流量は少なくなっています．

4. 血管のしくみ

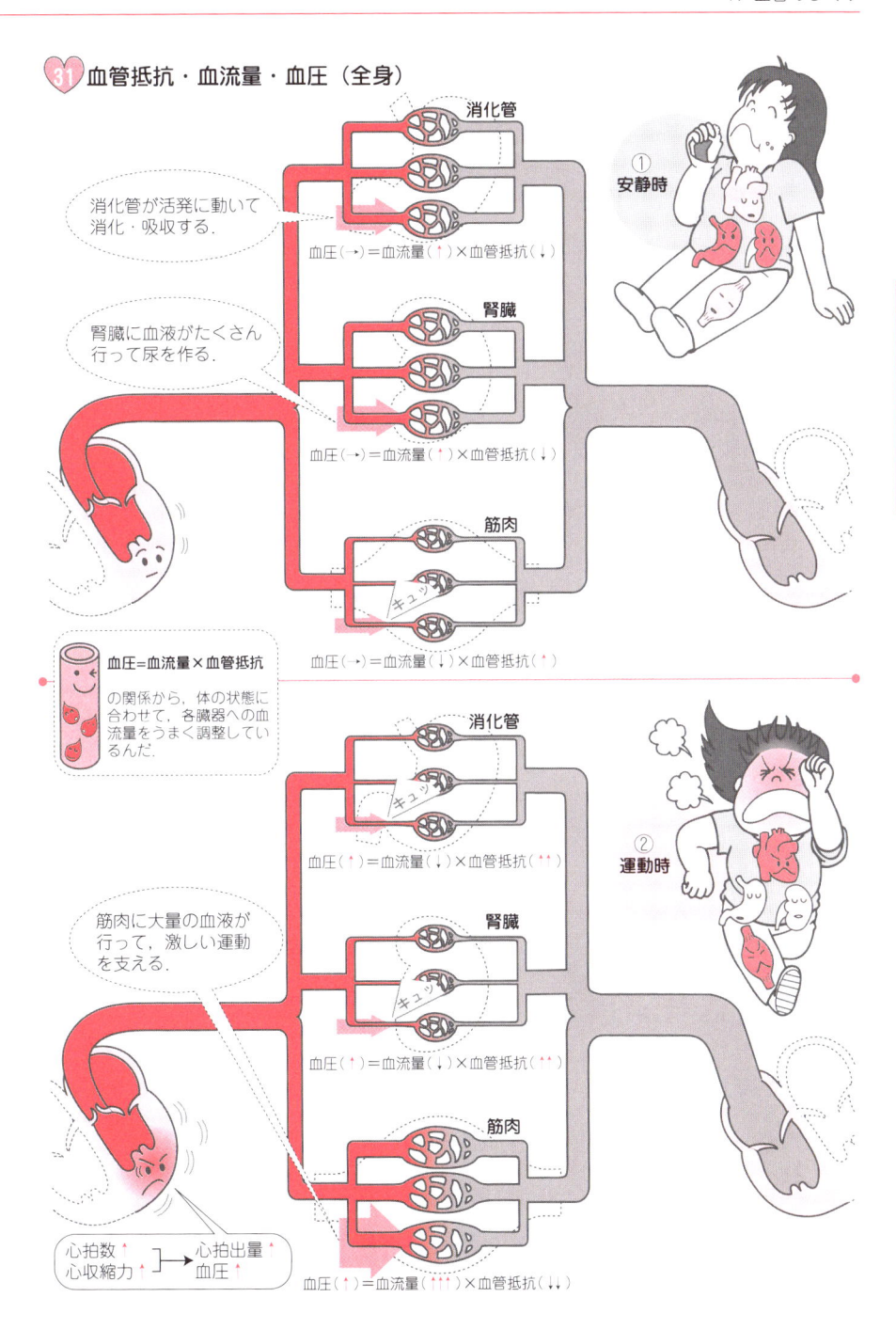

31 血管抵抗・血流量・血圧（全身）

① 安静時

消化管が活発に動いて消化・吸収する．

消化管
血圧（→）＝血流量（↑）×血管抵抗（↓）

腎臓に血液がたくさん行って尿を作る．

腎臓
血圧（→）＝血流量（↑）×血管抵抗（↓）

筋肉
血圧（→）＝血流量（↓）×血管抵抗（↑）

血圧＝血流量×血管抵抗

の関係から，体の状態に合わせて，各臓器への血流量をうまく調整しているんだ．

② 運動時

消化管
血圧（↑）＝血流量（↓）×血管抵抗（↑↑）

筋肉に大量の血液が行って，激しい運動を支える．

腎臓
血圧（↑）＝血流量（↓）×血管抵抗（↑↑）

心拍数↑　　心拍出量↑
心収縮力↑　血圧↑

筋肉
血圧（↑）＝血流量（↑↑↑）×血管抵抗（↓↓）

Visualizing Human Body

血管平滑筋収縮のしくみ
▶ Ca^{2+}がミオシン・アクチン接触の鍵となる

動脈，なかでも細動脈では，血管平滑筋の収縮・弛緩が，臓器への血流量を大きく変化させたり，また血圧を変化させたりします．

血管平滑筋がどのように収縮するのか説明しましょう．

血管平滑筋は自律神経系などの刺激によって収縮したり，自発的に収縮したりします．♡106〉

ここでは自発的に起こる血管平滑筋収縮のしくみを説明してみましょう．

血管平滑筋の平滑筋細胞はおもに，血管内腔を取り巻くように円周状に配列されていて，輪走筋と呼ばれます．

血管平滑筋細胞では，心筋や骨格筋などの横紋筋と違って，ミオシンとアクチンがきれいに整列していないため横紋がありません．

ミオシンとアクチンは，細胞膜に橋渡しするように，細胞にまたがって存在しています．

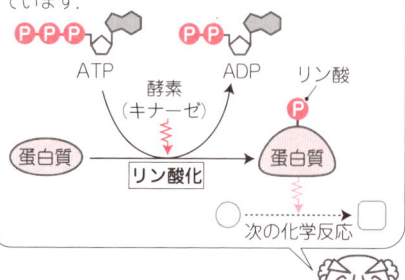

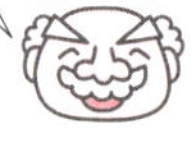

心筋収縮の時と同様，血管平滑筋の収縮を，細胞膜で起こる出来事と，細胞内で起こる出来事に分けて考えてみましょう．

活動電位の伝導（細胞膜で起こる出来事）
血管平滑筋細胞の細胞膜では，膜電位が自動的に浅くなりやすく（＋に傾きやすいということ），不安定です．

膜電位が浅くなった時には①電位依存性Ca^{2+}チャネルが開きやすく，この時にCa^{2+}（カルシウムイオン）が流入して，②活動電位が発生します（心筋ではCa^{2+}ではなくNa^+：ナトリウムイオンが活動電位を起こしていたことを思い出してください）．

活動電位は，血管平滑筋細胞の細胞膜の各所で電位依存性Ca^{2+}チャネルが開くことによって，細胞膜上を伝わってゆきます．

血管平滑筋の収縮（細胞内で起こる出来事）
流入したCa^{2+}は③カルモジュリンという蛋白質に結合し，カルモジュリンは④MLCK（ミオシン軽鎖キナーゼ）という酵素を活性化します．

MLCKがミオシンを⑤リン酸化することによって，ミオシンとアクチンが接触できるようになり血管平滑筋が収縮します．

リン酸化とは，リン酸 ⓟ をくっつけることです．リン酸化能力を持つ酵素をキナーゼといい，キナーゼはおもに蛋白質などをリン酸化します．リン酸はATP（アデノシン三リン酸）から供給されて，リン酸を1個失ったATPはADP（アデノシン二リン酸）という物質になります．蛋白質はリン酸化されると立体構造が変化して，次の化学反応が開始されます．

リン酸化は細胞の中のいたる所で起こっていて，その証拠にリンの濃度は細胞内で高くなっています．

4. 血管のしくみ

32 血管平滑筋収縮のしくみ

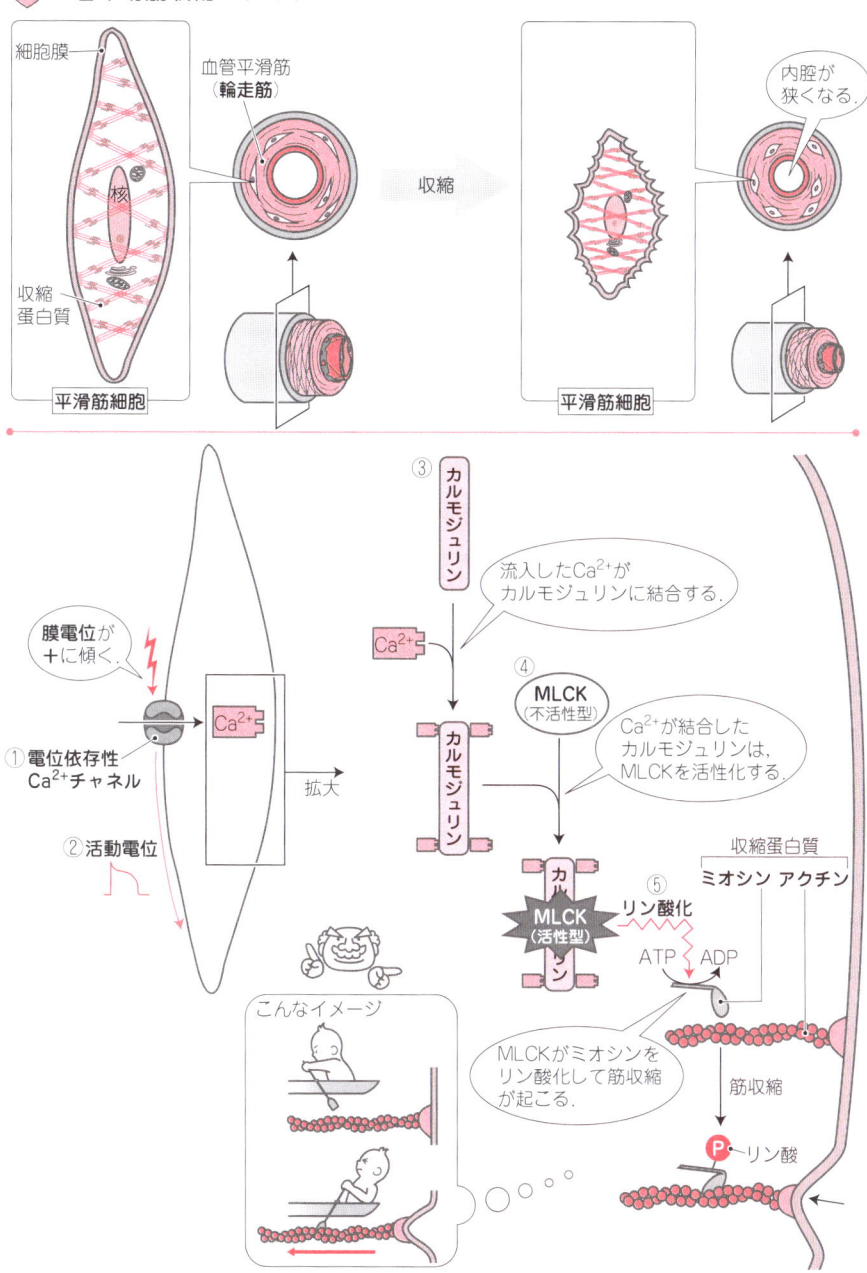

細胞膜／血管平滑筋（輪走筋）／核／収縮蛋白質／平滑筋細胞

収縮 → 内腔が狭くなる／平滑筋細胞

① 電位依存性Ca²⁺チャネル
膜電位が＋に傾く．
② 活動電位
拡大

③ カルモジュリン
流入したCa²⁺がカルモジュリンに結合する．

④ MLCK（不活性型）
Ca²⁺が結合したカルモジュリンは，MLCKを活性化する．

MLCK（活性型）
⑤ リン酸化
ATP → ADP
MLCKがミオシンをリン酸化して筋収縮が起こる．

収縮蛋白質　ミオシン　アクチン
筋収縮
P リン酸

こんなイメージ

血管のしくみ

Visualizing Human Body

毛細血管を介した物質交換
▶ どこを通るかで3つに分けられる

毛細血管での物質交換がどのように起こるのか説明します.

物質交換では,「酸素や二酸化炭素などのガスや, 栄養素, 老廃物, そして水などが, 毛細血管から毛細血管外 (間質という) へ, あるいはその反対に間質から毛細血管へ移動」します.

その移動の方法は大きく3つに分類されます.

毛細血管における物質交換の分類
・濾過と再吸収
・拡散
・輸送蛋白質による輸送

物質の移動量は濾過と再吸収によるものが多く, ほとんどの臓器では, 濾過と再吸収が中心となって物質交換が行われます.

特に腎臓の糸球体や小腸粘膜など, 物質を体外に捨てる, あるいは物質を体外から取り込む臓器では, 濾過と再吸収による物質交換が他の臓器よりもずっと盛んに起こっています.

これに対して, 脳や, 肺 (の肺胞周辺) には連続型毛細血管が発達していて, 内皮細胞どうしがきつく結合し, 内皮細胞自身にも孔がありません.

これらの臓器では, 濾過と再吸収による物質交換はあまり起こらず, 拡散と輸送蛋白質による輸送によって物質交換が起こっていると考えられます.

脳ではとくにこの物質交換の制限を血液脳関門と呼びます.

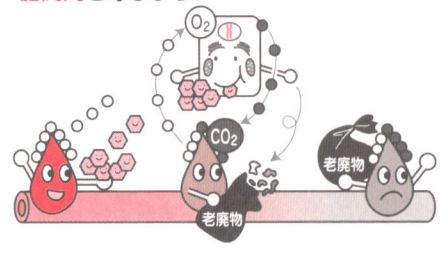

濾過と再吸収 (内皮細胞の孔や隙間を通る)

「毛細血管から間質への物質の移動を濾過」といいます.

濾過によって滲み出た液体を組織液 (または間質液) といいます.

「間質から毛細血管への物質の移動を再吸収」といいます.

濾過と再吸収の通り道は, 内皮細胞どうしの隙間や, 内皮細胞に開いた孔で, 水と一緒に, 水に溶けた大量の物質が一気に移動します.

濾過では細胞に必要な酸素や栄養素が供給され, 再吸収では二酸化炭素や老廃物などが回収されます.

濾過・再吸収は, 液体が圧力で押し出されることによって起こります.

拡散 (内皮細胞の細胞膜を通り抜ける)

拡散とは, 物質が濃度の高いほうから低いほうへと自由に移動することで, 以下のような, 内皮細胞の細胞膜を自由に通過する物質が拡散します.

・脂溶性物質 (油に溶ける物質)
・疎水性 (水をはじく物質)
・酸素, 二酸化炭素, アンモニア等のガス

水溶性 (水に溶ける) 物質は拡散することができません.

輸送蛋白質による輸送 (輸送蛋白質を通る)

内皮細胞の細胞膜には, 輸送蛋白質という蛋白質が埋まっています.

輸送蛋白質とは, 要するに「特定の物質を移動させるトンネル」のようなもので, グルコースを移動させるものや, 水を移動させるもの, Na^+ を移動させるものなどいろいろなものがあります.

物質の移動のしかたは, たとえば輸送蛋白質が開いたり閉じたりして移動を調節したり, あるいはATPのエネルギーを使って濃度差に関係なく物質を移動できるものもあります.

4. 血管のしくみ

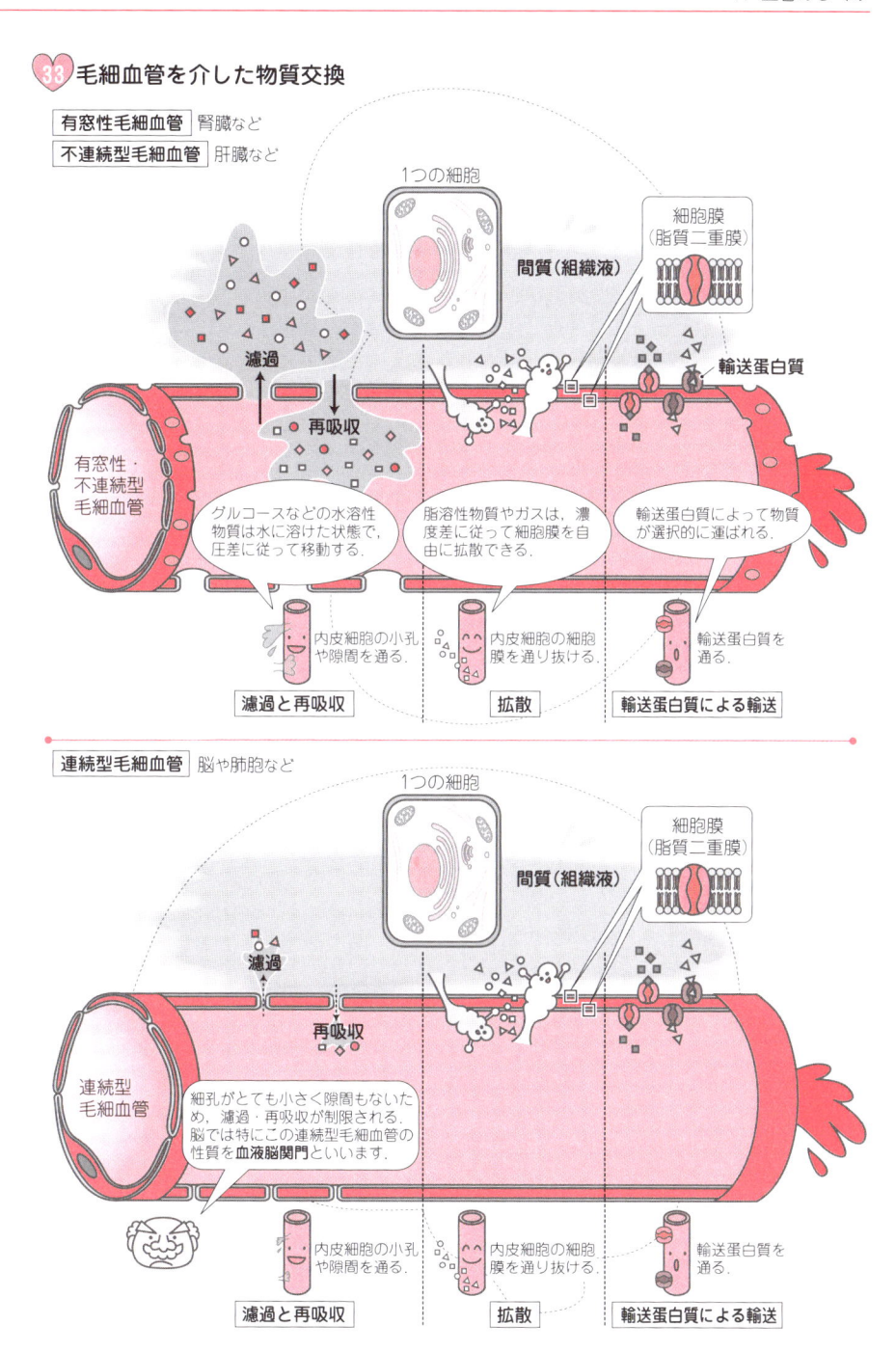

33 毛細血管を介した物質交換

有窓性毛細血管 腎臓など
不連続型毛細血管 肝臓など

1つの細胞
間質（組織液）
細胞膜（脂質二重膜）
濾過
再吸収
輸送蛋白質
有窓性・不連続型毛細血管

- グルコースなどの水溶性物質は水に溶けた状態で、圧差に従って移動する。
- 脂溶性物質やガスは、濃度差に従って細胞膜を自由に拡散できる。
- 輸送蛋白質によって物質が選択的に運ばれる。

内皮細胞の小孔や隙間を通る。／内皮細胞の細胞膜を通り抜ける。／輸送蛋白質を通る。

濾過と再吸収 ／ **拡散** ／ **輸送蛋白質による輸送**

連続型毛細血管 脳や肺胞など

1つの細胞
間質（組織液）
細胞膜（脂質二重膜）
濾過
再吸収
連続型毛細血管

細孔がとても小さく隙間もないため、濾過・再吸収が制限される。脳では特にこの連続型毛細血管の性質を**血液脳関門**といいます。

内皮細胞の小孔や隙間を通る。／内皮細胞の細胞膜を通り抜ける。／輸送蛋白質を通る。

濾過と再吸収 ／ **拡散** ／ **輸送蛋白質による輸送**

血管のしくみ

Visualizing Human Body

濾過と再吸収のしくみ
▶ 静水圧と膠質浸透圧の差し引き

濾過が起こるか再吸収が起こるかは, 毛細血管と間質の圧力の差で決まります.

この場合の圧力は, 単に血圧だけを考えればよいわけではなく,「毛細血管と間質にかかる, 水を押す力と水を引っ張る力の大小」について考えなくてはなりません.

まずはどのような圧力が, 毛細血管と間質に働いているのか説明します.

最初に, 浸透圧という圧力について説明しましょう.

浸透圧は水を引っ張る力のことです.

たとえばある水槽の中央を, 水は通すが食塩は通さない膜(このような特定の物質を通さない膜を半透膜という)で隔てて, 片方に真水, もう片方に濃い食塩水を入れたとします.

すると液体間に濃度差を縮めようとする浸透圧が働いて, 食塩水のほうへと真水から, 水が移動するのです.

このとき,「食塩水の浸透圧は高く, 真水の浸透圧は低い」と表現されます.

液体の浸透圧は, 半透膜を通過できない物質の濃度が高いほど高くなります.

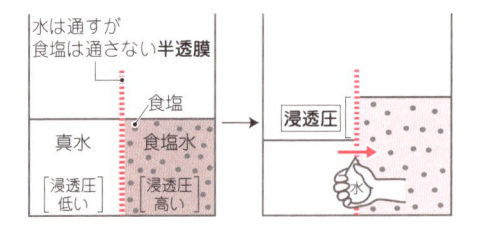

水は通すが
食塩は通さない**半透膜**

真水	食塩 食塩水	→	浸透圧
[浸透圧 低い]	[浸透圧 高い]		

毛細血管の内皮細胞は, サイズの小さな物質ならほぼ何でも通しますが, サイズの大きな蛋白質(膠質ともいう)は通すことができません.

内皮細胞はこの膠質に対して半透膜で, 膠質が与える浸透圧を特に**膠質浸透圧**といいます.

膠質浸透圧

血液には膠質がとてもたくさん含まれていて, 毛細血管の膠質浸透圧($\pi_{モ}^*$)は一定して高いです(約26mmHg).

間質には膠質がほとんど含まれないので, 間質の膠質浸透圧($\pi_{間}^*$)は一定して低いです(約6mmHg).

続いて静水圧という圧力について説明しましょう. 静水圧は「液体の重量によって生じる圧力」と定義されます(意味はあまり考えなくてもよいです).

静水圧

毛細血管内の血液の静水圧は, 血圧とほぼイコールです.

細動脈に近い毛細血管の静水圧($P_{モa}^*$)は高いです(約30mmHg).

血圧は心臓から離れるほど低くなるので, 細静脈に近い毛細血管の静水圧($P_{モv}^*$)は低くなります(約10mmHg).

間質の静水圧($P_{間}^*$)はとても低いです(約-5mmHg).

「濾過と再吸収を考える上で, 変化するのは毛細血管の静水圧のみです」.

濾過が起こるか, 再吸収が起こるかは, 以下の式によって求められます.

濾過圧=($P_{モa}$または$P_{モv}-P_{間}$)-($\pi_{モ}-\pi_{間}$)

(この式の頭に濾過係数kをつけるのが本当ですが, ここでは割愛します).

細動脈近くの毛細血管では,
濾過圧=30-(-5)-(26-6)=15となり,
15mmHgの力で濾過が起こって, 細胞に必要なものが届けられています.

細静脈近くの毛細血管では,
濾過圧=10-(-5)-(26-6)=-5となり,
-5mmHgの力で濾過が, つまり5mmHgの力で再吸収が起こって, 間質から, 細胞にとっていらないものを回収しています.

再吸収される液体の**90%**は毛細血管に入り, 残りの**10%**は, リンパ管に入ります. ♡67

4. 血管のしくみ

34 濾過と再吸収のしくみ

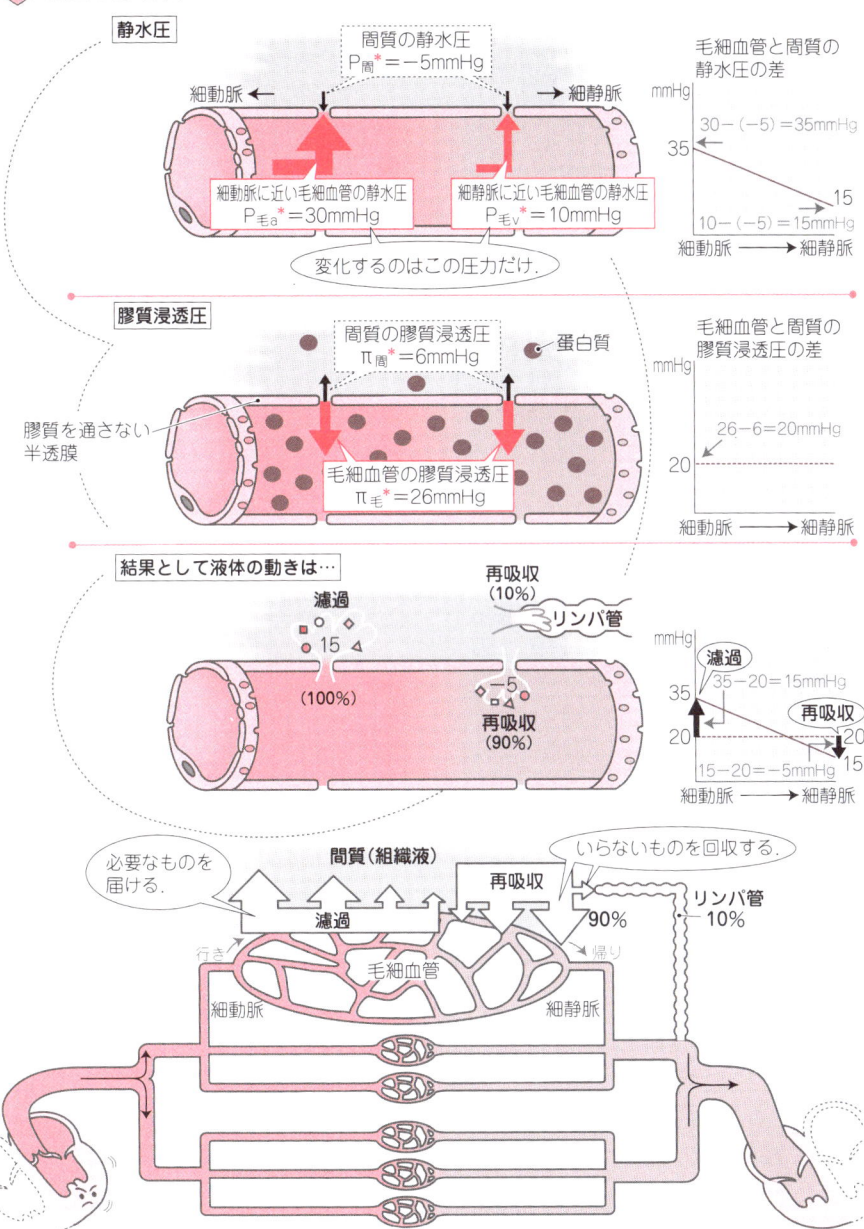

静水圧

- 間質の静水圧 $P_{間}^* = -5\text{mmHg}$
- 細動脈に近い毛細血管の静水圧 $P_{毛a}^* = 30\text{mmHg}$
- 細静脈に近い毛細血管の静水圧 $P_{毛v}^* = 10\text{mmHg}$
- 変化するのはこの圧力だけ．

毛細血管と間質の静水圧の差
$30 - (-5) = 35\text{mmHg}$
$10 - (-5) = 15\text{mmHg}$
細動脈 → 細静脈

膠質浸透圧

- 膠質を通さない半透膜
- 間質の膠質浸透圧 $\pi_{間}^* = 6\text{mmHg}$
- 蛋白質
- 毛細血管の膠質浸透圧 $\pi_{毛}^* = 26\text{mmHg}$

毛細血管と間質の膠質浸透圧の差
$26 - 6 = 20\text{mmHg}$

結果として液体の動きは…

- 濾過 15 (100%)
- 再吸収 (10%) リンパ管
- −5 再吸収 (90%)

濾過 $35 - 20 = 15\text{mmHg}$
再吸収 $15 - 20 = -5\text{mmHg}$

必要なものを届ける．
間質（組織液）
いらないものを回収する．
濾過 — 再吸収 90% — リンパ管 10%
行き／帰り
毛細血管
細動脈　細静脈

* P：静水圧　π：膠質浸透圧　毛：毛細血管　毛a：細動脈に近い毛細血管　毛v：細静脈に近い毛細血管　間：間質　を表すものとします．

Visualizing Human Body

静脈血流のしくみ
▶ 血液を滞らせないための弁やポンプ作用

心臓から遠く離れている静脈は，血圧が低く，循環血液量の**75%**が静脈内に存在して，ゆっくりと心臓を目指して流れています．

このため，静脈内では血液が滞りやすく，特に立ち仕事などの人では，夕方になると足がむくんでしまいます．

ここでは，静脈内で血液を滞らせないためのしくみについて見てみましょう．

まず弁について説明します．

静脈には，心臓に房室弁や動脈弁が存在しているように，逆流防止の**静脈弁**があります．

> **静脈弁**
> 静脈，特に四肢の静脈には，**内皮細胞**が静脈内に飛び出してできた逆流防止弁が発達しています．
> 血液が逆流しようとするとその重みで弁が閉じ，血液が末梢→中枢の一方向にしか進めないようになっています．

さらに静脈には，周囲からの圧迫によって内部の血液が前進したり，呼吸によって血液を，心臓方向へ押し出したり引っぱり上げたりする，心臓の代わりに働くポンプのしくみが備わっています．

> **陽圧**と**陰圧**という状態について説明します．注射器の中に小さな風船を入れたとしましょう．
> ①ピストンを押すと，風船は周囲から押されてしぼみます．この状態を注射器内が**陽圧**であるといいます．
> ②ピストンを引くと，風船は周囲から引っ張られて膨らみます．この状態を注射器内が**陰圧**であるといいます．

> **動脈によるポンプ作用**
> 多くの場合，静脈は動脈に沿って走っていて，動脈の拍動によって静脈が圧迫され，静脈内の血液が前進することができます．

> **筋肉によるポンプ作用**
> 四肢や体幹など骨格筋が発達している部位では，骨格筋が収縮することで静脈が圧迫され，内部の血液が前進することができます．

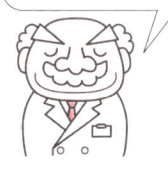

筋肉によるポンプは，特別な運動などしなくても日常生活を送るだけで，静脈血を滞らせません．

ところが海外旅行の飛行機内などで，長時間じっと座って足を動かさないでいると，筋肉によるポンプが働かず，静脈内に血栓ができてしまうことがあります．

その血栓が飛んで肺動脈につまるのが<u>静脈血栓塞栓症</u>です．

> **呼吸によるポンプ作用**
> ①息を吸うと横隔膜が下降して腹腔は押しつぶされ，腹腔内は**陽圧**になります．
> 下大静脈は圧迫され，その圧力によって血液が心臓へと進みます．
> ②横隔膜が下降すると胸腔は引き伸ばされ，胸腔内は**陰圧**になります．
> 中にある上大静脈が引っ張られ拡張し，静脈の壁がひっぱられるのにつれて静脈血も引っぱられて心臓へと前進します．

以上のようなしくみによって，血圧が低くても静脈内の血液は，ゆっくりと心臓を目指して前進することができているのです．

4. 血管のしくみ

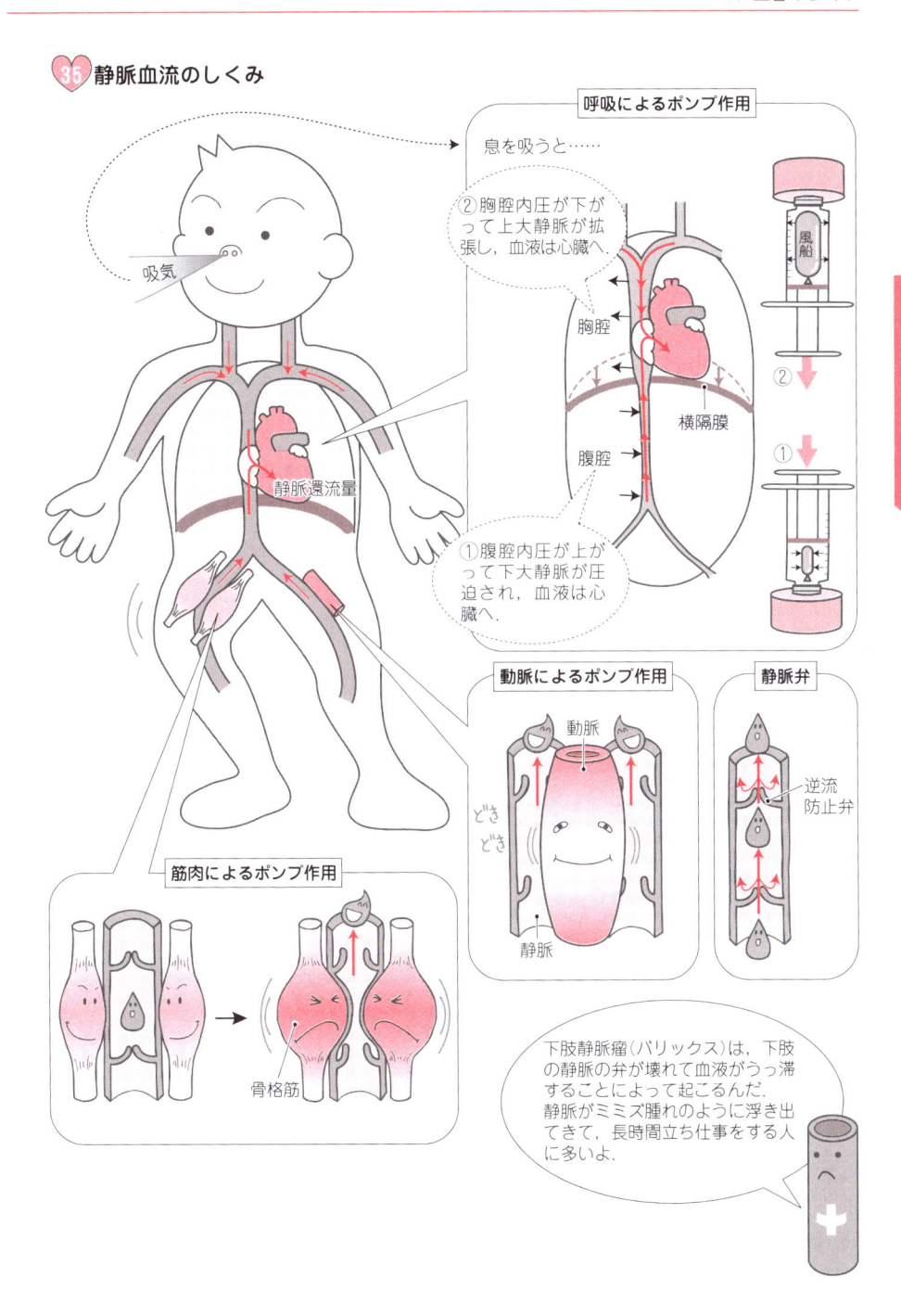

35 静脈血流のしくみ

吸気

静脈還流量

呼吸によるポンプ作用

息を吸うと……

② 胸腔内圧が下がって上大静脈が拡張し、血液は心臓へ．

胸腔

横隔膜

腹腔

① 腹腔内圧が上がって下大静脈が圧迫され，血液は心臓へ．

風船

動脈によるポンプ作用

動脈

どきどき

静脈

静脈弁

逆流防止弁

筋肉によるポンプ作用

骨格筋

下肢静脈瘤（バリックス）は，下肢の静脈の弁が壊れて血液がうっ滞することによって起こるんだ．静脈がミミズ腫れのように浮き出てきて，長時間立ち仕事をする人に多いよ．

血管のしくみ

Visualizing Human Body

動脈系の概略
▶ 大動脈から体の各部位へ血管が分岐する

心臓から各臓器に動脈血を届ける動脈系の概略を眺めてみましょう．

イラストは，大動脈が見やすいように，心臓の大部分を透明にしたイメージ図です．

大動脈を上から下にたどって，それぞれの位置からどのような動脈が分岐するのか把握してみましょう．

上行大動脈からの分岐
→左冠動脈
→右冠動脈

大動脈弓からの分岐
→腕頭動脈（右総頸動脈＋右鎖骨下動脈）
→右総頸動脈
脳・頭頸部を担当
→右鎖骨下動脈
右上肢を担当
→右椎骨動脈
脳・頭頸部を担当
→左総頸動脈
脳・頭頸部を担当
→左鎖骨下動脈
左上肢を担当
→左椎骨動脈
脳・頭頸部を担当
→肋間動脈の一部
胸壁を担当
（肋間動脈は鎖骨下動脈からも分岐する）
（イラストでは左のみ描かれている）

右の鎖骨下動脈を先までたどってみましょう．

鎖骨下動脈（右）の分岐
→腋窩動脈
→上腕動脈
→尺骨動脈
→橈骨動脈
以上，右腕を担当

続いて下行大動脈は，胸部にある胸部大動脈（横隔膜より上）と，腹部にある腹部大動脈（横隔膜より下），に分けられます．

胸部大動脈からの分岐
→肋間動脈の一部
胸壁を担当
→気管支動脈（肋間動脈や鎖骨下動脈などからも分岐）
肺を担当
→食道動脈
食道を担当
→上横隔動脈
横隔膜の上面を担当

腹部大動脈からの分岐
→腰動脈（横隔膜より下の肋間動脈）
腹壁を担当
→下横隔動脈
横隔膜の下面を担当
→腹腔動脈
（胃・十二指腸，肝・胆・膵，脾を担当）
→左胃動脈
胃を担当
→脾動脈
脾臓，膵臓，胃を担当
→総肝動脈
肝・胆・膵，胃・十二指腸を担当
→上腸間膜動脈
小腸と大腸の一部を担当
→左右腎動脈
腎臓を担当
→精巣/卵巣動脈
精巣または卵巣を担当
→下腸間膜動脈
大腸の一部と直腸を担当
→総腸骨動脈
→内腸骨動脈
骨盤内臓器，下肢を担当
→外腸骨動脈
下肢を担当
→大腿動脈
下肢を担当

4. 血管のしくみ

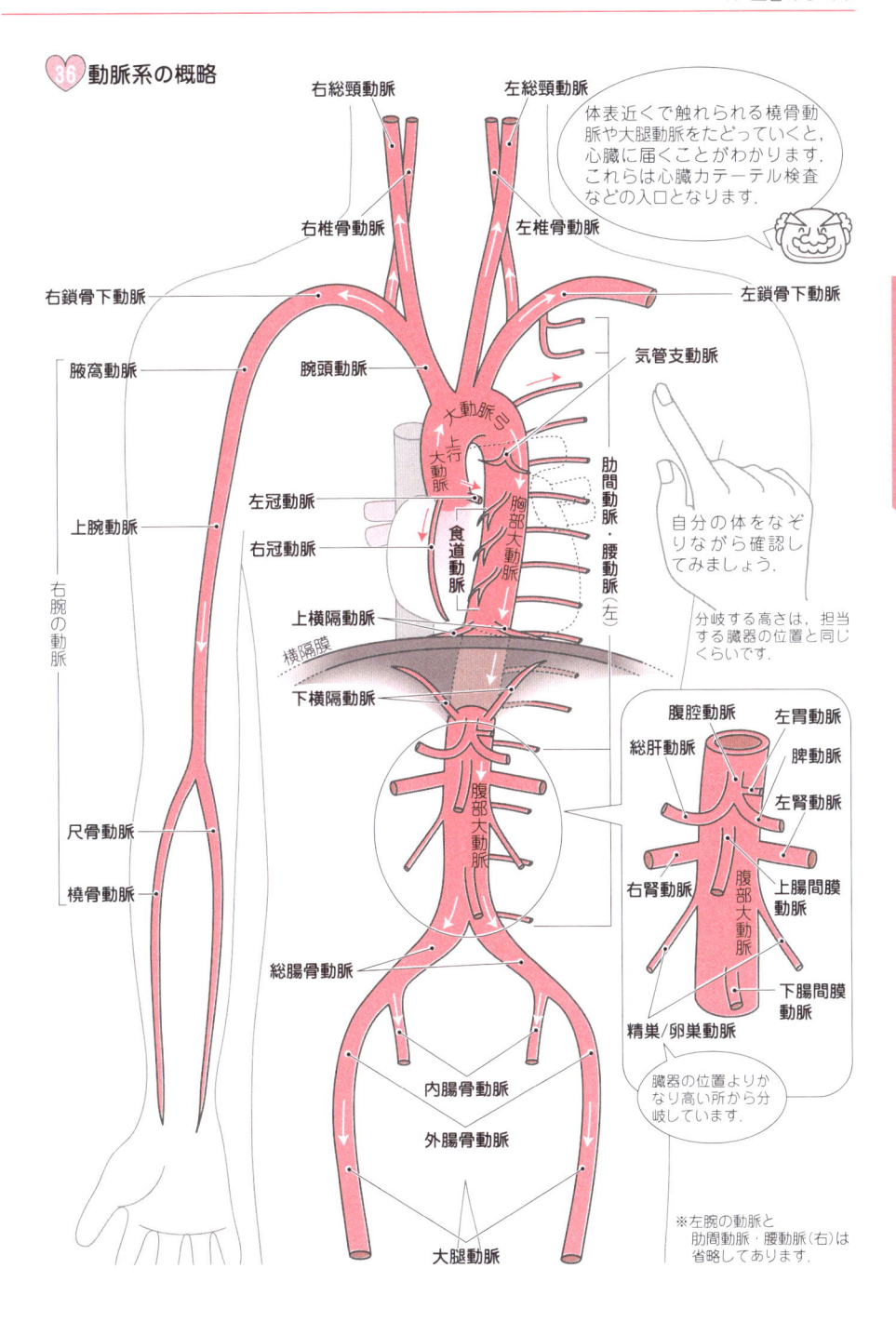

36 動脈系の概略

体表近くで触れられる橈骨動脈や大腿動脈をたどっていくと，心臓に届くことがわかります．これらは心臓カテーテル検査などの入口となります．

自分の体をなぞりながら確認してみましょう．

分岐する高さは，担当する臓器の位置と同じくらいです．

臓器の位置よりかなり高い所から分岐しています．

※左腕の動脈と肋間動脈・腰動脈(右)は省略してあります．

主な動脈（左側・図中ラベル）
- 右総頸動脈／左総頸動脈
- 右椎骨動脈／左椎骨動脈
- 右鎖骨下動脈／左鎖骨下動脈
- 腕頭動脈
- 腋窩動脈
- 上腕動脈
- 尺骨動脈
- 橈骨動脈
- 右腕の動脈
- 大動脈弓
- 上行大動脈
- 左冠動脈／右冠動脈
- 気管支動脈
- 食道動脈
- 胸部大動脈
- 肋間動脈・腰動脈（左）
- 上横隔動脈
- 横隔膜
- 下横隔動脈
- 腹部大動脈
- 総腸骨動脈
- 内腸骨動脈
- 外腸骨動脈
- 大腿動脈

腹部大動脈の分枝（拡大図）
- 腹腔動脈
  - 左胃動脈
  - 総肝動脈
  - 脾動脈
- 左腎動脈／右腎動脈
- 上腸間膜動脈
- 下腸間膜動脈
- 精巣／卵巣動脈
- 腹部大動脈

血管のしくみ

Visualizing Human Body

静脈系の概略
▶ 体の各部位から上大静脈と下大静脈に注ぐ

臓器から血液を回収し，心臓へと血液を戻すホースである，静脈系の全体像を見てみることにしましょう．

大動脈が1本であったのに対して，大静脈は，上・下に2本あります．

最初に，それぞれの大静脈に流入する静脈を見てゆくことにしましょう．

上大静脈
　←**右腕頭**静脈
　　←**右内頸**静脈（脳・頭頸部から）
　　←**右外頸**静脈（脳・頭頸部から）
　　←**右鎖骨下**静脈（右上肢から）
　←**左腕頭**静脈
　　←**左内頸**静脈（脳・頭頸部から）
　　←**左外頸**静脈（脳・頭頸部から）
　　←**左鎖骨**下静脈（左上肢から）
上大静脈はおもに，脳や頭頸部と上肢からの血液を心臓に戻します．

腕頭静脈は腕頭動脈と異なり，左右に2本あります．

心臓を栄養したあとの静脈血が流れる**冠静脈洞**は，上下大静脈の先の右心房に直接注ぎます．

下大静脈
　←**肝**静脈（肝臓から）
　←**腎**静脈（腎臓から）
　←**精巣/卵巣**静脈（精巣または卵巣から）
　←**総腸骨**静脈
　　←**内腸骨**静脈（下肢から）
　　←**外腸骨**静脈（下肢から）
　　　←**大腿**静脈（下肢から）
下大静脈はおもに腹部内臓・腹壁・下肢からの血液を心臓へ戻します．

さて，消化管からの静脈がないことに気付いたでしょうか？

消化管からの静脈はまず**門脈**を介して**肝臓**に運び込まれます．

肝臓では，血液から供給される物質が消費されて，蛋白質合成や栄養素の貯蔵が行われます．

門脈
　←**上・下腸間膜**静脈（消化管から）
　←**脾**静脈
門脈は肝臓の**機能血管**です（これに対し肝臓の**栄養血管**は**固有肝**動脈です）．

肝臓を灌流したあとの血液は，肝静脈から下大静脈へと流入します．

さらに，食道や気管支からの静脈がないことにも，気付いたでしょうか？

これらの臓器からの血液は，**奇静脈系**という経路を通って，上・下大静脈の両方に注ぐことができます．

ここで，**静脈還流量**について説明しましょう．

静脈還流量
　上大静脈と**下大静脈**，そして**冠静脈洞**から心臓（右心房）に戻ってくる血液の総量のことです．

静脈還流量には，次のページの奇静脈系を流れる血液も含まれます．

4. 血管のしくみ

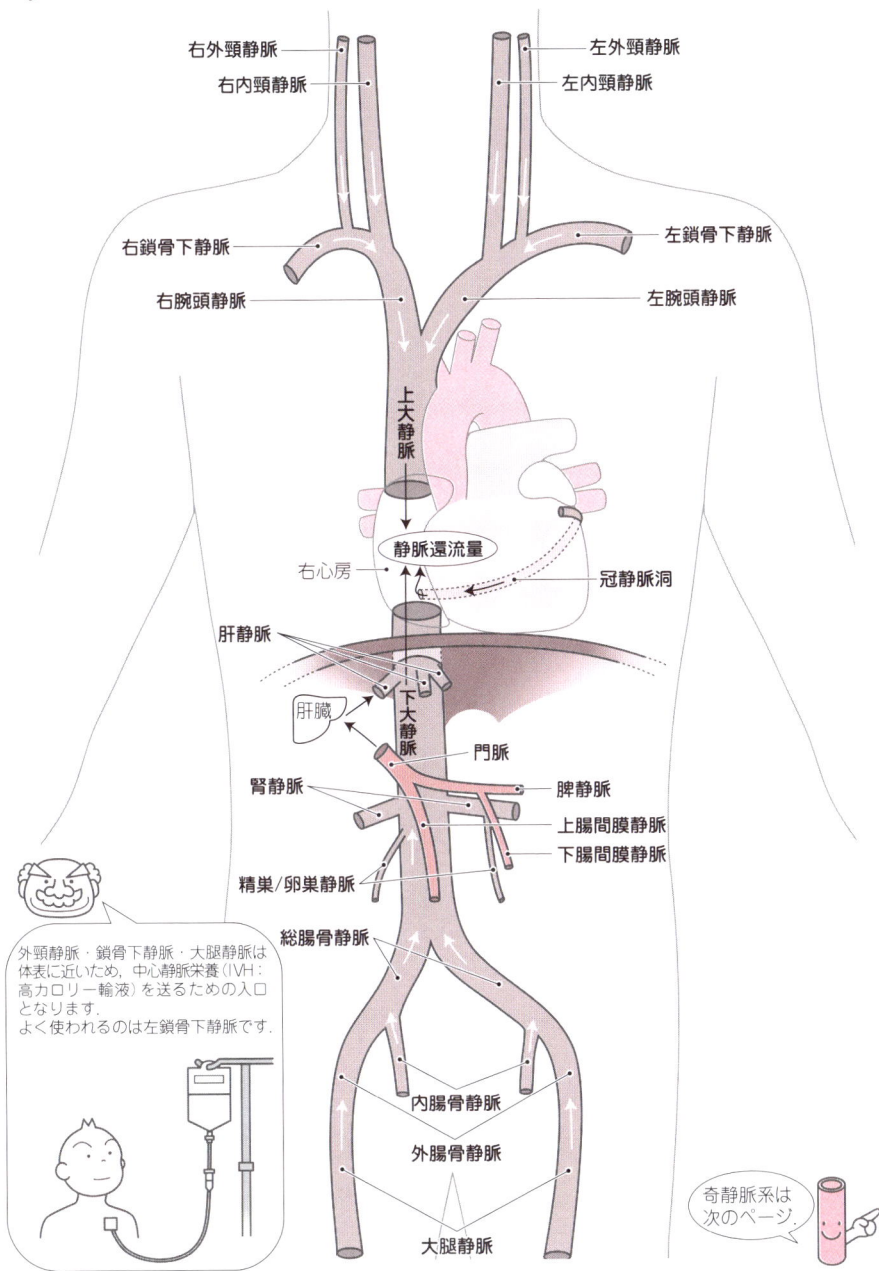

37 静脈系の概略

- 右外頸静脈
- 右内頸静脈
- 左外頸静脈
- 左内頸静脈
- 右鎖骨下静脈
- 左鎖骨下静脈
- 右腕頭静脈
- 左腕頭静脈
- 上大静脈
- 静脈還流量
- 右心房
- 冠静脈洞
- 肝静脈
- 肝臓
- 下大静脈
- 門脈
- 腎静脈
- 脾静脈
- 上腸間膜静脈
- 下腸間膜静脈
- 精巣/卵巣静脈
- 総腸骨静脈
- 内腸骨静脈
- 外腸骨静脈
- 大腿静脈

外頸静脈・鎖骨下静脈・大腿静脈は体表に近いため、中心静脈栄養（IVH：高カロリー輸液）を送るための入口となります。
よく使われるのは左鎖骨下静脈です。

奇静脈系は次のページ。

Visualizing Human Body

奇静脈系の概略
▶ 胸・腹壁，食道，気管支の血液を集める

奇静脈系は，大静脈がまだ完成していない胎生期には，静脈系の中心として機能します．

大静脈ができあがると，主要な静脈血のルートとしてではなく，上・下大静脈の連絡路として機能するようになります．

奇静脈系
脊椎骨の左右に縦に連なった静脈で，腹部では腹腔内にはなく，横隔膜を構成する筋肉の後部を貫いています．

奇静脈系は，上・下大静脈につながってどちらへも血液を戻すことができます．

以下の3本の静脈からなります
- **奇**静脈（横隔膜より下では**上行腰**静脈）
- **副半奇**静脈
- **半奇**静脈（横隔膜より下では**上行腰**静脈）

奇静脈系は，胎生期には左側も1本に連続しているのですが，途中で退化して左右非対称の形になってしまいます．

奇数本の静脈からなるので奇静脈系と呼ばれるとされています．

それでは，奇静脈系に注ぐ静脈を整理してみましょう．

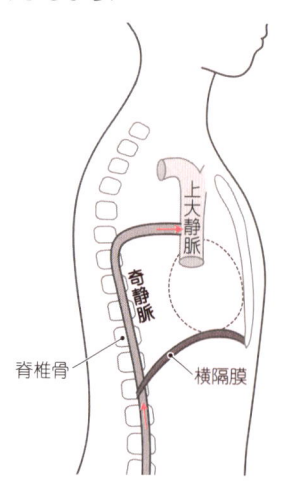

奇静脈（右側）（横隔膜より下では上行腰静脈）
脊椎骨の右側に，横隔膜を貫いて胸腹部にまたがっている静脈が奇静脈です．

腹部に存在する部分は上行腰静脈と呼ばれることに注意が必要です．

以下の静脈が奇静脈に注ぎます．
- ←①**食道**静脈
- ←②**右気管支**静脈（肺から）
- ←③**右肋間**静脈（胸・腹壁から）
- ←④**右腰**静脈（腰部から）

奇静脈は**上大**静脈とつながります．

奇静脈が上大静脈とつながる弓状の部分を**奇静脈弓**といいます．

上行腰静脈は**下大**静脈と**総腸骨**静脈につながります．

副半奇静脈（左側）
脊椎骨の左側にあります．

奇静脈系で唯一，胸腹部にまたがらず胸部のみに存在する静脈です．

以下の静脈が副半奇静脈に注ぎます．
- ←①**食道**静脈
- ←⑤**左気管支**静脈（肺から）
- ←⑥**左肋間**静脈（胸壁から）

副半奇静脈は**奇静脈**とつながります．

半奇静脈（左側）（横隔膜より下では上行腰静脈）
脊椎骨の左側にあります．

胸部の下から，腹部にわたって存在します．

腹部に存在する部分は上行腰静脈と呼ばれることに注意が必要です．

以下の静脈が半奇静脈に注ぎます．
- ←①**食道**静脈
- ←⑥**左肋間**静脈（胸・腹壁から）
- ←⑦**左腰**静脈（腰部から）

半奇静脈は**奇静脈**につながります．

上行腰静脈は**下大**静脈と**総腸骨**静脈につながります．

38 奇静脈系の概略

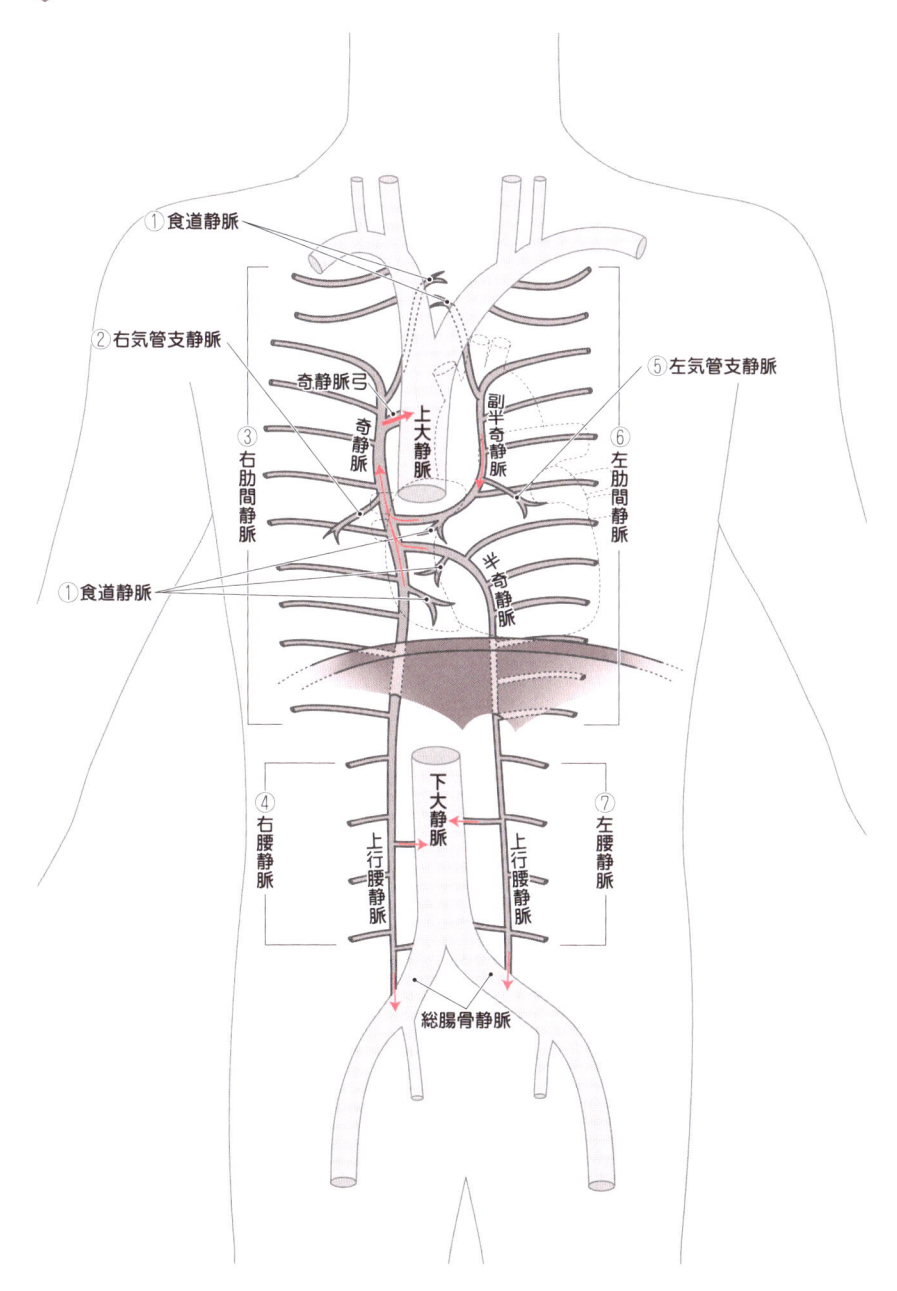

- ① 食道静脈
- ② 右気管支静脈
- ⑤ 左気管支静脈
- 奇静脈弓
- 副半奇静脈
- 奇静脈
- 上大静脈
- ③ 右肋間静脈
- ⑥ 左肋間静脈
- ① 食道静脈
- 半奇静脈
- ④ 右腰静脈
- 下大静脈
- 上行腰静脈
- 上行腰静脈
- ⑦ 左腰静脈
- 総腸骨静脈

血管のしくみ

Visualizing Human Body

国試を読み解こう！
▶ 血管の構造と性質，血管の走行についての問題

臨床検査技師国試55P46
弾性線維が豊富なのはどれか．
1　気管
2　大動脈
3　心筋
4　横隔膜
5　尿管

　まず，心筋と横隔膜は横紋筋の塊ですから，弾性線維は含まれていません．

　管状構造をしている気管，大動脈，そして尿管の壁には弾性線維が含まれていますが，その量が圧倒的に多いのが大動脈です．

　大動脈は弾性動脈とも呼ばれ，血管壁の中膜は大量の弾性線維を含んでいて，心臓から収縮期に拍出される血液を受け止めて膨らみ，元に戻るときの力で拡張期の血流を保ちます．

　よって正解は2です．

CBT C-5-(1)-9)
（クエスチョン・バンク CBT vol.2 各論編 第2版 問題220）
毛細血管について正しいのはどれか．
a　高分子量蛋白質は毛細血管を透過する．
b　毛細血管の直径は約100μmである．
c　すべての毛細血管が無窓型毛細血管である．
d　毛細血管の浸透圧維持に毛細血管圧が関わっている．
e　毛細血管圧は動脈端で30～35mmHgである．

　蛋白質は基本的に毛細血管を透過できません．よってaは間違いです．

　細動脈の直径が約50μmで，毛細血管の直径はその約10分の1の約5～10μm，赤血球の大きさと同じくらいです．よってbは間違いです．

　無窓型毛細血管は，脳や肺胞などの透過性の低い連続型毛細血管のことです．多くの毛細血管は透過性の高い有窓性毛細血管に分類されるので，cは間違いです．

　毛細血管の浸透圧維持に関わっているのは膠質（蛋白質）で，毛細血管圧は関係ありません．dは間違いです．

　そしてeの記述は正しく，正解です．

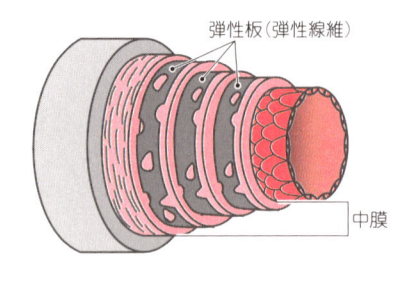

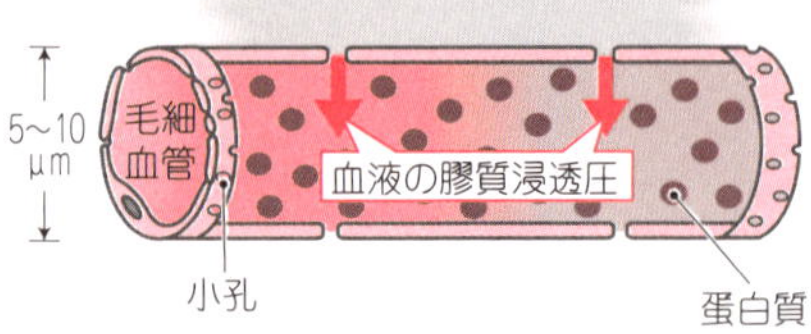

4. 血管のしくみ

診療放射線技師国試57-8
心・大血管系について正しいのはどれか．
1　奇静脈弓は下大静脈に流入する．
2　大動脈弓は気管右側に位置する．
3　肺動脈弁は大動脈弁より高位にある．
4　右心系に属する房室弁は僧帽弁である．
5　大動脈弓から最初に分岐するのは左総頸動脈である．

奇静脈弓は，奇静脈が弓状のカーブを描いて上大静脈に流入する部分をいいます．よって1は間違いです．

大動脈弓は，気管の前面を上左方・後方に向かい，左主気管支をこえてから下に向かいます．つまり大動脈弓は気管の左側に位置するので，2は間違いです．

肺動脈弁は大動脈弁の，上前方に位置しています．♡17〉　よって3は正解です．

右心系の房室弁は三尖弁なので，4は間違いです．

大動脈弓から最初に分岐するのは腕頭動脈で，腕頭動脈が右鎖骨下動脈と右総頸動脈に分岐します．5は間違いです．

よって正解は3です．

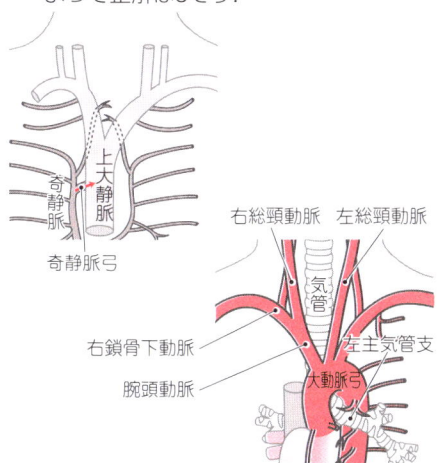

柔道整復師国試8A51
平滑筋で誤っているのはどれか．
1　アクチンの量が骨格筋より少ない．
2　ATPの量が骨格筋より多い．
3　収縮速度は骨格筋より遅い．
4　収縮張力が骨格筋より弱い．

平滑筋と骨格筋の比較についての問題ですが，平滑筋と横紋筋（骨格筋や心筋など）の比較と読み替えて考えてもよいでしょう．

平滑筋は収縮力が横紋筋よりも弱く，ゆっくり収縮して疲労が少ない，という特徴があります．

平滑筋に含まれるアクチンなどの収縮蛋白質の量は，横紋筋に比べて少ないです．よって1は正しいです．

含まれるATPの量も，横紋筋に比べて少ないです．よって2は間違いです．

収縮速度は横紋筋より遅く，収縮張力も横紋筋より弱いです．よって3，4は正しいです．

以上より，正解は2です．

Visualizing Human Body

5. リンパ系

INTRO

「リンパ」と聞いてみなさんの頭に思い浮かぶことは,「風邪をひいてリンパ節が腫れた」とか,女性なら「リンパマッサージでむくみがとれた」といったことでしょうか.

これらの例が医学的にはどのようなことを意味しているのか,この章ではリンパ系のしくみと働きについて見てゆくことにしましょう.

リンパ系は,**リンパ管**と**リンパ節**から成ります.

リンパ管は**リンパ液**を運ぶ管です.

リンパ液は,リンパ管の中に入った**組織液**のことで,リンパ管は全身に張り巡らされていて,リンパ液を運びます.

特に消化管から流れ込んでくるリンパ液には,消化管で吸収された脂質が多く含まれることが特徴です.

リンパ節は体中に存在し,とくに耳の後ろや,首筋,腋窩部（腋の下）や鼠径部（足の付け根）に集中しています.

また,一般的に扁桃腺と呼ばれる咽頭扁桃や舌扁桃なども,リンパ節の仲間です.

この章では,リンパ系の役割をまとめたあと,リンパ管とリンパ節の構造を勉強し,全身に分布するリンパ系の概略について見てみることにしましょう.

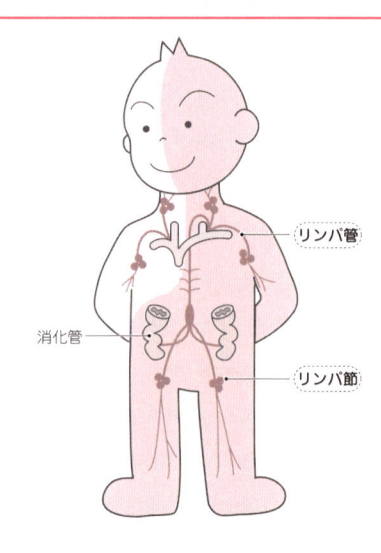

リンパ系の役割
▶ 組織液の回収と免疫反応に関わる

リンパ系には以下のような2つの役割があります．

組織液を回収（①）
リンパ管のはじまりは毛細血管の周囲で，濾過によって毛細血管から滲み出した組織液の約**10%**を回収します（**90%**は細静脈寄りの毛細血管から再吸収されます）．

リンパ管に入った組織液をリンパ液と呼びます．全身のリンパ液の総量は**2〜4L**くらいです．

とくに消化管のリンパ管には，**脂質**を運搬するという機能があり，消化管から吸収される栄養素のうち脂質は，毛細血管ではなくリンパ管に吸収されます．

リンパ管は最終的には**静脈**に合流し，リンパ液は血液と混じり合います．

続いて，風邪を引いてリンパ節が腫れるということが何を意味するか説明してみましょう．

リンパ系は**免疫**にも深いかかわりがあります．

免疫フィルター（②）
体外から侵入してきてリンパ管の中に入った細菌やウイルス，または何らかの経路でリンパ管に入った癌細胞などは，免疫細胞によってリンパ節でせきとめられます．

そしてリンパ節で，免疫細胞と異物との戦いが起こり，それが激しければリンパ節が腫脹します．

つまりリンパ節は，リンパ液の免疫フィルターとして働いているのです．

癌細胞がリンパ節で排除されないまま増殖したものが，癌のリンパ節転移です．

ちなみに，リンパ液ではなく血液の免疫フィルターとして働いているのが，脾臓です．

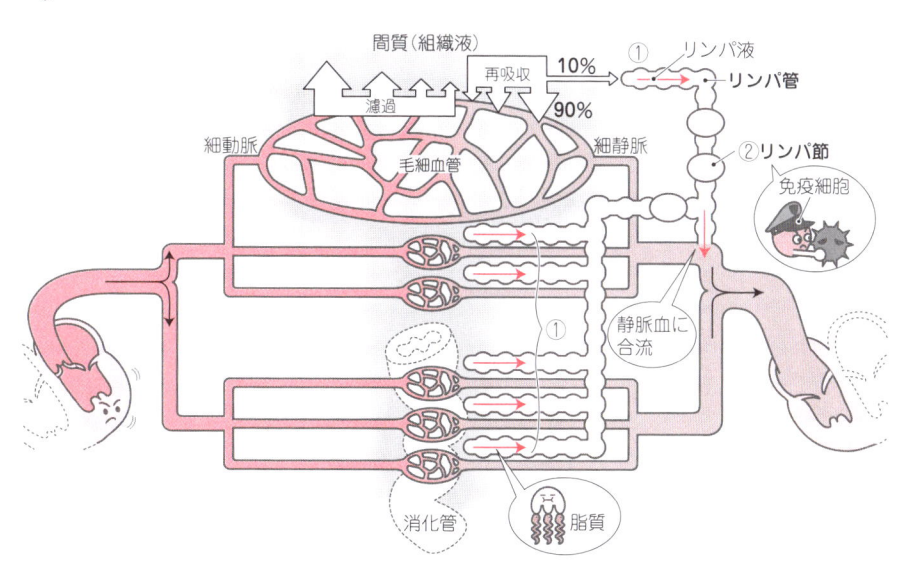

39 リンパ系の役割

リンパ管の構造

▶ 毛細リンパ管→集合リンパ管→リンパ本幹と続く

まず，毛細血管の周囲に発達した，リンパ管の始まりの部分を見てみましょう．

リンパ管の始まりは，**毛細リンパ管**と呼ばれる最も細いリンパ管です．

> **毛細リンパ管**
> 毛細リンパ管の壁は，内皮細胞のみからなります．
> 内皮細胞どうしの間は，つながりが弱く隙間だらけで，組織液中のあらゆるものが毛細リンパ管内に流れ込みます．
> 毛細リンパ管の一番端は多くは盲端（先がどこにもつながっていない行き止まり）になっています．

毛細リンパ管が集まった先は，**集合リンパ管**と呼ばれます．

> **集合リンパ管**
> 管壁が内皮細胞と，その周囲の不規則な平滑筋からなります．
> 集合リンパ管から先のリンパ管には，静脈と同じように，内皮細胞が管腔内に飛び出した，逆流防止の**弁**が備わっています．

集合リンパ管が集まった先は，**リンパ本幹**と呼ばれる太いリンパ管になります．

その構造は集合リンパ管のものと同じです．

リンパ系は，静脈と同様，周囲にある筋肉の収縮の助けなどを借りて循環しています．

リンパ管の，特に合流部分には，ところどころリンパ節が存在します．

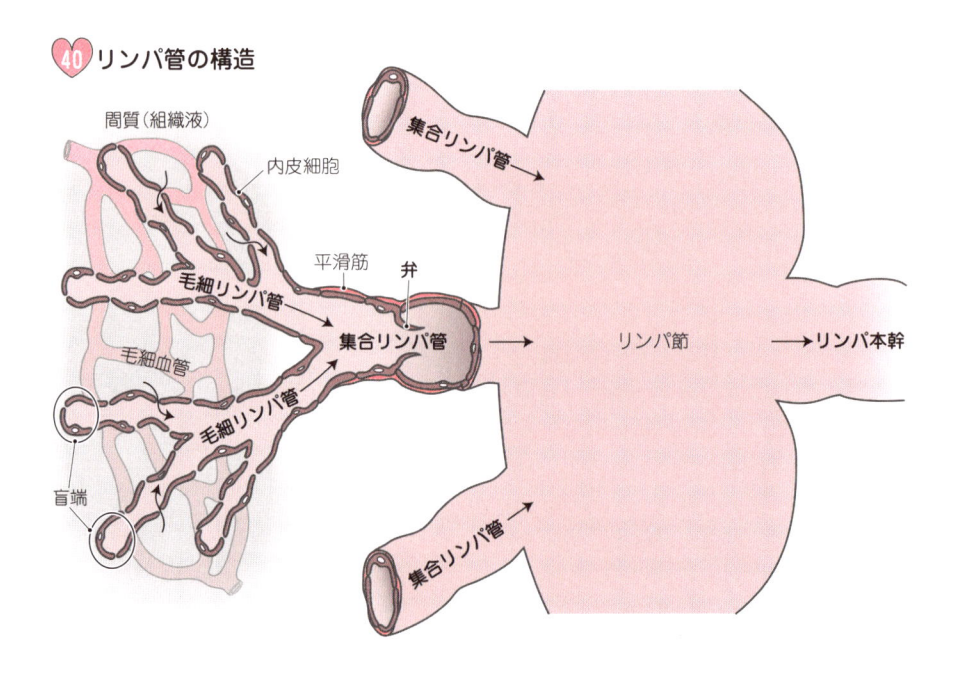

♥40 リンパ管の構造

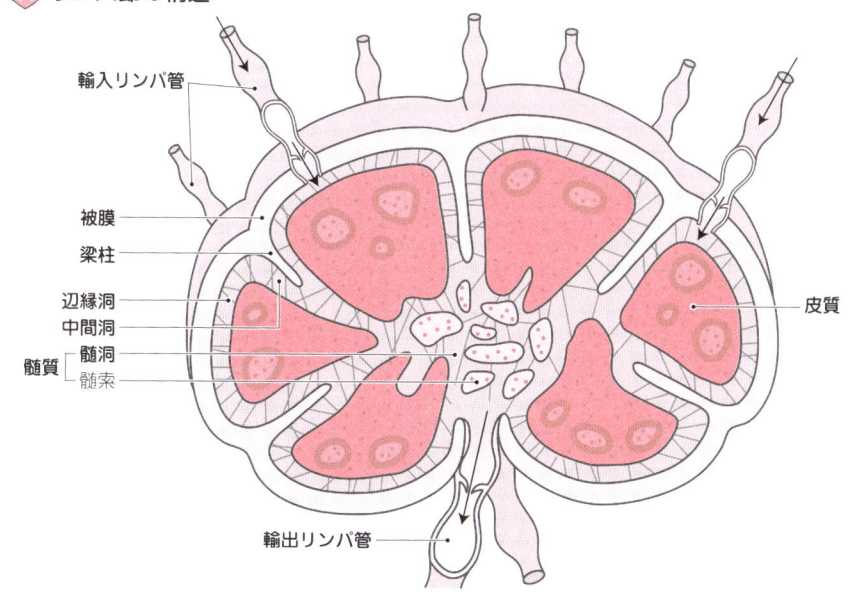

リンパ節の構造
▶ 皮質・髄質からなり免疫細胞が集まる

リンパ節は，大きさが**1mm〜30mm**くらいのそら豆のような形をした結節です．

リンパ節の中は網の目状の**細網構造**（脾臓や骨髄と似た構造）になっていて，その中にリンパ液が流れ込み，リンパ液が濾過されて出てきます．

リンパ節にリンパ液を流入させるリンパ管を，**輸入リンパ管**といいます．

リンパ節からリンパ液を流出させるリンパ管を，**輸出リンパ管**といいます．

リンパ節の外表は**被膜**と呼ばれ，その内部に**皮質**と**髄質**，そしてリンパ液が通過する**洞**と呼ばれる部分が存在します．

被膜の直下の洞を辺縁洞といい，梁柱（被膜の一部がリンパ節の内部に柱状に侵入した部分）の左右の洞を中間洞といいます．中心部分の洞を髄洞といいます．

リンパ節の皮質
梁柱の間に存在する結節状の部分が皮質です．
ここにはおもにリンパ球とマクロファージが存在します．

リンパ節の髄質
皮質の内側の中心部分が髄質で，髄索と髄洞に分けられます．
髄索にはリンパ球とマクロファージ，形質細胞が存在します．
髄洞には形質細胞が存在します．

マクロファージは，リンパ節内で捕らえた異物を食べてしまいます．

41 リンパ節の構造

Visualizing Human Body

リンパ系の概略
▶ 大きい左リンパ系と小さい右リンパ系

リンパ系は，より広範囲からのリンパ液を集める左リンパ系と，小さい範囲からのリンパ液を集める右リンパ系に分けられます．

左リンパ系はリンパ管が太く，右リンパ系ではリンパ管が細い傾向があります．

リンパ系を構成するリンパ管は基本的に静脈に沿って走っています．

右リンパ系と左リンパ系を比べてみましょう．

右リンパ系
右上半身と右頭頸部からのリンパ液を集めるリンパ系です．

以下のリンパ本幹が右リンパ本幹に集まり，**右静脈角**に注ぎます．
①右静脈角
　←②**右リンパ本幹**
　　←③右鎖骨下リンパ本幹
　　←④右頸リンパ本幹
　　←⑤気管支縦隔リンパ本幹

静脈角について説明しましょう．

静脈角
「内頸静脈と鎖骨下静脈の合流点」のことで，ここにリンパ管が合流し，リンパ液と血液が混ざり合います．

静脈角には右静脈角と左静脈角があります．

右リンパ系のリンパ液は右静脈角へと入ります．

左リンパ系のリンパ液は左静脈角へと入ります．

> 胸部手術の際にはリンパ管を傷つけてしまうことが多く，胸腔ドレーン（貯留液を排除する管）を抜く前には高脂質のアイスクリームを食べてテストをします．
> もしリンパ管を傷つけていたら，胸腔内に乳糜が漏れて排液が白く濁ります．これを乳糜胸といって，自然に止まらない場合はリンパ管を結紮したりしなくてはいけません．

左リンパ系
左上半身と左頭頸部，両側下半身からのリンパ液を集めるリンパ系です．

以下のリンパ本幹が**胸管**（**左リンパ本幹**）に集まり，**左静脈角**に注ぎます．
⑥左静脈角
　←⑦胸管（左リンパ本幹）
　　←⑧左鎖骨下リンパ本幹
　　←⑨左頸リンパ本幹
　　←⑩腸リンパ本幹
　　←⑪腰リンパ本幹

胸管について説明しましょう．

胸管
リンパ系の主要部分と言ってもよい，体幹の真ん中に胸腹部にまたがって存在する太いリンパ管です．

⑩腸リンパ本幹と⑪腰リンパ本幹が合流する部分はとくに⑫乳糜槽と呼ばれ，それより上が胸管となります．

乳糜とは，脂質をたくさん含んで白くにごったリンパ液のことです．

左リンパ系は右リンパ系よりもはるかに広範囲に広がっています．

最後にリンパ節について少し触れておきましょう．

頸部に集中しているリンパ節は**頸部リンパ節**と呼ばれ，虫歯や咽頭炎などでここが腫脹することがあります．

腋の下に集中するリンパ節は**腋窩リンパ節**と呼ばれ，乳癌ではここが腫れたりします．

また鼠径部（大腿と腹部の中間あたり）に集中するリンパ節を**鼠径リンパ節**といい，たとえば水虫が化膿してここが腫れることがあります．

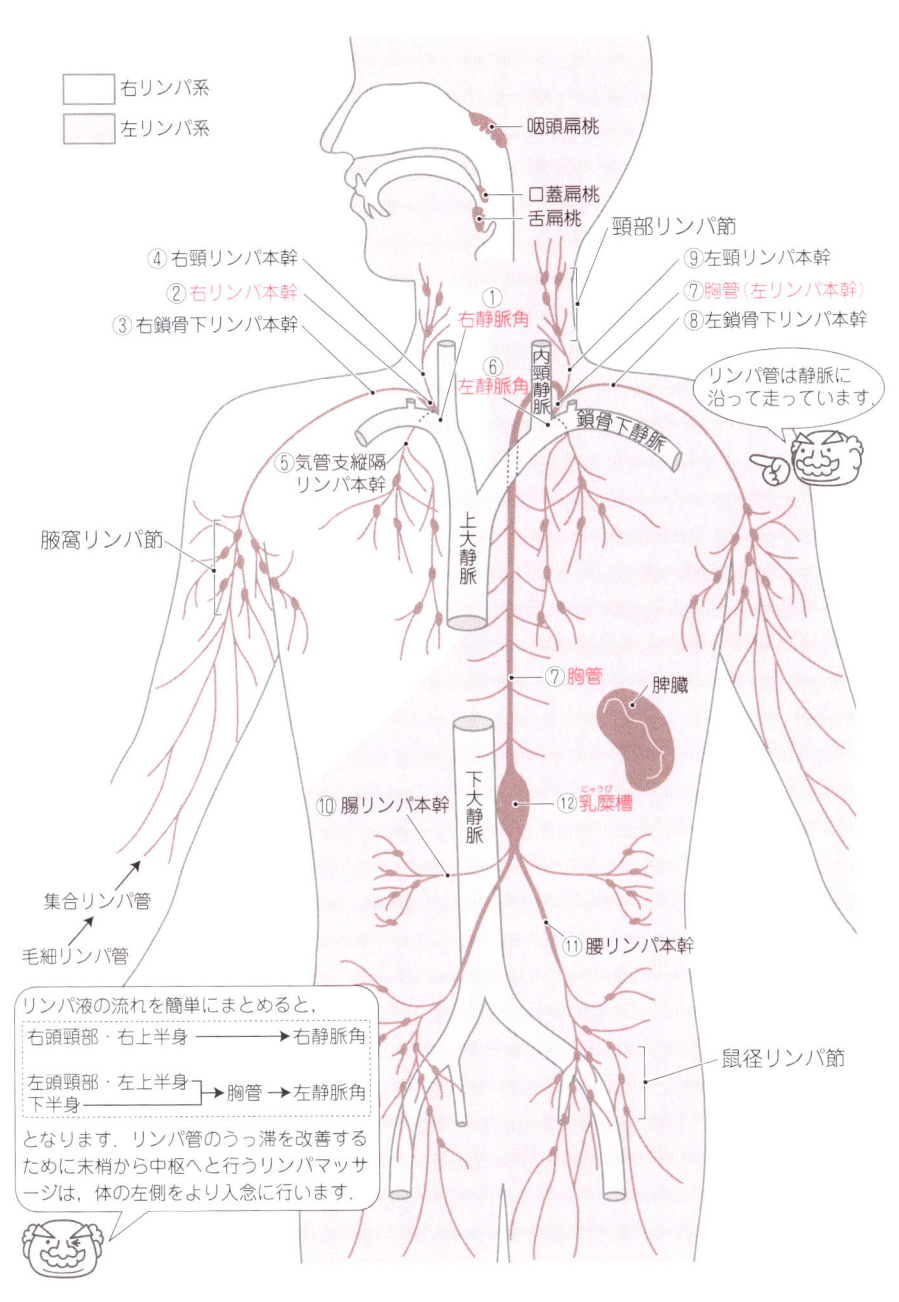

5. リンパ系

42 リンパ系の概略

□ 右リンパ系
□ 左リンパ系

- 咽頭扁桃
- 口蓋扁桃
- 舌扁桃
- 頸部リンパ節
- ④ 右頸リンパ本幹
- ② 右リンパ本幹
- ③ 右鎖骨下リンパ本幹
- ① 右静脈角
- ⑨ 左頸リンパ本幹
- ⑦ 胸管（左リンパ本幹）
- ⑧ 左鎖骨下リンパ本幹
- ⑥ 左静脈角
- 内頸静脈
- 鎖骨下静脈
- ⑤ 気管支縦隔リンパ本幹
- リンパ管は静脈に沿って走っています．
- 腋窩リンパ節
- 上大静脈
- ⑦ 胸管
- 脾臓
- ⑩ 腸リンパ本幹
- 下大静脈
- ⑫ 乳糜槽
- 集合リンパ管
- 毛細リンパ管
- ⑪ 腰リンパ本幹
- 鼠径リンパ節

リンパ液の流れを簡単にまとめると，
右頭頸部・右上半身 ──→ 右静脈角
左頭頸部・左上半身 ┐
下半身   ┘→ 胸管 → 左静脈角
となります．リンパ管のうっ滞を改善するために末梢から中枢へと行うリンパマッサージは，体の左側をより入念に行います．

リンパ系

Visualizing Human Body

国試を読み解こう！
▶ リンパ系に関する問題

看護師国試96P5
リンパ系で正しいのはどれか．
1．過剰な組織液を回収する．
2．リンパに脂肪成分は含まれない．
3．胸管のリンパは動脈系へ直接流入する．
4．健常成人のリンパ流量は7～10L/日である．

組織液とは，濾過によって，物質交換のために毛細血管の外に出た液体のことです．組織液の90％は細静脈寄りの毛細血管に再吸収され，残りの10％はリンパ管に回収されます．よって1は正しいです．

腸管粘膜では，吸収された栄養素の多くは毛細血管に回収されるのですが，そのうち脂肪成分だけは，リンパ管から回収されます．よって2は間違いです．

胸管を通るリンパ（液）は，左静脈角（左内頸静脈と左鎖骨下静脈の合流地点）に合流するので，リンパ（液）は静脈系に合流することになります．3は間違いです．

リンパ管内のリンパ（液）の総量は2～4Lくらいですから，4は間違いです．

以上より正解は1です．

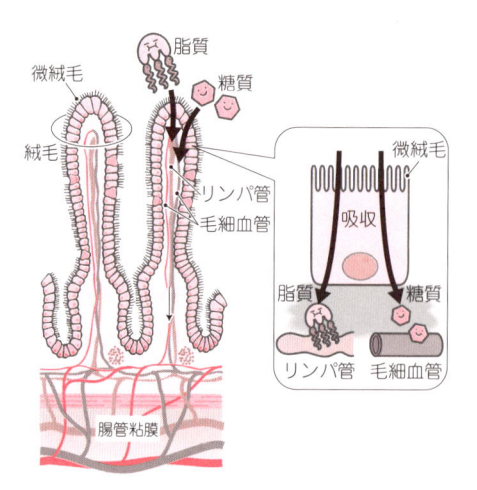

PT/OT国試共通問題40-14
リンパ系について**誤っている**のはどれか．
1．腸管由来のリンパ液を乳糜という．
2．リンパ節は細網組織からなる．
3．胸管は右側の静脈角に合流する．
4．脾臓はリンパ系器官の一つである．
5．リンパ管には弁機構が存在する．

腸管由来の，脂質をたくさん含んだリンパ液を乳糜といいます．1は正しいです．

リンパ節は網目状の細網組織からなり，中には免疫細胞が存在し，異物を捕えたりしています．2は正しいです．

胸管には左リンパ系のリンパ液が集まってきて，左静脈角に合流します．3は間違いです．

リンパ系器官とは，体内に侵入してきた異物と接触して，免疫反応を起こし，リンパ球を生産することができる器官や臓器のことをいいます．リンパ節はリンパ液を監視するリンパ系器官で，脾臓は血液を監視するリンパ系器官です．4は正しいです．

リンパ管には静脈と同じように，内皮細胞が管腔内に飛び出た，リンパ液の逆流を防止する弁があります．5は正しいです．

以上より正解は3です．

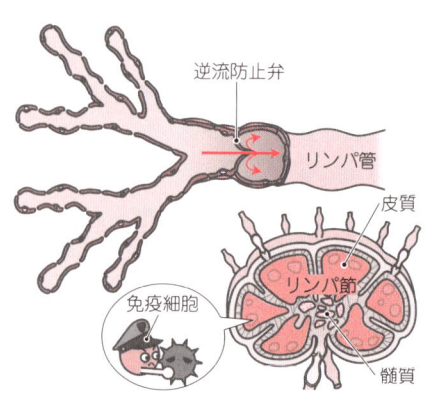

5. リンパ系

PT/OT国試共通問題43-15
　正しいのはどれか．**2つ選べ**．
1. リンパ節には皮質と髄質がある．
2. リンパ管には弁がほとんどない．
3. 胸管は乳糜槽から起こる．
4. 胸管は右鎖骨下静脈に入る．
5. 右腰リンパ本幹は右リンパ本幹に入る．

　リンパ節の主要な構成要素は皮質と髄質なので，1は正しいです．

　リンパ管には弁があるので，2は間違いです．

　胸管は，腹部にある乳糜槽（腸からのリンパ液と腰や下肢からのリンパ液が合流する部分）から上のリンパ管のことです．3は正しいです．

　胸管は左静脈角から静脈に合流するので，4は間違いです．

　右下半身は左リンパ系の領域です．右腰リンパ本幹は腸リンパ本幹とともに乳糜槽に合流し，胸管に入ります．5は間違いです．

　以上より正解は1と3です．

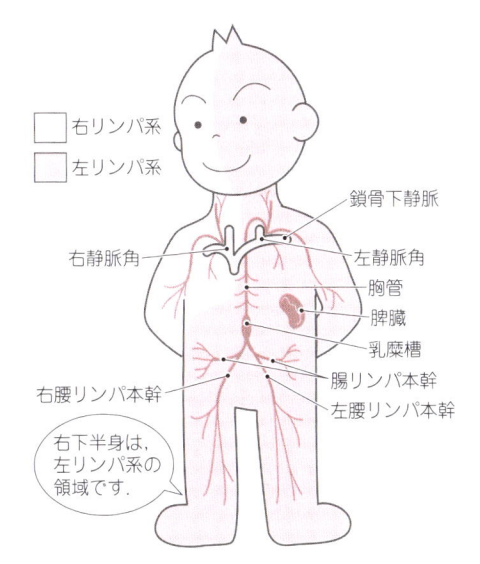

看護師国試91A5
　下肢からのリンパの流れが減少するのはどんなときか．
1. 仰臥位から立位になったとき．
2. 下肢を遠位から近位にマッサージしたとき．
3. 下肢の静脈弁が閉鎖不全を起こしたとき．
4. 散歩程度の運動をしたとき．

　リンパ液は，静脈と同様に周囲の筋収縮の助けなどを借りて循環し，弁によって逆流が防がれています．リンパ液の流れが減少するときを考えてみましょう．

　仰臥位から立位になると，下肢のリンパ液は重力に逆らって上に進まなくてはなりませんから，リンパ液の流れは悪くなり，減少します．1は正しいです．

　下肢を遠位から近位にマッサージすると，リンパ液が押されて上に進むので，流れは増加します．2は間違いです．

　静脈弁が閉鎖不全を起こすと，血液が逆流を起こして前に進みにくくなり，静脈内に血液がうっ滞します．すると間質の組織液量が増え，その分リンパ管から回収される組織液の量が増えるので，リンパ液の流れは増加します．3は間違いです．

　散歩程度の運動をすると，筋肉がよく働いてリンパ液を推し進め，リンパ液の流れが増加します．4は間違いです．

　以上より，正解は1です．

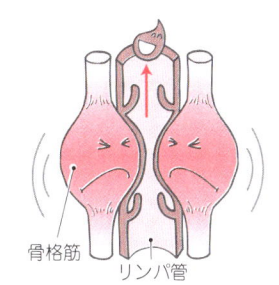

Visualizing Human Body

6. 循環器の指標

INTRO

　手首の橈骨動脈や，頸部の外頸動脈に触れてみましょう．
　速すぎず遅すぎず，「トクトク」とリズミカルな**脈拍**を指先に感じることができれば，循環器が破綻なく機能している証拠です．
　心臓というポンプが血液を拍出し，それが血管によって全身にくまなく運ばれているのです．
　脈拍は，基本的には**心拍数**と同じです．
　血圧計を使って血圧を計測すれば，心臓と血管によって作り出される血管内圧がどれくらいなのかを知ることができます．
　収縮期には血圧が高くなり（**収縮期血圧**という），拡張期には血圧は低くなります（**拡張期血圧**という）．
　さらに心電図測定装置を用いれば，心臓の電気的活動をグラフにしたものである**心電図**を測定できます．
　手足と胸に合計10個の電極をつけて，12個のグラフを計測する**12誘導心電図**が一般的です．
　循環器の指標には他にも，心音を聴診して弁の状態を推測したり，心エコー法によって，映像として心臓や血管の働きや血流の状態を描出したり，あるいは，心臓カテーテル検査によって心臓内の圧力や，血液の酸素濃度を計測したりと，様々なものがあります．
　この章ではおもに血圧と心電図に注目して，その測定方法や測定原理を説明していくことにしましょう．

心拍数と脈拍
▶ 心臓の収縮とそれに伴う動脈拡張

心拍数とは,「心臓が1分間に収縮・拡張を繰り返す回数」のことです.

脈拍は,心臓が収縮して流れて来た血液に押され,動脈の壁が拡張することで,手首の橈骨動脈などの動脈で触れることができます.

普通は1回の「ドックン」という心拍に対して1回「トン」と脈拍が触れます.

脈拍測定でわかることは,脈の数とリズム,強さ(脈圧という)や,脈の左右差,上下差などです.

安静状態で脈拍は約60〜100回/分の間におさまるはずです.これより多い場合を頻脈,少ない場合を徐脈といいます.♡89

脈拍が一定のリズムならば脈拍整といい,そうでなければ脈拍不整といいます.♡124

脈の不整を調べるときは,聴診と脈拍測定を同時に行って,聴診では心拍が聴こえるのに脈がふれない(たとえば心室性期外収縮)などの異常を見つけ出します.

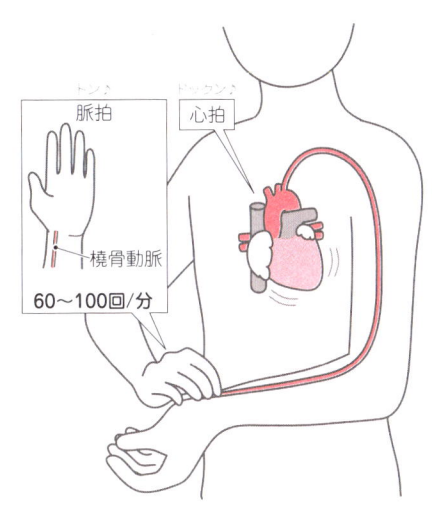

♡43 心拍数と脈拍

トン♪ ドックン♪
脈拍 心拍
橈骨動脈
60〜100回/分

人差し指,中指,薬指の3本をそろえて橈骨動脈にあてて,軽く圧迫する.

血圧
▶ 心臓が循環器内に作り出す圧力

血圧とは,心臓によって生み出される「血液を前へ押し進める圧力」のことです.

心臓が収縮すると血圧が上がり,血液がグッと前へ進みます.

このとき血液を押す力と同じだけの力が,血液を押し出す心臓の内壁や,血液を受け取る血管壁にもかかります(血圧は血管内圧とも呼ばれる).

脈拍は指先でこの圧力を感じるもので,血圧計は動脈を締め付けその反発を血圧として測定しています.

臨床的には血圧といえば動脈血圧のことを指します.

血圧が低すぎるということは,血液がうまく循環できていないことを表します.

反対に,血圧が高すぎる状態が長期間にわたって持続しているのが高血圧で,心臓と血管に大きなダメージを与えてしまいます.

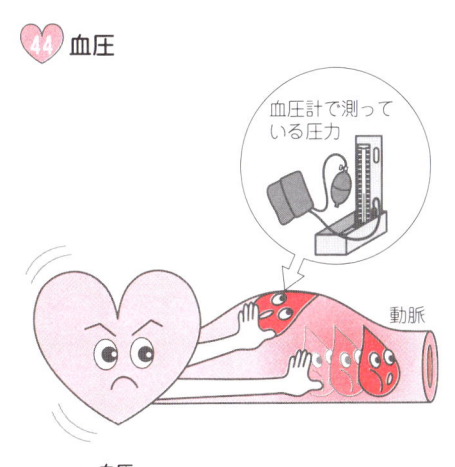

♡44 血圧

血圧計で測っている圧力

動脈

血圧
「血液を前へ押し進める圧力」
＝
「血液が血管壁に及ぼす圧力」

臨床的には動脈血圧のこと!

Visualizing Human Body

血圧の測定方法
▶ 血圧測定の手順と血圧測定の原理

水銀血圧計を用いた標準的な血圧の測定方法について説明しましょう。

血圧の測定原理については，よくわかっていないところもあるので，その手順とだいたいのしくみがわかれば十分です。

血圧は通常**上腕動脈**を使って測定します。なぜならこの動脈は，寝た状態でも座った状態でも心臓とほぼ同じ高さにあり，収縮期血圧が左心室内の圧力に近いからです。

イラストのグラフ中，黒い実線がマンシェット圧（上腕動脈を締め付ける帯の圧力）の変化で，ピンクの実線は**動脈圧**の変化を表しています。

動脈圧は，収縮期に上昇して下降し，拡張期にさらに下降するということを繰り返しています。

血圧測定では，**収縮期血圧**（最高血圧ともいう）と**拡張期血圧**（最低血圧ともいう）の2つを測定します。

動脈血圧の波で見ると，波の最高点が収縮期血圧で，最低点が拡張期血圧にあたります。

「収縮期は，僧帽弁が閉じ，大動脈弁が開いて心臓から血液が拍出され，大動脈弁が閉じて血液の拍出が終わるまでの間」のことです。♡22〉

この間に血圧はピークに達し，下降し始めます。このピークを収縮期血圧といいます。

> **コロトコフ音**とは，血圧測定のときに動脈の聴診で聞かれる「トントントン」という雑音のことです。締め付けられている動脈の内腔では，血流が乱流となって血管壁を叩くために発生します。

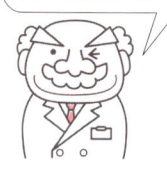

血圧の測定方法

① 上腕にマンシェットを巻き，聴診器で上腕動脈を聴診する体勢を整えます。送気球でマンシェットに空気を送って膨らませ，上腕動脈を締め付けると，マンシェット圧が上昇します。

② マンシェット圧が収縮期血圧を上回ると，圧迫部位よりも末梢の血流が完全に途絶します。圧力の上下関係は
　マンシェット圧＞収縮期血圧＞拡張期血圧
となっていて，聴診器ではこの時点で何も聞こえず，締め付けられて血流のない腕はけだるい感じがします。

③ 送気球のねじを緩めてマンシェットの空気を徐々に抜き，上腕の圧迫を少しずつ（2mmHg/秒程度）解放してゆきます。マンシェット圧が収縮期血圧を下回った瞬間（★[1]）に血流が再開し，**コロトコフ音**が聴こえ始めます。この瞬間に水銀柱が指し示している数値が収縮期血圧です。

④〜⑤ さらに空気を抜いていくと，マンシェット圧が動脈圧を斜めに横切るように低下します。それにつれて血管内を流れる血液量が増え，乱流が増えてコロトコフ音は増大します。ある程度までいくと今度は次第に小さくなり，マンシェット圧が拡張期血圧を下回った瞬間（★[2]），上腕動脈は完全開通し，乱流がなくなってコロトコフ音は消失します。この瞬間に水銀柱が指し示す数値が拡張期血圧です。

高血圧治療ガイドラインによれば，正常血圧は以下のように定義されています。

正常血圧
　収縮期血圧**120**mmHg**未満**　かつ
　拡張期血圧**80**mmHg**未満**

これを超える場合は，正常高値血圧，高値血圧，高血圧などに分類されます。♡114〉

6. 循環器の指標

45 血圧の測定方法

① 水銀血圧計
- 収縮期血圧
- 拡張期血圧
- 収縮期／拡張期
- 水銀柱
- 上腕動脈
- 聴診器
- 送気球
- マンシェット（成人用は幅13cm，長さ22～24cm）

マンシェットに空気を入れて圧をかける．

② 圧迫部位より末梢の血液の流れが止まる．閉塞

動脈圧波　①②③④⑤

マンシェット圧　血流停止　血圧が高い時だけ血流が再開　コロトコフ音　血流が完全に再開

収縮期血圧 → 拡張期血圧（各段階でのマンシェット圧との関係）

---

③ マンシェットの空気を抜き，圧迫を少しずつ（2mmHg/秒）解いてゆく．　閉塞

④ 収縮期血圧（最高血圧）
トントントン…
狭い血管腔を乱流となって流れる血液が血管壁を叩く音（コロトコフ音）が発生する．（第1点）　乱流

⑤ 拡張期血圧（最低血圧）
血液がスムーズに流れ，音は聴こえなくなる．（第5点）　開通

収縮期血圧 **120mmHg未満** かつ 拡張期血圧 **80mmHg未満**
→ 正常血圧

Visualizing Human Body

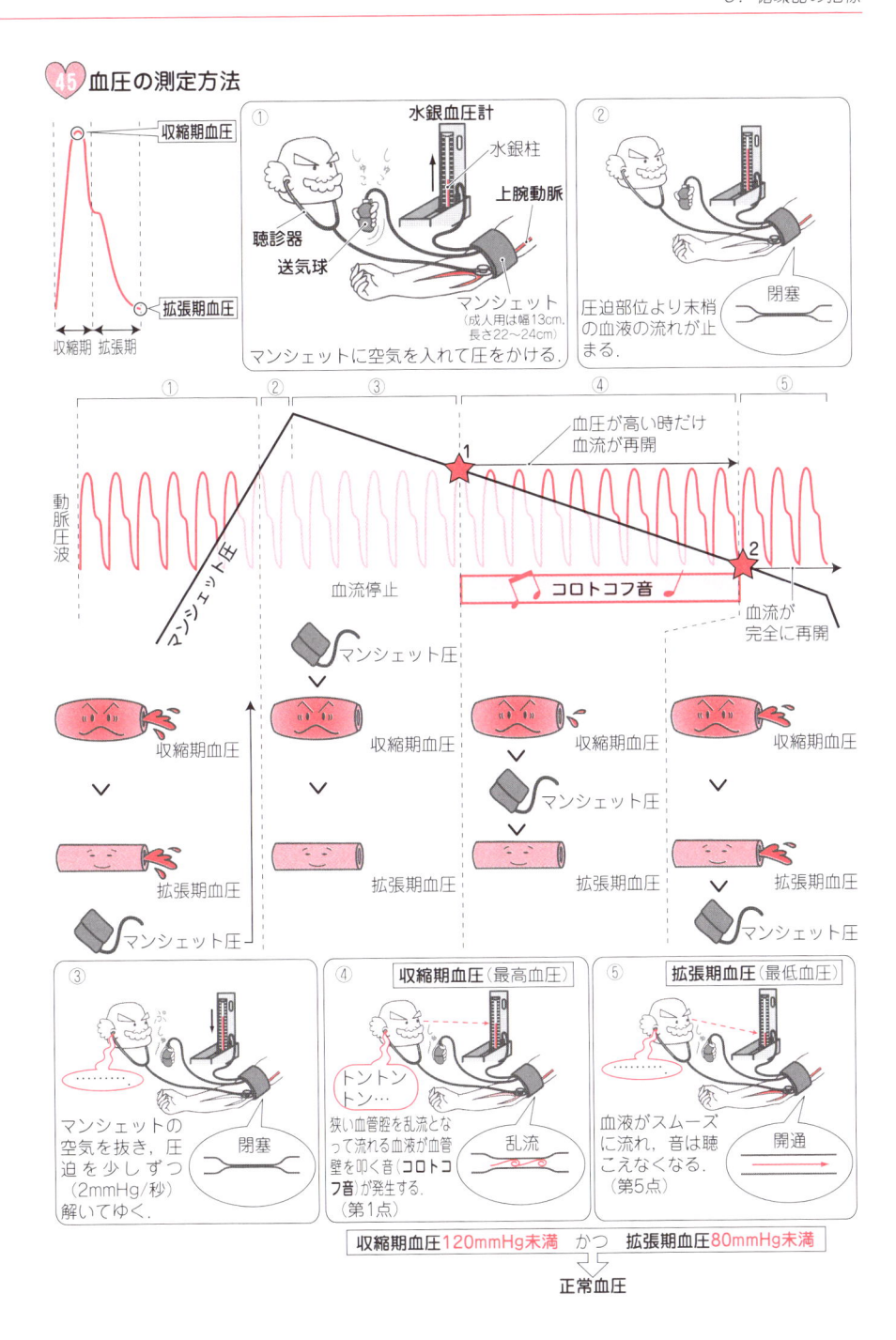

血圧の全体像（体循環と肺循環）
▶ 心臓を離れるほどに血圧が下がる

血管各所の平均血圧は，基本的には，血管が心臓（左心室）から離れるほど心臓のポンプ作用が及ばなくなって下がります．

血液が心臓から出て心臓に戻って来られるのは，この血圧差のおかげだとも言えます．

血圧は左心室から血液が拍出される体循環では高く，高圧系と呼ばれます．

高圧系（体循環）の血圧推移
①左心室
血圧の振れ幅が最大で，だいたい10mmHg〜140mmHgの間を行き来しています．収縮期に血液を拍出した後，心室の内圧が十分に下がることで，拡張期に左心房から血液を受け入れることができています．♡22
②弾性動脈・筋型動脈
左心室の収縮と拡張に合わせて動脈血圧がだいたい90mmHg〜140mmHgの間を行き来します．波の最高点が収縮期血圧で，最低点が拡張期血圧です．拡張期血圧が90mmHg程度を保っていることで，拡張期にも血液が全身を循環できます．
③細動脈
このあたりから血圧がだんだん下がってきて，その振れ幅も小さくなっていきます．
④毛細血管
毛細血管では血圧の上下がなくグラフは1本線のように見えます．ある程度の圧力を持って安定した血流が，毛細血管での物質交換を起こします．
⑤静脈
静脈内では，血液は弁や筋ポンプなどの助けを借りてゆっくりと心臓を目指して前進します．
⑥右心房
体循環で最も血圧が低くなる所で，ここに全身からの血液が戻ってきます．

右心室から血液が拍出される肺循環は血圧がだいたい25mmHg以下と，体循環に比べてずいぶん低く，低圧系と呼ばれます．

低圧系（肺循環）の血圧推移
⑦右心室
血圧はだいたい5mmHg〜25mmHgの間を行き来し，収縮期に血液を肺動脈に拍出し，拡張期には血圧が下がって，血圧の低い右心房から血液を受け入れることができています．
⑧肺動脈
右心室の収縮・拡張に合わせて，動脈血圧がだいたい10mmHg〜25mmHgの間を行き来します．
⑨肺胞毛細血管
肺胞毛細血管には，他の臓器の毛細血管よりも低い圧力で血液が流れますから，血液のガス交換をゆっくりと十分に行うことができます．♡8
⑩肺静脈
肺胞毛細血管より血圧が下がり，血液は左心房へと向かいます．
⑪左心房
肺循環でもっとも血圧が低い部分で，肺からの血液を受け入れます．

6. 循環器の指標

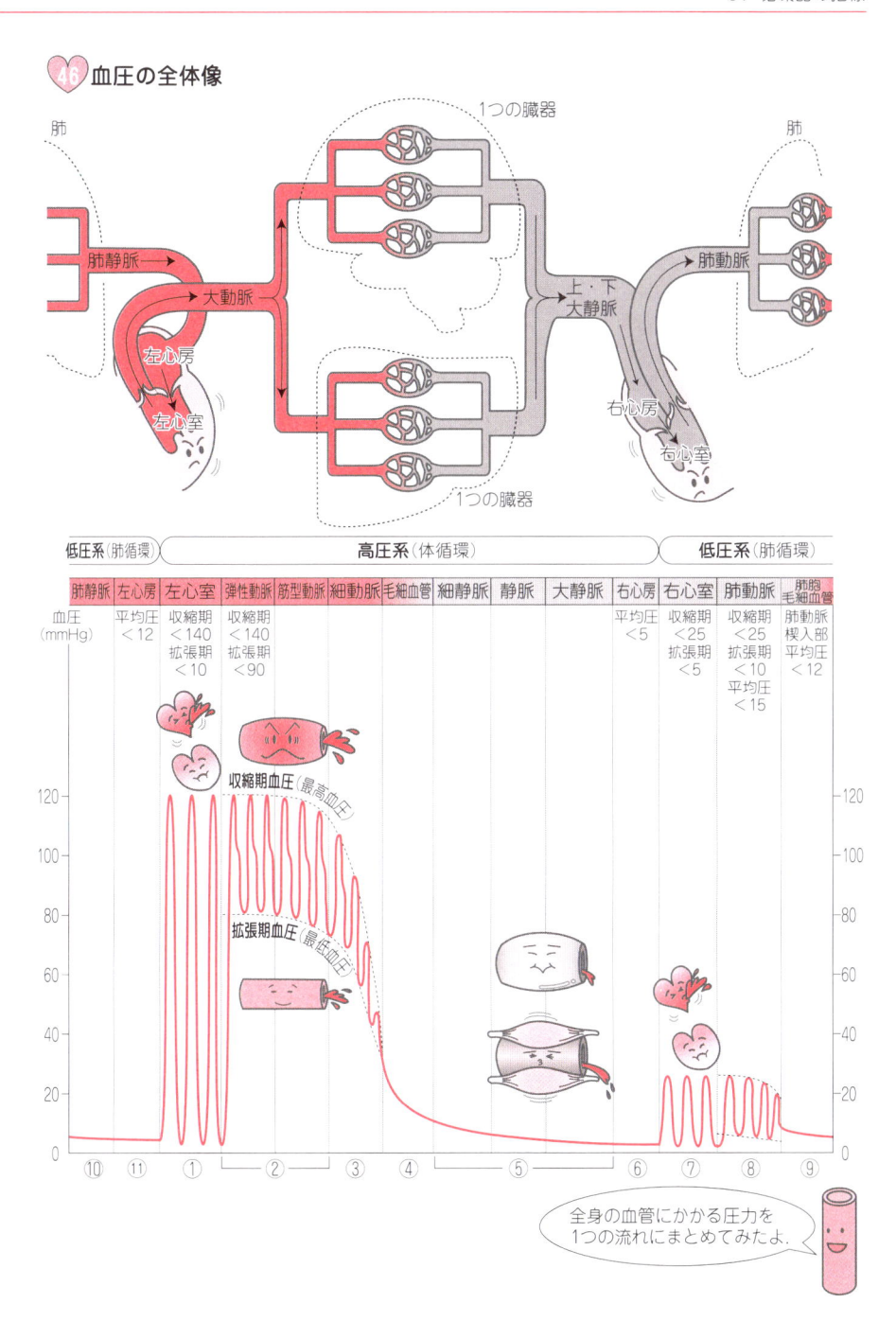

46 血圧の全体像

	低圧系(肺循環)		高圧系(体循環)							低圧系(肺循環)		
	肺静脈	左心房	左心室	弾性動脈	筋型動脈	細動脈	毛細血管	細静脈	静脈	大静脈	右心房	右心室	肺動脈	肺胞毛細血管
血圧 (mmHg)		平均圧 <12	収縮期 <140 拡張期 <10	収縮期 <140 拡張期 <90							平均圧 <5	収縮期 <25 拡張期 <5	収縮期 <25 拡張期 <10 平均圧 <15	肺動脈 楔入部 平均圧 <12

収縮期血圧(最高血圧)

拡張期血圧(最低血圧)

全身の血管にかかる圧力を1つの流れにまとめてみたよ。

Visualizing Human Body

心電図計測の全体像
▶ 手足と胸に電極を装着して測定する

心電図は，心臓の電気的な働きをグラフに表したものです．

心臓は左斜め下に尖った形をしていて，刺激伝導系の命令に従って心房→心室と順番に収縮しています．💟24

よって，「心臓全体で見たときの電流の流れは，右上→左下という方向」になります．

心電図測定では，手足に4個，胸に6個の電極を装着し，上記の電流の流れを増幅器で増幅して，色々な方向から計測します．

骨格筋からの電流を拾ってしまわないように，仰臥位で安静にして行うのが基本です．

💟47 心電図計測の全体像

胸部誘導電極
四肢誘導電極
心電図計測装置

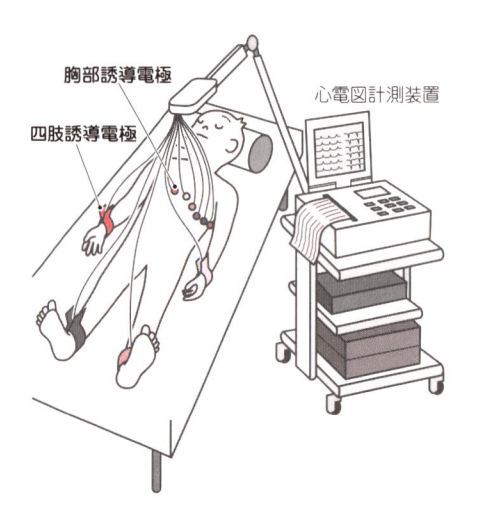

手足につける電極を**四肢誘導電極**といいます．

四肢誘導電極
電極はクリップ型で以下のように装着します．
- 赤色の電極：右手首
- 黄色の電極：左手首
- 黒色の電極（アース）：右足首
- 緑色の電極：左足首

右足首の黒いアース電極は，電気を地面に逃がして感電を防ぐためのものです．

四肢誘導電極は，2極間の電位差を表す**双極電極**と呼ばれる電極です．

胸につける電極を**胸部誘導電極**といいます．

胸部誘導電極
電極は吸盤型で6個あり，以下のように装着します．
- 赤色の電極：第4肋間胸骨**右**縁
- 黄色の電極：第4肋間胸骨**左**縁
- 緑色の電極：**黄**色と**茶**色の中間部
- 茶色の電極：第5肋間**鎖骨中線**上
- 黒色の電極
  ：茶色と同じ高さの**前腋窩線**上
- 紫色の電極
  ：茶色と同じ高さの**中腋窩線**上

胸部誘導電極は，その部位での電位を表す**単極電極**と呼ばれる電極です．

6. 循環器の指標

48 電極の装着

四肢誘導電極

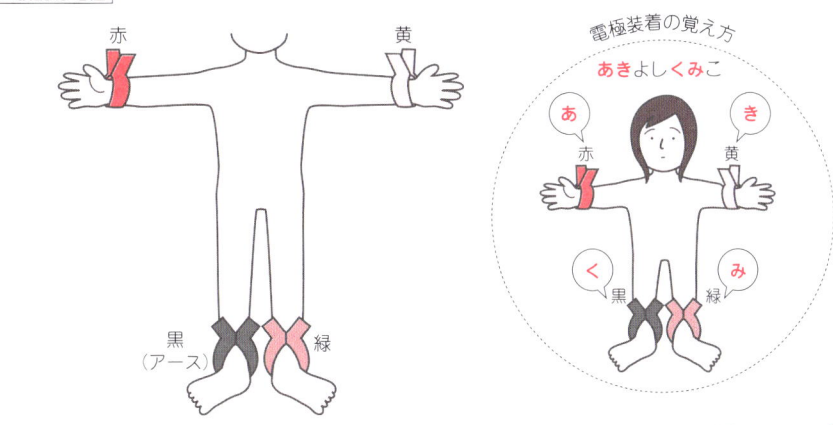

赤　黄
黒（アース）　緑

電極装着の覚え方
あきよしくみこ
あ（赤）　き（黄）
く（黒）　み（緑）

胸部誘導電極

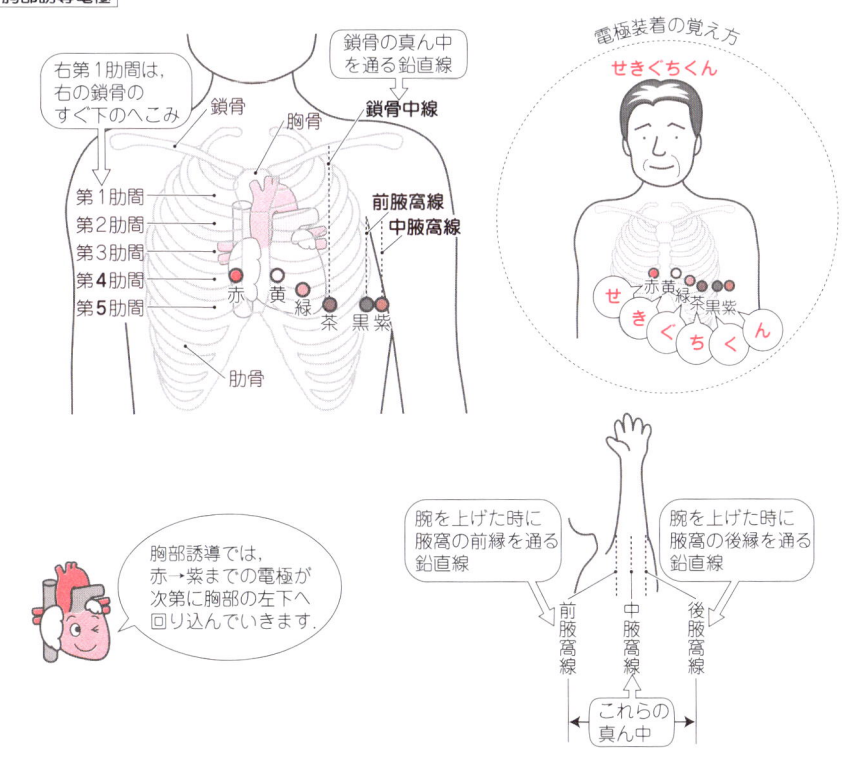

右第1肋間は，右の鎖骨のすぐ下のへこみ

鎖骨の真ん中を通る鉛直線
鎖骨中線
前腋窩線
中腋窩線

鎖骨　胸骨
第1肋間
第2肋間
第3肋間
第4肋間　赤　黄　緑　茶　黒　紫
第5肋間
肋骨

電極装着の覚え方
せきぐちくん
せ　赤黄緑茶黒紫
き　ぐ　ち　くん

胸部誘導では，赤→紫までの電極が次第に胸部の左下へ回り込んでいきます。

腕を上げた時に腋窩の前縁を通る鉛直線
腕を上げた時に腋窩の後縁を通る鉛直線
前腋窩線　中腋窩線　後腋窩線
これらの真ん中

Visualizing Human Body

四肢誘導
▶ 手首・足首の電極で誘導している

四肢誘導の心電図を見てみましょう.

心臓が1回「ドックン」と拍動すると,四肢誘導では右の上下のイラストのように,3つの電極から,Ⅰ・Ⅱ・Ⅲ・aV_R・aV_L・aV_Fの6つの心電図が記録されます.

心電図は,心房や心室が収縮していないときや,電流が刺激伝導系をゆっくりと通過しているときなどには横に直線として記録されます.

心電図には丸っこい波や尖った波がありますが,その形は「上下にどれくらいのスピードで,そしてどれくらいの幅振れるか」ということで決まってきます.

ではどのようなときに上に振れて,どのようなときに下に触れるのでしょうか？

心電図の記録方向
「誘導している電極に電流が**近づいて**くるときには**上向き**（正の向きともいう）に記録」されます.

反対に「誘導している電極から電流が**離れて**ゆくときには**下向き**（負の向きともいう）に記録」されます.

誘導とは「どの電極からどの電極を眺めているか」ということです.

それでは,それぞれの誘導を見てみることにしましょう.

Ⅰ・Ⅱ・Ⅲ誘導
Ⅰ誘導は,左手首の電極から右手首の電極を眺めています.

Ⅱ誘導は,左足首の電極から右手首の電極を眺めています.

Ⅲ誘導は,左足首の電極から左手首の電極を眺めています.

波形は3つとも似通っていて,どの誘導にも上向きに鋭く尖った波が記録されています.

Ⅱ誘導の上向きの振れ幅が一番大きいです.

続いて残り3つの誘導を見ましょう.

aV_R, aV_L, aV_F誘導では,「各電極が心臓中心にある**不関電極**（ふかんでんきょく）という仮想の電極を眺めて」います.

aV_R・aV_L・aV_F誘導
aV_R誘導のRは右手のrightを意味し,右手首の電極から不関電極を眺めています.

下に鋭く尖った波が特徴的で,丸っこい波も,下向きに振れています.

aV_L誘導のLは左手のleftを意味し,左手首の電極から不関電極を眺めています.

他の誘導に比べて記録される波形は小さいです.

aV_F誘導のFはfoot＝左足を意味し,左足首の電極から不関電極を眺めています.

波形は四肢誘導に似ています.

四肢誘導は,それぞれ手首・足首という末端部位から心臓を眺めていて,心臓全体の活動が正常であるかを観察するのに適しています.

6. 循環器の指標

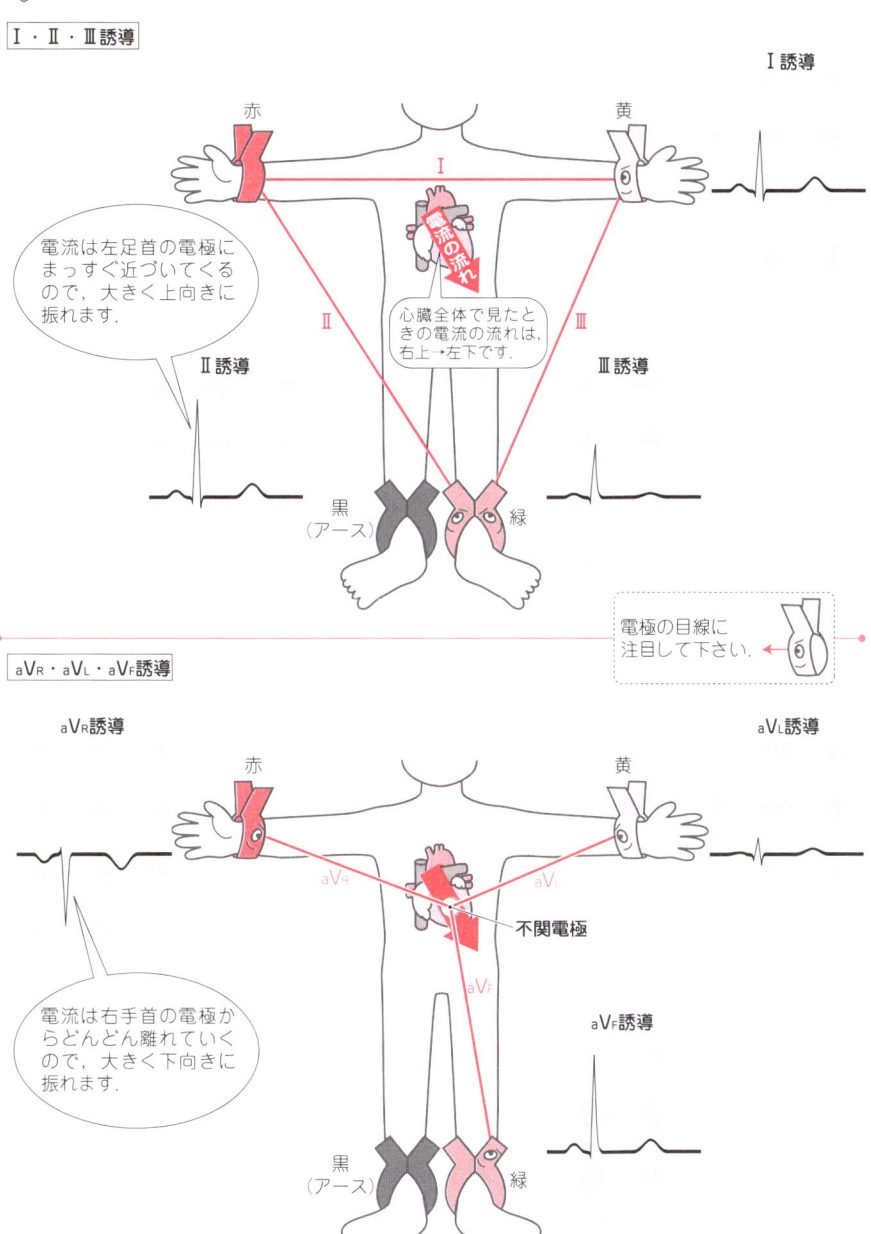

49 四肢誘導

Ⅰ・Ⅱ・Ⅲ誘導

Ⅰ誘導

赤　黄

心臓全体で見たときの電流の流れは，右上→左下です．

電流は左足首の電極にまっすぐ近づいてくるので，大きく上向きに振れます．

Ⅱ誘導　Ⅲ誘導

黒（アース）　緑

電極の目線に注目して下さい．

循環器の指標

aV$_R$・aV$_L$・aV$_F$誘導

aV$_R$誘導　　　　　　　　　　　　　　aV$_L$誘導

赤　黄

不関電極

電流は右手首の電極からどんどん離れていくので，大きく下向きに振れます．

aV$_F$誘導

黒（アース）　緑

Visualizing Human Body

胸部誘導
▶ 胸につけた電極で誘導している

　胸部誘導の心電図を見てみましょう．

　胸部誘導では，心臓が1回「ドックン」と拍動すると，$V_1・V_2・V_3・V_4・V_5・V_6$の6つの心電図が記録されます．

　胸部誘導では，「前胸部から左胸部にかけて装着された6つの電極が，心臓の中心の仮想電極である**不関電極**を眺めています」．

　電極は赤→紫へいくにしたがって次第に心臓の左下へと回り込んでゆきます．

　胸部誘導は，四肢誘導とは異なり，心臓のとても近くの電極から心臓を観察しています．

　ですから心臓全体の電流の流れというよりも，心臓局所の電流の流れを観察するのに適しているといえます．

胸部誘導

　V_1誘導の心電図は，電極が最も右上につけられているので，最初は電流が近づいてきて上に振れますが，すぐに離れてゆくので下に大きく振れます．

　V_2誘導〜V_4誘導へと，電極の位置が左下にずれるに従って，心電図の下向き成分が少なくなり，その分，上向きの成分が多くなってゆきます．

　V_3誘導では，上向き成分と下向き成分がちょうど半分くらいになることが特徴です．

　V_4誘導では上向き成分が最も大きくなります．

　その後V_5誘導，V_6誘導と電極が後ろに回りこむにつれて，上向き成分は減ってゆきます．

　胸部誘導では，各誘導が以下のように心臓の各部位の状態を反映すると考えられます．

　　V_1誘導・V_2誘導：**右心室**
　　V_3誘導・V_4誘導：**心室中隔**
　　V_5誘導・V_6誘導：**左心室**

　前のページの四肢誘導と胸部誘導を合わせて，**12誘導心電図**といい，これが最も一般的な心電図です（他にも携帯式のホルター心電図などがあります）．

　次のページでは，12誘導心電図の中の，Ⅱ誘導心電図を使って，心電図のそれぞれの波が何を表しているのか分解して見てみることにしましょう．

6. 循環器の指標

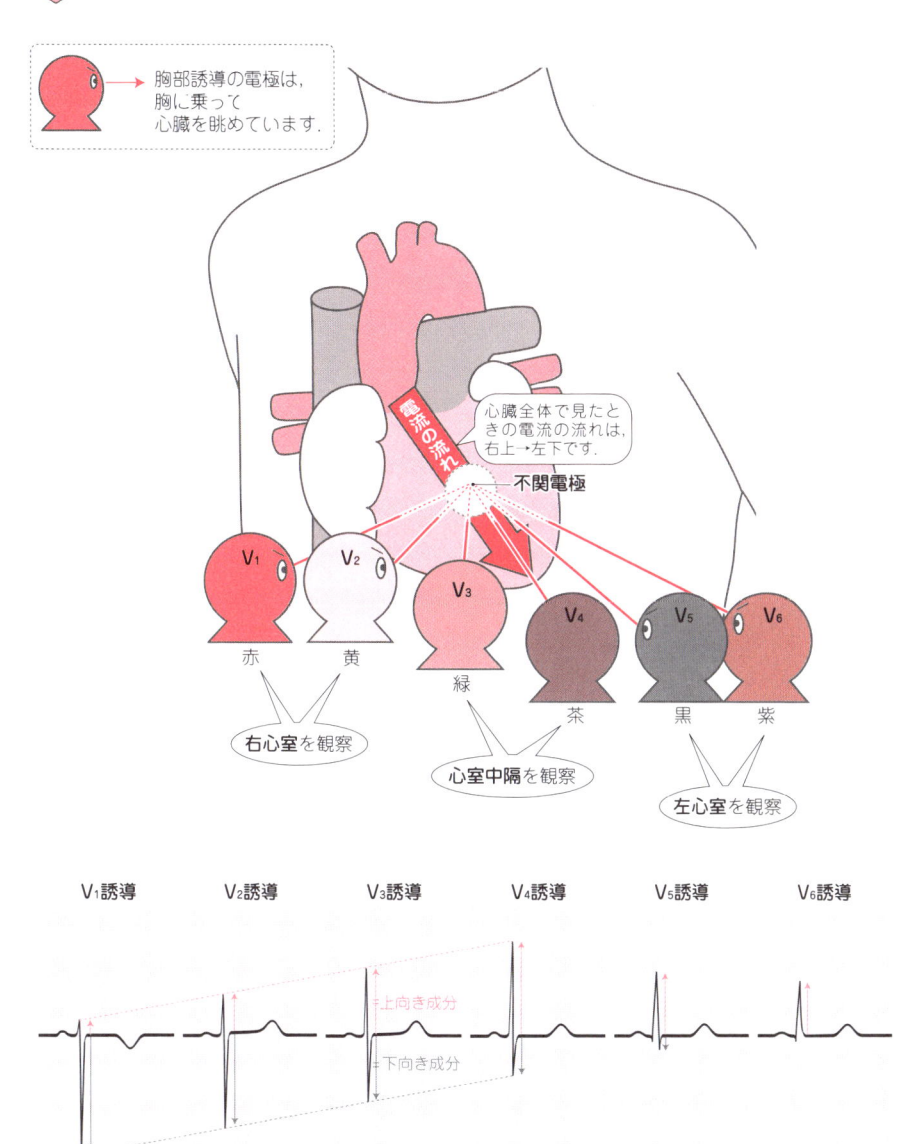

50 胸部誘導

胸部誘導の電極は，胸に乗って心臓を眺めています．

心臓全体で見たときの電流の流れは，右上→左下です．

電流の流れ

不関電極

| V₁ | V₂ | V₃ | V₄ | V₅ | V₆ |
| 赤 | 黄 | 緑 | 茶 | 黒 | 紫 |

右心室を観察

心室中隔を観察

左心室を観察

V₁誘導　V₂誘導　V₃誘導　V₄誘導　V₅誘導　V₆誘導

上向き成分
下向き成分

循環器の指標

Visualizing Human Body

心電図を分解してみる
▶ P－QRS－T－Uという流れ

それでは，Ⅱ誘導の心電図を使って，心電図の各成分を詳しく見てみましょう．

心電図の縦軸は**電位**の大きさ(**mV**)です．
心電図の横軸は**時間**(**秒**)です．
電位の基準となる線を**基線**といいます．
心電図には，時間経過とともに複数の波が出現します．

心電図の波の種類
- **P**波
- **QRS**波（Q波＋R波＋S波のこと）
- **T**波
- **U**波

それぞれの波と，波と波の間が表しているものを説明していきます．

心電図はあくまで心臓の電気的な働きをグラフにしたもので，物理的な働き，つまり心筋収縮のタイミングとは，必ずしも一致していない，ということに注意が必要です．

たとえば心電図上最も大きい波であるQRS波が発生している時期と，心室が最も強く収縮する時期は，ずれています（物理的な収縮が遅れて発生する）．♡23〉

このページの理解を深めるために，刺激伝導系の解剖を復習しましょう．♡24〉
心筋収縮のしくみを復習しましょう．♡34〉
心周期とも見比べてみましょう．♡22〉

心電図を分解してみる
①P波まで
洞房結節で電気刺激が発生している時期です．心電図は直線です．
②P波（0.06～0.1秒）
P波は，丸みを帯びた小さな上向きの波です．洞房結節からの電気刺激が心房に伝わり，それによってすべての**心房筋**の**心筋細胞**に活動電位が発生して興奮状態になり，P波が生まれます．そして，右心房→左心房の順で心房が物理的な収縮を開始します．心房を通過した刺激は次々に房室結節にたどり着いていきます．
③P波の終わりからQ波の始まりまで
房室結節で刺激が足並みをそろえ，**ヒス束**を通過して**プルキンエ線維**に至るまでの時期です（P波の始まりからQ波の始まりまでを，特にPQ間隔といいます）．
④QRS波（0.06～0.1秒）
QRS波は，下向きのQ波，大きな上向きのR波，下向きのS波の3つの波から成ります．プルキンエ線維からの電気刺激が心室に伝わり，それによってすべての**心室筋**の心筋細胞に活動電位が発生して興奮状態になり，QRS波は生まれます．心室が物理的な収縮を開始します．
⑤S波の終わりからT波の始まりまで（**ST部分**）
QRS波の終点をJ点といい，J点からT波の始まりまでがST部分です．心室筋細胞は興奮していて，心室は収縮しています．
⑥T波（0.1～0.25秒）
QRS波に続いて現れる，丸みを帯びた大きな上向きの波で，心室の心筋細胞の興奮がおさまる**再分極**を表しています．♡34〉
電気的な興奮は収まっていますが，物理的には心室はこの時期に一番強く収縮しています．
⑦U波
T波に続いて現れる，成因不明の，丸みを帯びた小さな上向きの波です．

6. 循環器の指標

51 心電図を分解してみる

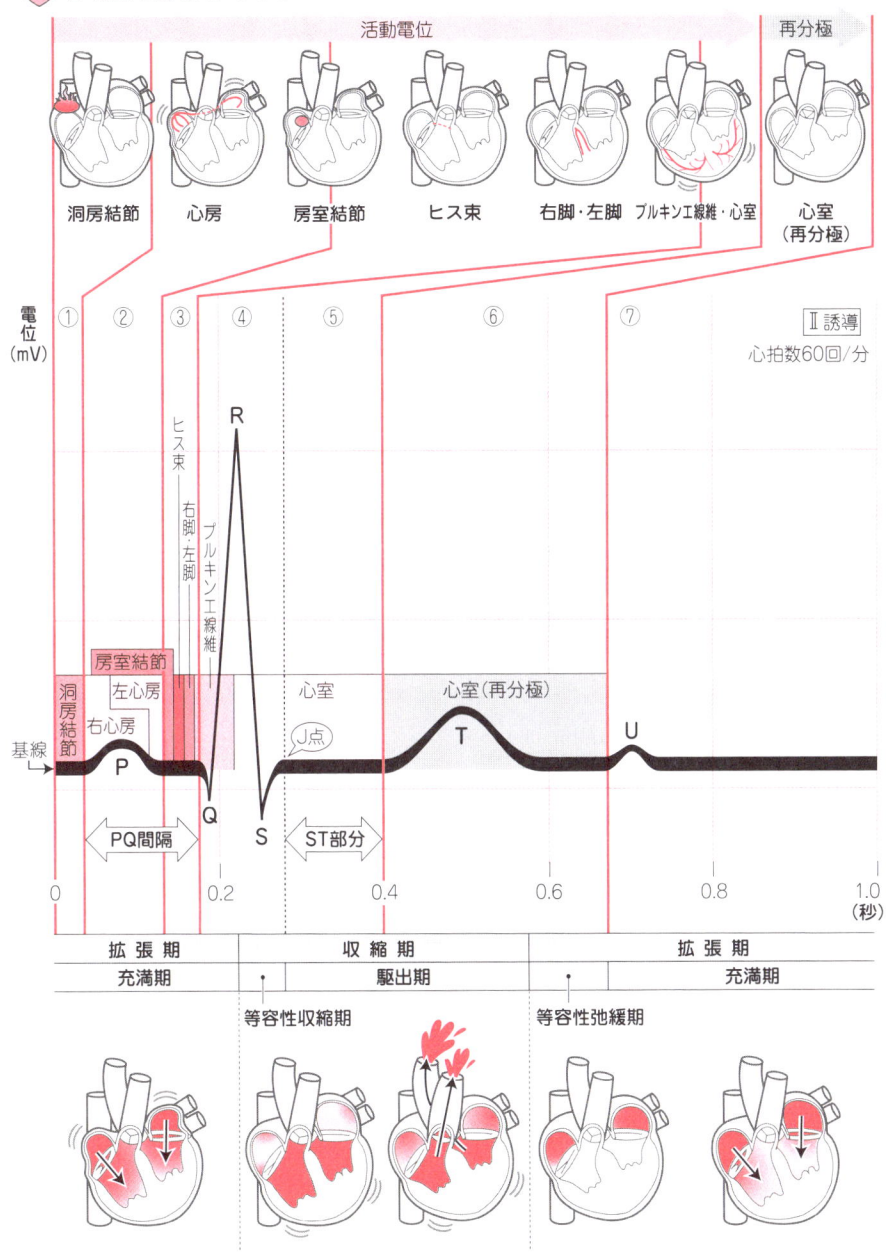

活動電位 / 再分極

洞房結節　心房　房室結節　ヒス束　右脚・左脚　プルキンエ線維・心室　心室（再分極）

電位（mV）

① ② ③ ④ ⑤ ⑥ ⑦

II誘導
心拍数60回/分

ヒス束
右脚・左脚
プルキンエ線維

房室結節
左心房
右心房
洞房結節
基線

心室
心室（再分極）

P　Q　R　S　T　U　J点

PQ間隔　ST部分

0　0.2　0.4　0.6　0.8　1.0 (秒)

拡張期　収縮期　拡張期
充満期　駆出期　充満期
　　　　等容性収縮期　等容性弛緩期

循環器の指標

Visualizing Human Body

いろいろな心電図
▶ 正常心電図と異常心電図を比較してみる

心電図は，方眼紙のような罫線のついた**心電図記録紙**に記録されていきます．

下のイラストは，正常の12誘導心電図を一覧にしたものです．臨床現場ではこれをざっと眺めて，異常がないかを判別します．

まず，心電図からわかる，簡単な心拍数の計測方法を紹介します．

どの誘導でもよいので，縦の太い罫線に一致しているR波を見つけます．

その次のR波が，次の太い罫線に一致して現れていれば，心拍数は300/分になります．

その次ならば150/分，以降順に100/分，75/分，60/分，50/分と続きます．

イラストでは，ちょうど4番目の太い罫線に一致してR波が現れていますから，心拍数は約75/分であることがわかります．

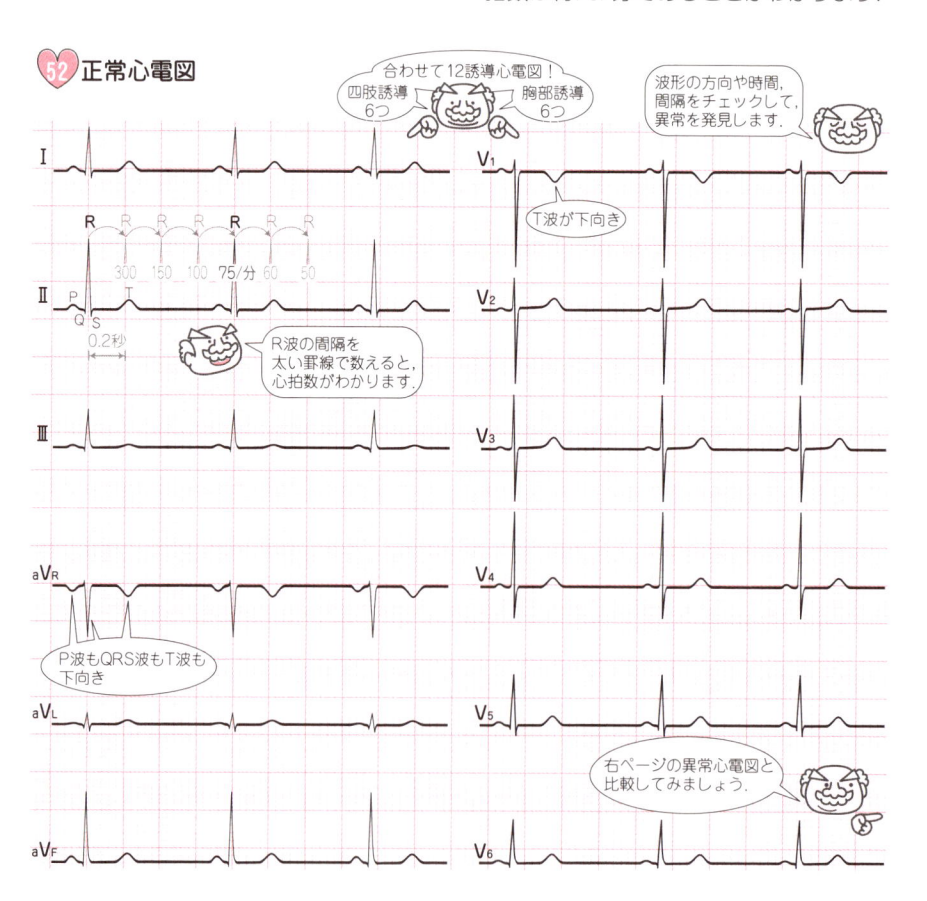

52 正常心電図

合わせて12誘導心電図！
四肢誘導 6つ　胸部誘導 6つ

波形の方向や時間，間隔をチェックして，異常を発見します．

R波の間隔を太い罫線で数えると，心拍数がわかります．

0.2秒

T波が下向き

P波もQRS波もT波も下向き

右ページの異常心電図と比較してみましょう．

6. 循環器の指標

続いて各種国家試験でよく問われる異常心電図を紹介してみることにしましょう．

まずは，脈が速くなる頻脈と，脈が遅くなる徐脈の心電図を見てみましょう．

徐脈と頻脈

心拍は生理的に遅くなったり速くなったりしていますが，徐脈や頻脈が持続すると**不整脈**である可能性があります．

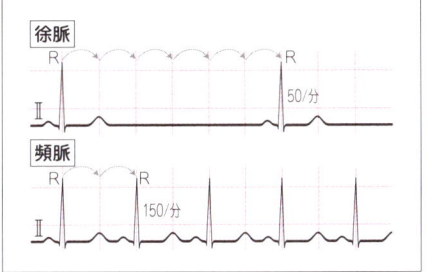

次に心拍数だけではなく，心電図波形が変化してしまっているものを見ましょう．

心房細動と心室細動

心房細動は，心房だけがブルブルと震えてしまっている状態で，時折心室の収縮を表すR波が発生しています．

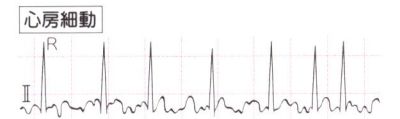

心室細動は，心室がブルブルと震えて血液を全然拍出できていない状態で，心電図の形もぐちゃぐちゃです．すぐに除細動器を用いて除細動しなくては命に関わります．

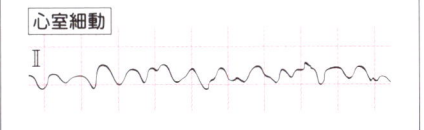

不整脈については疾患編を参照してください．♡124

続いて心筋梗塞の心電図を見てみましょう．心筋梗塞では，時間経過によって変化する心電図波形がとても重要です．

心筋梗塞 ♡120

心筋梗塞が起こった**直後**に，心電図ではT波が上方に盛り上がってくる**T波増高**が見られます．

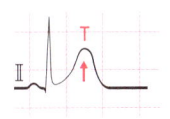

数時間後には，T波に引っ張られるようにしてS波も増高する**ST上昇**が見られます．このときに，Q波が下に尖る**異常Q波**も出てきます．

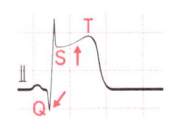

2～3日経つと，STは下降し，T波が逆転して下向きの波になります．

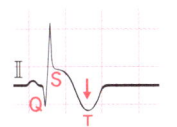

1～4週間経つと，STは元に戻り，T波が逆転している**冠性T波**となります．

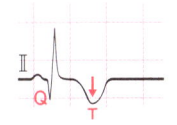

それ以降は，STは元に戻り，**異常Q波**だけが残ります．

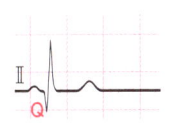

国試を読み解こう！
▶ 血圧と心電図に関する問題

介護福祉士国試18-65
血圧に関する次の記述のうち，正しいものに○，誤っているものに×をつけた場合，その組み合わせとして正しいものを一つ選びなさい．
A　最低血圧とは，心臓が収縮したときの血圧である．
B　白衣高血圧では，外来受診時に血圧が高値を示す．
C　高齢者では収縮期高血圧が多い．
D　降圧剤の一つにカルシウム拮抗薬がある．

（組み合わせ）
	A	B	C	D
1	○	○	○	×
2	○	○	×	○
3	○	×	×	○
4	×	○	○	○
5	×	×	○	×

最低血圧は，拡張期の最後，心室が最も拡張した時の血圧です．Aは間違いです．

白衣高血圧は，日常生活では血圧は正常なのに，医師の前で血圧を測定すると緊張などで血圧が高くなり，高血圧と診断されてしまうものです．Bは正しいです．

高齢者では，収縮期血圧が年を追う毎に高くなってゆく傾向があり，拡張期血圧はある年齢を境に下がってゆく傾向があります．よってCは正しいです．

カルシウム拮抗薬は，血管平滑筋細胞膜の電位依存性Ca^{2+}チャネルに結合してCa^{2+}を細胞内に入れず，血管平滑筋を弛緩させ血圧を下げます．よってDは正しいです．♡106〉

以上より正解は4です．

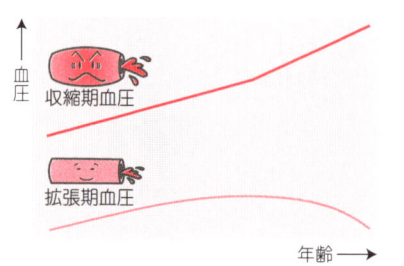

看護師国試92A4
仰臥位で最も血圧が低いのはどれか．
1．毛細血管
2．細静脈
3．中心静脈
4．肺動脈

血圧は，左心室から離れるほどに低くなっていきます．動脈より毛細血管が低いですし，さらに毛細血管よりも細静脈が低いです．毛細血管の圧は30mmHg程度です．

中心静脈は上・下大静脈などの右心房近くにある静脈のことで，左心室から最も離れていますから，ここの血圧が最も低くなります．

血液が右心房に戻り，肺循環に入ると，右心室のポンプ機能によって血液が肺に拍出されるので，ここで血圧は25mmHg〜10mmHgくらいにまで上がります．

以上より正解は3になります．

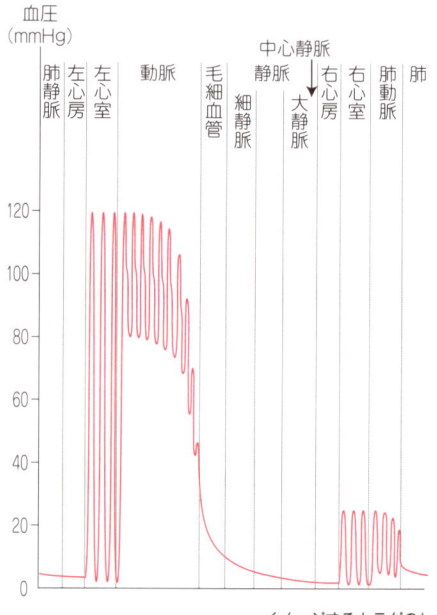

6．循環器の指標

救急救命士国試32午前A39
心電図モニターについて誤っているのはどれか．1つ選べ．
1．経時的に観察できる．
2．心拍数が測定できる．
3．不整脈の評価ができる．
4．ショックの判断ができる．
5．除細動の適応を判断できる．

心電図モニターは，12誘導心電図よりも簡易的な心電図測定で，一般的にはⅠ誘導またはⅡ誘導の心電図波形のみを経時的に監視するものです．よって1は正しいです．

心拍数も測定されるので，2は正しいです．下のイラストで1分間に74回の心拍数が表示されています．

心電図の最も大きな役割の一つが不整脈の評価ですから，3は正しいです．

ショックとは，急性の全身循環障害によって臓器に障害が及んでしまう致死的状態です．血圧や心拍数，皮膚の状態などを加味して総合的に判断し，心電図のみでは判断できません．よって4は間違いです．

除細動は心房や心室の細動を除去する方法で，AEDは直流通電によって心臓の興奮を一気に整列させてしまうものです．除細動の適応は心電図波形によって行います．よって5は正しいです．

以上より，正解は4になります．

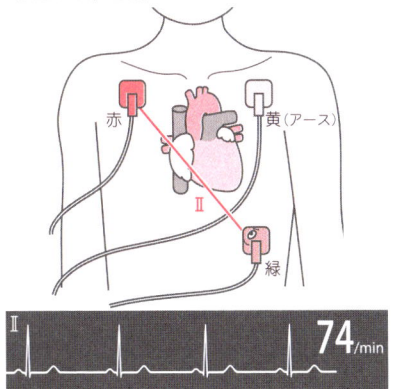

CBT C-5-(4)-③-1
（クエスチョン・バンクCBT最新問題 vol.4 第1版 問題247）
心電図所見はどれか．
a　完全房室ブロック
b　洞不全症候群
c　心房粗動
d　心房細動
e　発作性上室性頻拍

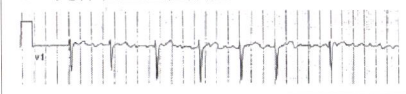

胸部誘導V₁の心電図所見ですね．

まず気付くのは，P波がなく，基線が細かくゆれていることです．そしてQRS波がバラバラに出ていますね．この心電図は心房細動を示しています．よって正解はdです．

他の不整脈の心電図所見もイラストで確認してみてください．また，疾患編にも不整脈について説明してあります．♡124＞

完全房室ブロック 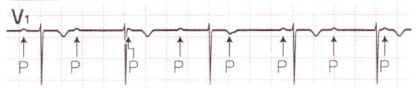
P波とQRS波がそれぞれ無関係に出現する．

洞不全症候群 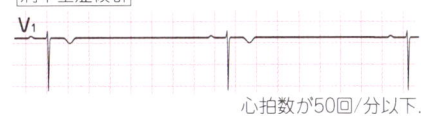
心拍数が50回/分以下．

心房粗動 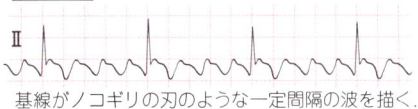
基線がノコギリの刃のような一定間隔の波を描く．

発作性上室性頻拍 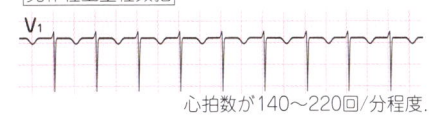
心拍数が140〜220回/分程度．

循環器の指標

7. 循環調節

INTRO

　たとえば今みなさんが，座った状態から急に立ち上がったとしましょう．もしくらくらと立ちくらみがしたら，起立性低血圧である可能性があります．
　急に立ち上がると誰でも，心臓の位置が急に高くなって**静脈還流量**が減少し，**心拍出量**が減って，一瞬の間**血圧**が下がります．
　健常人ではこれはほんの一瞬のことで，すぐに**交感神経系**が活発に働いて心拍出量と**血管抵抗**を増加させ，血圧を元に戻します．
　けれど若い女性などで自律神経失調があったりすると，この反射的血圧調節がうまく行かず血圧の復活に時間がかかり，脳血流が若干減ることによって立ちくらみを生じてしまうのです．
　このように循環器は，体が置かれる状況によって実に様々な影響を受け変動しています．
　そしてこの変動幅を適正な範囲に保っているのが，**循環調節**というしくみなのです．
　循環調節は，さまざまな臓器が関わった全身反応です．とくに**神経**，**内分泌臓器**，そして**腎臓**が大きな役割を果たします．
　ここでは循環調節を，他の臓器についてあまり知らなくてもポイントや概略がわかるように，できるだけ簡単に説明してみましょう．

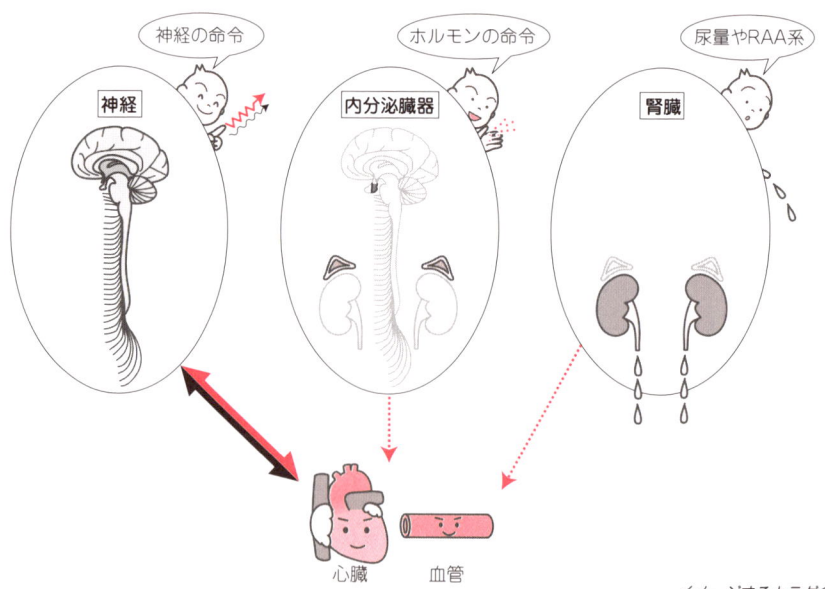

循環調節に関わる臓器
▶ 神経・内分泌臓器・腎臓が中心となる

循環調節にどの臓器がどのように関わっているのか，その全体像を説明してみましょう．

循環調節には，神経と内分泌臓器，そして腎臓が関わります．

神経から説明しましょう．神経は大きく中枢神経系と末梢神経に分けられます．

中枢神経系のなかで，循環調節の中心的役割を果たす部分を循環中枢と呼びます．

循環中枢（①）
中枢神経系の延髄に存在する，循環調節のための神経核や神経回路が集まった部分で，循環調節を支配する司令塔のような存在です．

末梢神経で循環中枢に大きく関わるのは，自律神経系という神経系です．

自律神経系（②）
心臓や血管を含む，体内のあらゆる内臓に分布していて，これらを調節する神経です．
交感神経系と副交感神経系の2種類があり，交感神経系は運動しているときなど，副交感神経系は食事中休んでいるときなどに活性化されます．

続いて，循環調節に関わる内分泌臓器にはいろいろとあるのですが，ここでは下垂体後葉と副腎に注目しましょう．

下垂体後葉（③）
脳の小さな一部分で，脳底部の真ん中から飛び出た形になっていて，ホルモンを出して循環調節に関わります．

副腎（④）
腎臓の上の三角錐の形をした臓器です．皮質（外側）と髄質（内側）に分けられ，それぞれ働きが異なりますが，ともにホルモンを放出して循環調節に関わります．

腎臓（⑤）
腎臓は尿を作る臓器で，尿は循環する血液から作られます．つまり，

循環血液量↑ → 尿量↑
循環血液量↓ → 尿量↓

という関係があります．
腎臓の機能が落ちて尿が作れなくなると，体は血液であふれてしまいます（こんなときには利尿薬を用いて尿を出す）．

また，腎臓から放出されるレニンという酵素は，RAA系（レニン-アンジオテンシン-アルドステロン系）をスタートさせます．

RAA系は，「酵素やホルモンなどの複数の物質が連鎖的に活性化されることによって，血圧を上昇させるしくみ」です．

以上の，神経，内分泌臓器，腎臓などの臓器が，なんらかの形で心臓や血管に働きかけることによって，循環調節が行われています．

💗53 循環調節に関わる臓器

内分泌臓器
③下垂体後葉
延髄
①循環中枢
内分泌臓器
皮質
髄質
④副腎
心臓
血管
RAA系
⑤腎臓

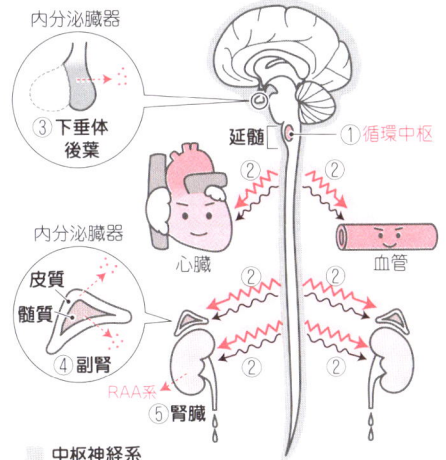

■ 中枢神経系
　末梢神経
　〰▸ 交感神経系 ┐自律神経系
　〰▸ 副交感神経系 ┘
･･ ホルモン（内分泌臓器から血中に分泌されて標的臓器に届き，効果を及ぼす）

Visualizing Human Body

循環中枢と受容器
▶ 循環中枢に各種受容器から情報が送られる

循環調節を行うためには，まずは循環器がどのような状態にあるのかという情報が循環中枢に伝わらなくてはなりません．

そのために，とくに心臓や心臓周囲の血管には，情報をキャッチするための部位が存在していて，受容器と呼ばれます（細胞膜の表面にある受容体と混同しないようにしてください）．

受容器には圧受容器と化学受容器，そして浸透圧受容器などがあります．

圧受容器

血圧の高低を感知する場所です．

動脈壁に分布する神経の集まりで，圧そのものではなく，圧によって動脈壁が押されて引き伸ばされる，伸展具合を感知します（このため伸展受容器とも呼ばれます）．

血圧が高いことを感知する圧受容器は，内腔が高い血圧にさらされている部位に存在します．

代表的なものに，①頸動脈洞の圧受容器と，②大動脈弓の圧受容器があります（頸動脈洞は，総頸動脈が内頸動脈と外頸動脈に分岐したすぐあとの，内頸動脈の膨らみのことです）．

血圧が低いことを感知する受容器は，とくに③低圧受容器と呼ばれ，血圧の低い上下大静脈，両心房，肺静脈などに存在します．

化学受容器

化学受容器が感知するのは，以下のようなものです．

動脈血の酸素・二酸化炭素分圧
（分圧は濃度のようなものと考えてよい），
pH：ペーハー
（水素イオン：H^+濃度のことで，酸性かアルカリ性かの尺度をあらわす）

これらの要素は，換気やガス交換がきちんと行われているかの指標となるのです．

循環調節に深く関わる化学受容器は，④頸動脈小体と⑤大動脈小体があります．

頸動脈小体は，内頸動脈と外頸動脈の分岐部に存在する神経の集まりです．

大動脈小体は，大動脈弓に存在する神経の集まりです．

圧受容器と化学受容器からの情報は，舌咽神経と迷走神経という神経を通って循環中枢に至ります．

情報を伝える先が循環中枢ではなくて下垂体後葉であるのが，浸透圧受容器です．

浸透圧受容器（⑥）

視床下部に存在する．血液の浸透圧を感知する受容器です．

血液中に存在するNa^+（ナトリウムイオン）や糖などの濃度によって血液の浸透圧を感知します．

感知された情報は，下垂体後葉に伝えられます．

7. 循環調節

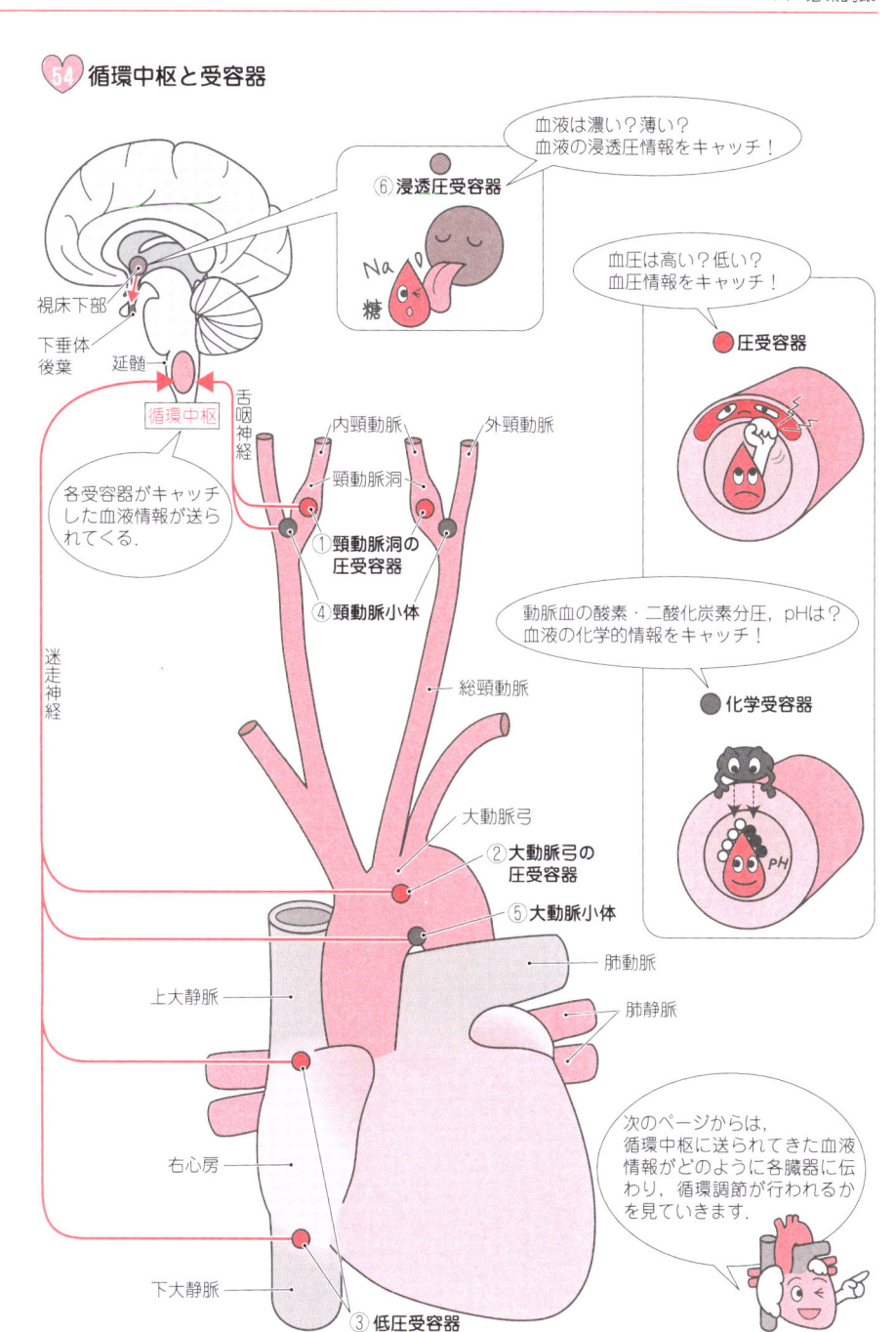

54 循環中枢と受容器

⑥ 浸透圧受容器

血液は濃い？薄い？
血液の浸透圧情報をキャッチ！

視床下部
下垂体後葉
延髄
循環中枢
舌咽神経
迷走神経

各受容器がキャッチした血液情報が送られてくる．

内頸動脈
外頸動脈
頸動脈洞
① 頸動脈洞の圧受容器
④ 頸動脈小体
総頸動脈
大動脈弓
② 大動脈弓の圧受容器
⑤ 大動脈小体
肺動脈
肺静脈
上大静脈
右心房
下大静脈
③ 低圧受容器

血圧は高い？低い？
血圧情報をキャッチ！
● 圧受容器

動脈血の酸素・二酸化炭素分圧，pHは？
血液の化学的情報をキャッチ！
● 化学受容器

次のページからは，循環中枢に送られてきた血液情報がどのように各臓器に伝わり，循環調節が行われるかを見ていきます．

循環調節

Visualizing Human Body

循環調節の分類
▶ 神経の命令・ホルモンの命令・自分で命令

循環器の主役は心臓と血管ですから、循環調節の多くは、最終的に心臓か血管に働きかけています。

右のフローチャートは、司令塔である循環中枢や、腎臓そして副腎などを、心臓と血管の周囲に配置し、これらが神経やホルモンの作用によって相互に影響を及ぼし合っていることを示したものです。

循環調節は**神経性・液性・局所性**の3つに分類することができます。

神経性調節（①）
自律神経系の命令によって起こる循環調節を、神経性調節と呼びます。

自律神経系の末端からは、**神経伝達物質**と呼ばれる物質が分泌され、循環調節の命令を伝えます。

各臓器には神経伝達物質を受け取る**受容体**が発達しています。

液性調節（②）
ホルモンを介する循環調節を液性調節といいます。

ホルモンは下垂体後葉と副腎から分泌されたり、レニン（酵素）分泌から始まるRAA系でも作られます。

各臓器には、ホルモンを受け取る**受容体**が発達しています。

局所性調節（③）
心臓と血管が自発的に行う循環調節のことをこう呼びます。

心臓には、心臓に戻ってくる血液の量が多いほど、がんばって収縮するという性質があります。♡36

同様に血管には、血圧が急激に上がった時などに、反応性に血管抵抗を上げて血流量を減らし、臓器が障害を受けないようにするしくみがあります。

「受容体は細胞膜上にある膜蛋白質の一種」です。

神経伝達物質・ホルモンと受容体の関係は、「鍵と鍵穴の関係」に似ています。

神経伝達物質やホルモンという鍵が、受容体という鍵穴にはまると、細胞内で様々な反応が開始されます。

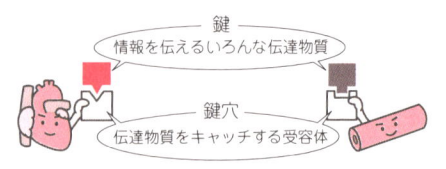

鍵　情報を伝えるいろんな伝達物質
鍵穴　伝達物質をキャッチする受容体

循環調節に関わる神経伝達物質とホルモンには、以下のようなものがあります。

自律神経から出る神経伝達物質
自律神経からは、**ノルアドレナリン**と**アセチルコリン**という神経伝達物質が分泌されます。

色々な臓器から分泌されるホルモン
脳下垂体後葉→**バソプレシン**（AVP）
副腎髄質→**アドレナリン**
RAA系で作られるホルモン
　　　　→**アンジオテンシンⅡ**
副腎皮質→**アルドステロン**

それぞれの神経伝達物質とホルモンには、専用の受容体が存在しています。

受容体の名前は、例えばアセチルコリンに対してアセチルコリン受容体など、結合する物質名を冠することが多いです。

ただし、ノルアドレナリンとアドレナリンは**カテコラミン**（化学構造上カテコール基とアミンを持つ物質のこと）と総称され、カテコラミンが結合する受容体はカテコラミン受容体と呼ばれます。

カテコラミン受容体には、**α受容体**と**β受容体**の2種類があります。

7. 循環調節

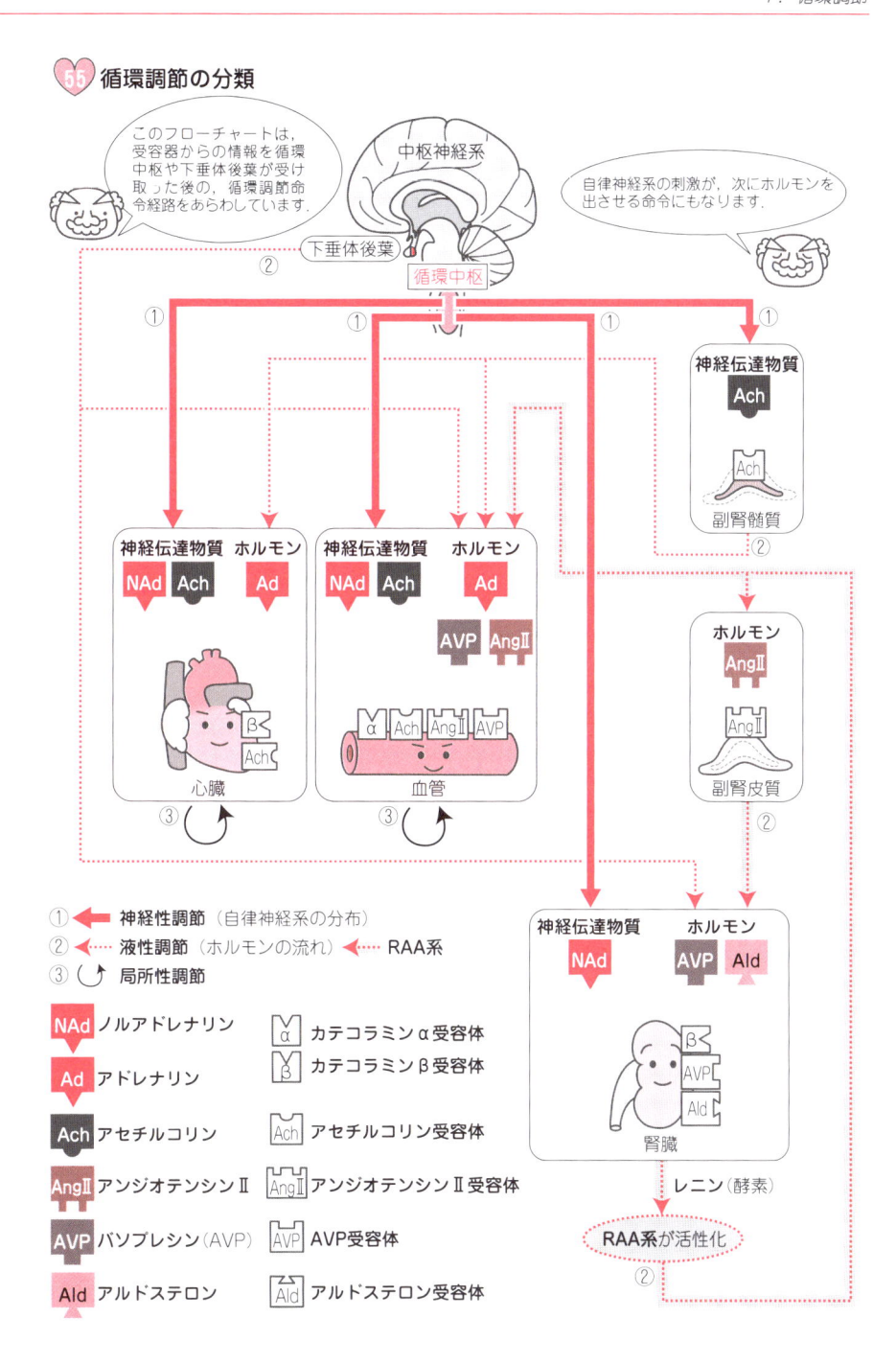

55 循環調節の分類

このフローチャートは、受容器からの情報を循環中枢や下垂体後葉が受け取った後の、循環調節命令経路をあらわしています。

中枢神経系

下垂体後葉

循環中枢

自律神経系の刺激が、次にホルモンを出させる命令にもなります。

神経伝達物質 Ach
副腎髄質

神経伝達物質 NAd Ach **ホルモン** Ad
心臓

神経伝達物質 NAd Ach **ホルモン** Ad AVP AngⅡ
血管

ホルモン AngⅡ
副腎皮質

神経伝達物質 NAd **ホルモン** AVP Ald
腎臓

レニン(酵素)
RAA系が活性化

① ← 神経性調節(自律神経系の分布)
② ← 液性調節(ホルモンの流れ) ← RAA系
③ ↻ 局所性調節

- **NAd** ノルアドレナリン
- **Ad** アドレナリン
- **Ach** アセチルコリン
- **AngⅡ** アンジオテンシンⅡ
- **AVP** バソプレシン(AVP)
- **Ald** アルドステロン

- α カテコラミンα受容体
- β カテコラミンβ受容体
- Ach アセチルコリン受容体
- AngⅡ アンジオテンシンⅡ受容体
- AVP AVP受容体
- Ald アルドステロン受容体

循環調節

Visualizing Human Body

神経性調節
▶ 交感神経と副交感神経による循環調節

それでは神経性調節の働きを見てみましょう．

血圧を下げる場合と血圧を上げる場合の2つのケースに沿って見てみることにしましょう．

血圧を上げる神経性調節
①
低圧受容器から，血圧が低いという情報が循環中枢に届きます．
②
循環中枢から交感神経系を介して，血圧を上げる命令が心臓と血管に送られます．
③
交感神経の末端からノルアドレナリンが放出され，心臓ではβ受容体に，血管ではα受容体に結合します．
④
心臓では心収縮力と心拍数が上昇し，それによって心拍出量が増加します．
⑤
心拍出量が増加することによって，血圧が上昇します．
⑥
血管では，血管平滑筋が収縮して血管抵抗が上昇します．
⑦
血管抵抗が上昇することによって，血圧が上昇します．

交感神経系の神経伝達物質
交感神経の末端から出される神経伝達物質は，通常ノルアドレナリンです．

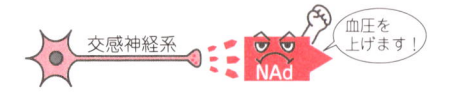

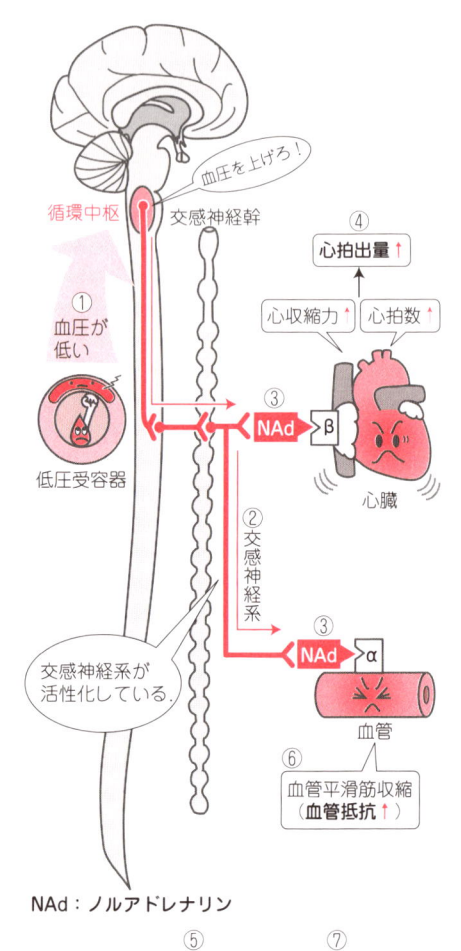

56 神経性調節

① 血圧が低い
循環中枢 ← 血圧を上げろ！
交感神経幹
低圧受容器
② 交感神経系
交感神経系が活性化している．
③ NAd → β
心収縮力↑　心拍数↑
④ 心拍出量↑
心臓
③ NAd → α
血管
⑥ 血管平滑筋収縮（血管抵抗↑）

NAd：ノルアドレナリン

⑤　　　　　⑦
平均血圧＝心拍出量↑ × 体血管抵抗↑
↓
血圧が上がる

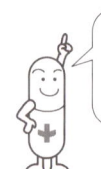

α刺激薬とβ刺激薬は，緊急に血圧を上昇させたい時に使用され，α受容体とβ受容体に対してノルアドレナリンやアドレナリンと同様の作用を示します．

交感神経系 → NAd　血圧を上げます！

7. 循環調節

血圧を下げる神経性調節

①
頸動脈洞や大動脈弓の圧受容器から，血圧が高いという情報が循環中枢に届きます．

②
循環中枢から，迷走神経を含む副交感神経系を介し，血圧を下げる命令が心臓と血管に送られます．

③
副交感神経の末端から**アセチルコリン**が放出され，心臓と血管のアセチルコリン受容体に結合します．

④
心臓では，心収縮力と心拍数が下がり，**心拍出量**が下がります．

⑤
心拍出量が下がることによって，血圧が下がります．

⑥
血管では，血管平滑筋が弛緩して**血管抵抗**が下がります．

⑦
血管抵抗が下がることによって，血圧は下がります．

副交感神経系の神経伝達物質

副交感神経系の神経末端から分泌される神経伝達物質は，通常**アセチルコリン**です．

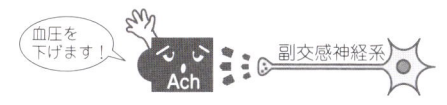

神経性調節の特徴は，ホルモンなどによる液性調節に比べ，その作用がとても速く短いことです．

血圧，血流量と血管抵抗の関係式については，血管のしくみを参照してください．
♡48

---

④ 心拍出量↓
心収縮力　心拍数
② 副交感神経系
③ Ach
心臓

血圧を下げろ！
循環中枢
① 血圧が高い
頸動脈洞や大動脈弓の圧受容器

③ Ach
血管
※血管への神経性調節は副交感神経の作用は弱く，交感神経による作用が主である．

⑥ 血管平滑筋弛緩（血管抵抗↓）

副交感神経系が活性化している．

Ach：アセチルコリン

⑤　　　　⑦
平均血圧＝心拍出量↓×体血管抵抗↓
↓
血圧が下がる

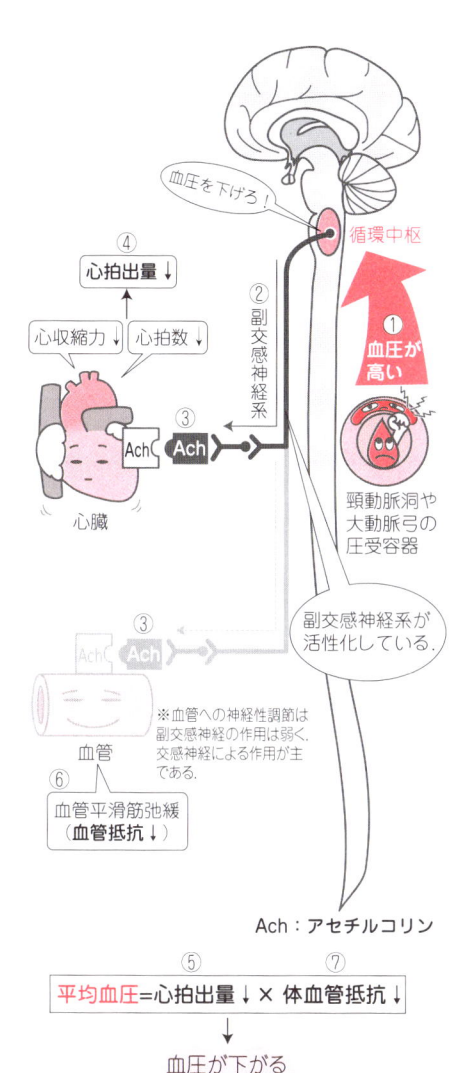

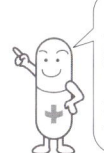

α遮断薬は，α受容体にアドレナリンが結合するのをブロックし，血管を拡張させて血圧を下げます．
β遮断薬は，β受容体にアドレナリンが結合するのをブロックし，心収縮力や心拍数を抑えて血圧を下げます．

血圧を下げます！Ach　副交感神経系

Visualizing Human Body

液性調節 1
▶ 副腎と下垂体後葉による循環調節

　液性調節の働きを，**副腎髄質**が中心となるもの，**下垂体後葉**が中心となるもの，そして**腎臓**が中心となるものの，3つに分けて説明します．

　このページでは，副腎髄質と下垂体後葉が中心となる液性調節について説明します．

副腎髄質が中心となる液性調節
①
低圧受容器から，血圧が低いという情報が循環中枢に届きます．
②
循環中枢から交感神経系を介して，副腎髄質に血圧上昇命令が送られます．
③
交感神経末端から**アセチルコリン**が分泌され，副腎髄質のアセチルコリン受容体に結合します（この場合，神経伝達物質がノルアドレナリンではないことに注意してください）．
④
副腎髄質から**アドレナリン**が血中に分泌され，心臓では**β受容体**に，血管では**α受容体**に結合します．
⑤
心臓では，心収縮力と心拍数が上がり，**心拍出量**が増加します．
⑥
心拍出量が増加すると，血圧が上がります．
⑦
血管では血管平滑筋が収縮し，**血管抵抗**が上がります．
⑧
血管抵抗が上がると，血圧が上昇します．

下垂体後葉が中心となる液性調節
⑨
浸透圧受容器から，浸透圧が高いという情報が下垂体後葉に届きます．
⑩
下垂体後葉から**バソプレシン**（AVP）が分泌されます（バソプレシンはアルギニンバソプレシンとも呼ばれるためAVPという略語が用いられています）．
⑪
AVPは腎臓のAVP受容体に結合し，**水**の再吸収を促して**尿量**を減らします．
⑫
尿量が減ると，循環血液量が増えますから，血液の濃度が下がって浸透圧が下がります．
⑬
循環血液量が増えると，当然心臓に戻ってくる**静脈還流量**も増えますから，血圧が上がります．
⑭
AVPは血管のAVP受容体にも結合し，血管平滑筋を収縮させ**血管抵抗**を上げます．
⑮
血管抵抗が上がることによって，血圧は上がります．

　液性調節は，ゆっくりと血圧を上昇させてゆく循環調節で，血圧を下げる方向にはあまり働いていません．

　血圧，血流量と血管抵抗の関係式については，血管のしくみを参照してください．♡48

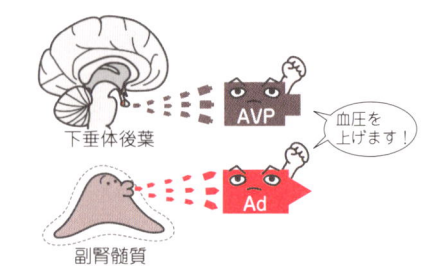

7. 循環調節

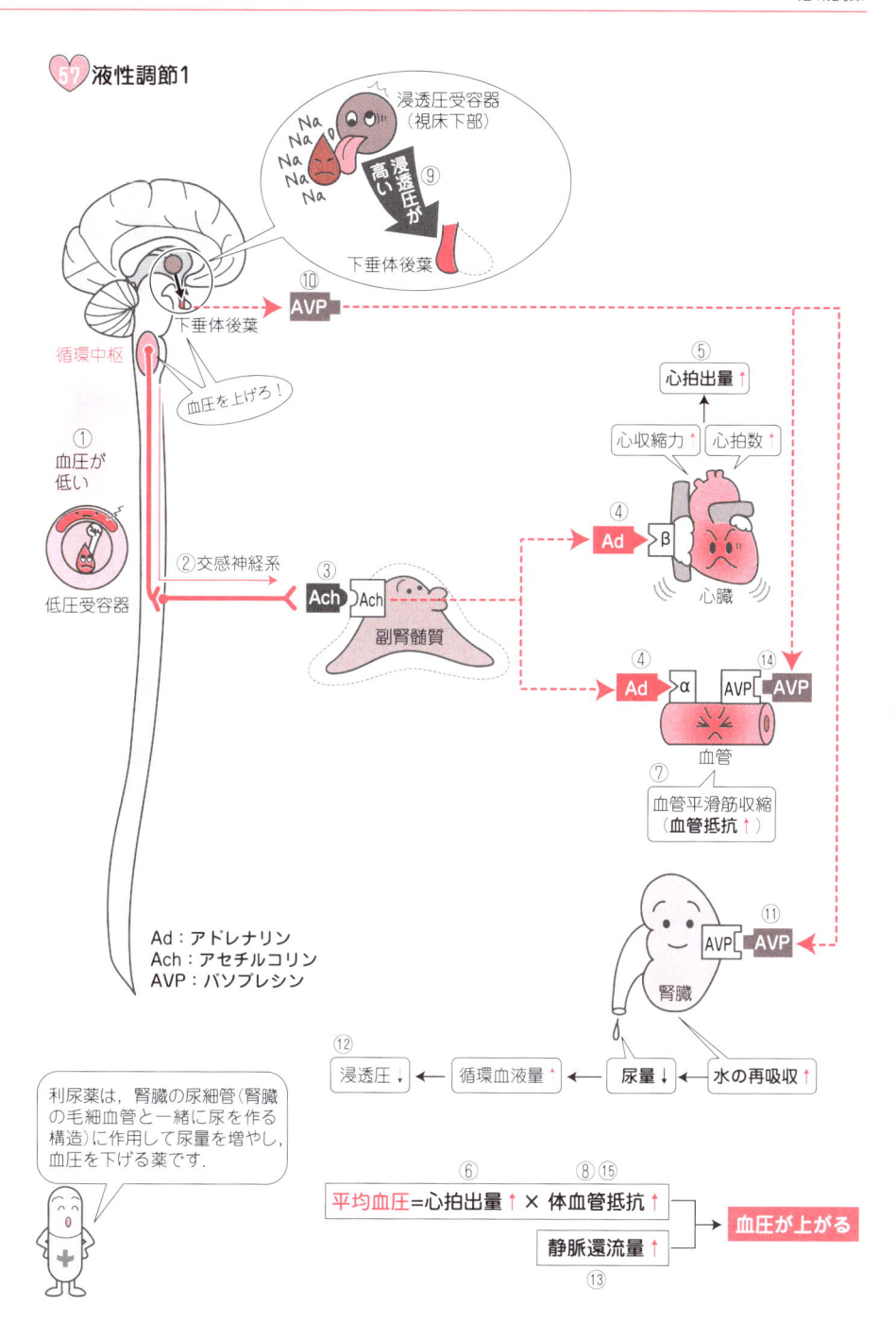

💗57 液性調節1

浸透圧受容器（視床下部）

⑨ 浸透圧が高い

下垂体後葉

下垂体後葉

循環中枢

血圧を上げろ！

① 血圧が低い

低圧受容器

② 交感神経系

③ Ach — Ach
副腎髄質

④ Ad — β
心臓

⑤ 心拍出量 ↑
心収縮力 ↑　心拍数 ↑

④ Ad — α　AVP — ⑭ AVP
血管

⑦ 血管平滑筋収縮（血管抵抗 ↑）

⑩ AVP

⑪ AVP — AVP
腎臓

Ad：アドレナリン
Ach：アセチルコリン
AVP：バソプレシン

⑫ 浸透圧 ↓ ← 循環血液量 ↑ ← 尿量 ↓ ← 水の再吸収 ↑

利尿薬は，腎臓の尿細管（腎臓の毛細血管と一緒に尿を作る構造）に作用して尿量を増やし，血圧を下げる薬です．

⑥　　　　　　　⑧⑮
平均血圧＝心拍出量 ↑ × 体血管抵抗 ↑　→　**血圧が上がる**
静脈還流量 ↑
⑬

循環調節

Visualizing Human Body

液性調節2（RAA系）
▶ 腎臓による循環調節

液性調節のうち，腎臓が中心になるものについて説明してみましょう．

圧受容器〜腎臓がレニン分泌するまで
①
低圧受容器から，血圧が低いという情報が循環中枢に伝わります．
②
循環中枢から，交感神経系を介して血圧を上げるように命令が伝わります．
③
交感神経末端から腎臓へノルアドレナリンが分泌され，β受容体に結合します．
④
腎臓からレニン（酵素）が分泌され，RAA系が活性化されます．

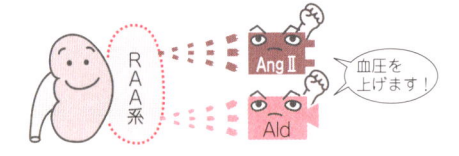

RAA系
RAA系のRはレニンのことで，2つのAはそれぞれアンジオテンシンとアルドステロンのことです．

RAA系はレニンから始まって，途中の産物であるアンジオテンシンⅡと，最終産物であるアルドステロンが作られるまでの，酵素による連鎖反応のことです．
⑤
レニンが，血液中に存在するアンジオテンシノゲンという前駆物質を，アンジオテンシンⅠに変身させます．
⑥
アンジオテンシンⅠは，肺から出されるアンジオテンシン変換酵素によってアンジオテンシンⅡ（ホルモン）になります．
⑦
アンジオテンシンⅡは，血管のアンジオテンシンⅡ受容体に結合して血管平滑筋を収縮させ，血管抵抗を上げます．
⑧
血管抵抗が上がると，血圧は上がります．
⑨
アンジオテンシンⅡは，副腎皮質のアンジオテンシンⅡ受容体にも結合し，アルドステロン（ホルモン）を分泌させます．
⑩
アルドステロンが，腎臓のアルドステロン受容体に結合し，腎臓のNa^+（ナトリウムイオン）再吸収を促進することによって，水の再吸収量を増やし，尿量が減ります．
⑪
尿量が減ると循環血液量が増えますから，心臓に戻ってくる静脈還流量も増え，血圧が上がります．

血圧，血流量と血管抵抗の関係式については，血管のしくみを参照してください．♡48

7. 循環調節

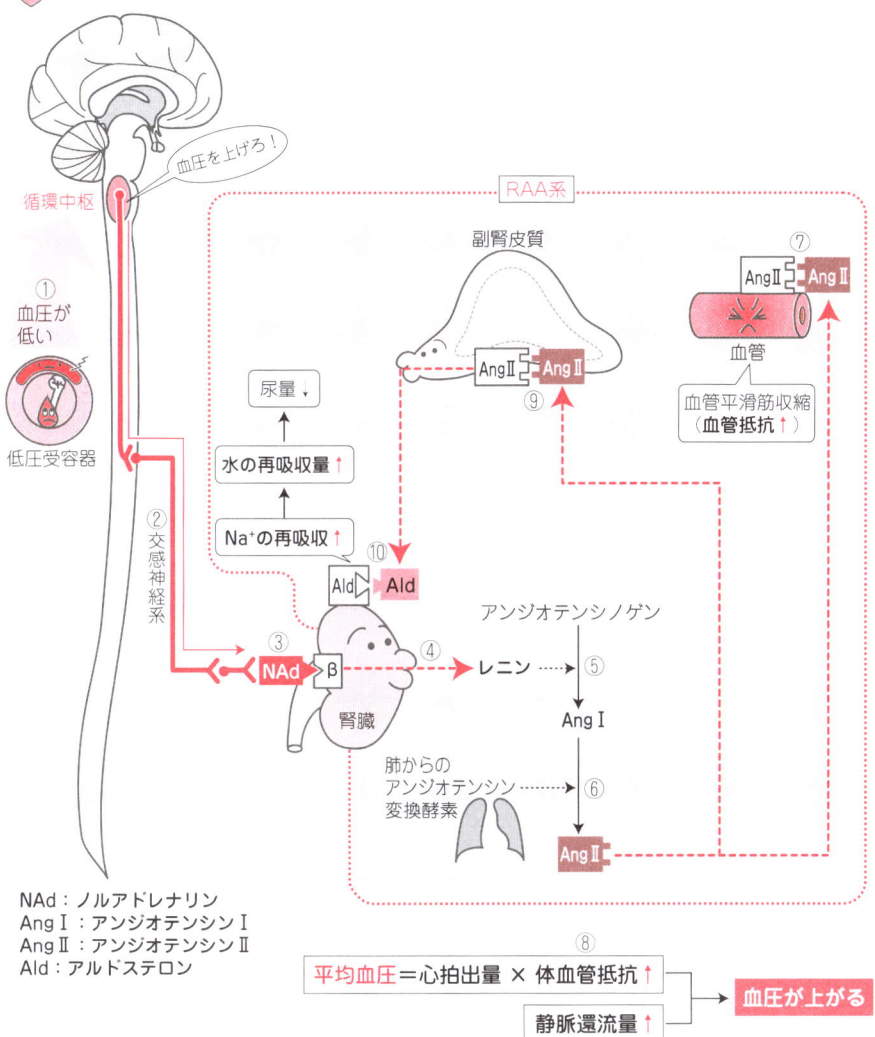

58 液性調節2（RAA系）

血圧を上げろ！
循環中枢

① 血圧が低い
低圧受容器

② 交感神経系

RAA系

副腎皮質

AngⅡ → AngⅡ
⑨

⑦
AngⅡ → AngⅡ
血管
血管平滑筋収縮
（血管抵抗↑）

尿量↓

水の再吸収量↑

Na^+の再吸収↑

⑩ Ald → Ald

③ NAd β ④ → レニン …… ⑤
腎臓

アンジオテンシノゲン
↓
AngⅠ

肺からの
アンジオテンシン …… ⑥
変換酵素
↓
AngⅡ

NAd：ノルアドレナリン
AngⅠ：アンジオテンシンⅠ
AngⅡ：アンジオテンシンⅡ
Ald：アルドステロン

⑧
平均血圧＝心拍出量 × 体血管抵抗↑
静脈還流量↑
⑪
→ 血圧が上がる

ACE阻害薬（アンジオテンシン変換酵素阻害薬）は，肺から分泌されるアンジオテンシン変換酵素を阻害することでAngⅡの産生を抑制し，特に血管抵抗を下げることで血圧を下げます．

ARB（アンジオテンシンⅡ受容体拮抗薬）は，AngⅡが血管のAngⅡ受容体に結合しないようにして体血管抵抗を下げることで血圧を下げます．ACE阻害薬よりも強い降圧作用を持ちます．

循環調節

Visualizing Human Body

循環調節に対する心筋の反応
▶ 心収縮力が増減するミクロのしくみ

神経伝達物質やホルモンが，心筋細胞の受容体に結合して，いかに心収縮力が増強・減弱するか見てみましょう。♡34〉

心収縮力の増強

心筋収縮の鍵を握るのは心筋細胞内のCa^{2+}（カルシウムイオン）です。

収縮の増強は細胞内Ca^{2+}濃度を高く保つことで得られます。

①
心筋細胞膜のβ受容体にノルアドレナリンが結合すると，細胞膜内でβ受容体にくっついていたG蛋白質が活性化されます。

②
すると，G蛋白質の一部を構成しているαサブユニットと呼ばれる部分が切り離され，細胞膜上をすべり，細胞膜上のAC（アデニル酸シクラーゼ）という酵素に結合し，これを活性化します。

③
アデニル酸シクラーゼは細胞内のATPに働きかけ，cAMP（サイクリックAMP）という物質を作り，cAMPはPKA（プロテインキナーゼA）というリン酸化酵素を活性化します。♡50〉

④
PKAは，電位依存性Ca^{2+}チャネルをリン酸化して開き，Ca^{2+}が流入します。

⑤
PKAは，筋小胞体上のCa^{2+}ATPaseをリン酸化し，Ca^{2+}取り込み促進し，次回収縮時に大量のCa^{2+}を放出させます。

⑥
④⑤のしくみで細胞内のCa^{2+}の濃度が上昇し，収縮力が増強されます。

⑦
さらにPKAは，トロポニン複合体に結合してその働きを抑制し，アクチンとミオシンの接触を助け，心収縮力を増強させます。

心収縮力の減弱

心収縮力の減弱はおもに，心筋収縮力増強のしくみを邪魔することによって起こります。

⑧
アセチルコリン受容体にアセチルコリンが結合すると，細胞膜内でアセチルコリン受容体にくっついていたG蛋白質が活性化されます。

⑨
G蛋白質の一部であるβγサブユニットが切り離され，細胞膜の上をすべり，アデニル酸シクラーゼを抑制します。これによって，アデニル酸シクラーゼ以降のCa^{2+}濃度を上昇するしくみが進行しなくなります。

⑩
βγサブユニットはさらに，細胞膜上の電位依存性Ca^{2+}チャネルを閉じ，Ca^{2+}が細胞内に入ってくるのを防ぎます。

⑪
アデニル酸シクラーゼが抑制されたので，筋小胞体上のCa^{2+}ATPaseは活性化されておらず，筋小胞体内のCa^{2+}貯蔵量は低いままなので，筋小胞体からはCa^{2+}があまり出てきません。

以上のしくみによって細胞内のCa^{2+}濃度は低くなり，心収縮力は減弱します。

> いろいろと知らない名前が出てきていますが，要するに細胞内酵素などの蛋白質やATPなどを使って，心筋収縮力の増強や減弱のために細胞内をあちこちと調節しているわけです。

7. 循環調節

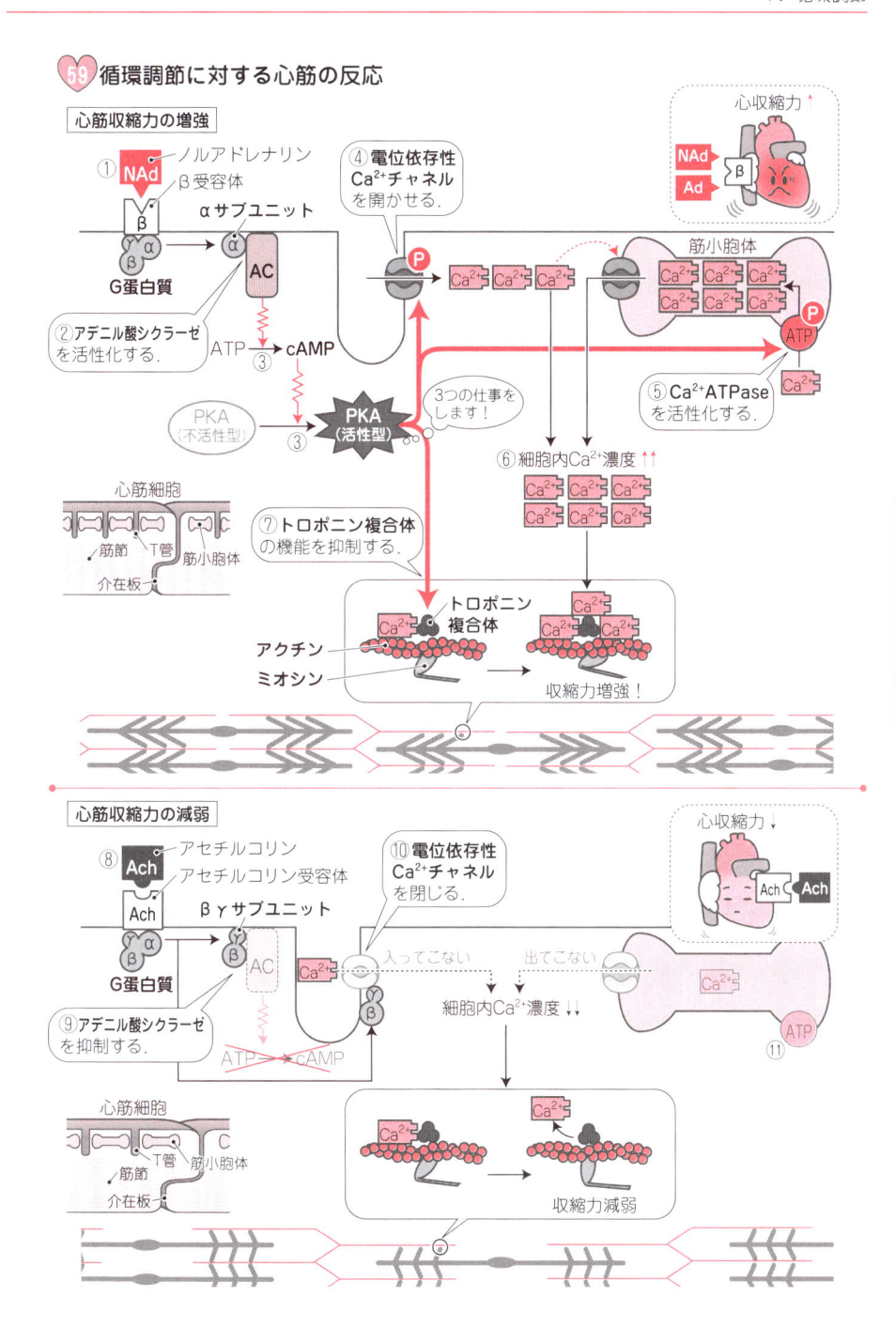

59 循環調節に対する心筋の反応

心筋収縮力の増強

① NAd ノルアドレナリン
β受容体
αサブユニット
G蛋白質
② アデニル酸シクラーゼを活性化する．
ATP → cAMP
PKA（不活性型）
PKA（活性型）
3つの仕事をします！

④ 電位依存性Ca^{2+}チャネルを開かせる．

筋小胞体
⑤ Ca^{2+}ATPaseを活性化する．

⑥ 細胞内Ca^{2+}濃度 ↑↑

心筋細胞
筋節 / T管 / 筋小胞体 / 介在板

⑦ トロポニン複合体の機能を抑制する．
アクチン
ミオシン
トロポニン複合体
収縮力増強！

心収縮力 ↑
NAd / Ad / β

心筋収縮力の減弱

⑧ Ach アセチルコリン
アセチルコリン受容体
βγサブユニット
G蛋白質
⑨ アデニル酸シクラーゼを抑制する．
ATP → cAMP

⑩ 電位依存性Ca^{2+}チャネルを閉じる．
入ってこない / 出てこない
細胞内Ca^{2+}濃度 ↓↓
⑪ ATP

心筋細胞
筋節 / T管 / 筋小胞体 / 介在板

収縮力減弱

心収縮力 ↓
Ach

循環調節

Visualizing Human Body

循環調節に対する血管平滑筋の反応
▶ 血管が収縮・拡張するミクロのしくみ

神経伝達物質やホルモンが血管の受容体に結合して、それに応じてどのように血管平滑筋が収縮・弛緩しているか見てみましょう。💗50〉

血管平滑筋を収縮させる物質にはいろいろなものがありますが、ここではノルアドレナリンを例にとってみましょう。

血管平滑筋の収縮
①
ノルアドレナリンがα受容体に結合すると、細胞膜内でα受容体にくっついている**G蛋白質**が活性化されます。

②
すると、G蛋白質の一部を構成している**αサブユニット**と呼ばれる部分が切り離され、細胞膜上をすべり、細胞膜上の**PLC**（ホスホリパーゼC）という、リン脂質を分解する酵素を活性化します。細胞膜の主成分はリン脂質ですから、これを分解して新しい物質を作り出すわけです。

③
PLCは、細胞膜を構成する**PIP$_2$**（ホスファチジルイノシトール二リン酸）というリン脂質を、**DAG**（ジアシルグリセロール）と**IP$_3$**（イノシトール三リン酸）に分解します。

④
細胞内に遊離したIP$_3$は、小胞体のIP$_3$受容体に結合してこれを開き、**Ca^{2+}**（カルシウムイオン）が細胞内に出されます。

⑤
IP$_3$は、細胞膜上のCa^{2+}チャネルにも結合してこれを開口させ、細胞内にCa^{2+}が流入します。

⑥
流入したCa^{2+}によって、カルモジュリン、MLCK（ミオシン軽鎖キナーゼ）が順に活性化され、ミオシンとアクチンが接触して筋収縮が起こります。

血管平滑筋が弛緩するしくみについてはよくわかっていないことが多いのですが、（血管）**内皮細胞**が大きな働きを担っていることがわかっています。

血管平滑筋弛緩を促す物質は、アセチルコリンをはじめとして、ヒスタミンやブラジキニンなどいろいろあるのですが、ここではアセチルコリンを例にしてみます。

血管平滑筋の弛緩
①
アセチルコリンが、内皮細胞にあるアセチルコリン受容体に結合すると、内皮細胞内で血管弛緩物質が作られます。血管弛緩物質とは**NO**（一酸化窒素）やPGI$_2$（プロスタグランジンI$_2$）などの物質のことです。

②
（血管）内皮細胞から放出されたNOは、血管平滑筋細胞の細胞膜を通り抜け、細胞内でさまざまな反応を引き起こし、平滑筋は弛緩します。

③
PGI$_2$は血管平滑筋の受容体に結合し、これによって細胞内でさまざまな反応が起こって、平滑筋が弛緩します。

以上のように、細胞内を情報が段階的に伝わって行って目的の反応を起こすしくみを、細胞内情報伝達といいます。

G蛋白質は、α, β, γの3つのサブユニットからなるGTP結合蛋白質のことです（GTPはα部分についている）。不活性化状態ではGTPがGDPの状態で存在します。細胞質内のGTPからリン酸をひとつもらうことで活性化し、αとβγの2つの部分に解離して、それぞれがいろいろなシグナルとして働くことができます。

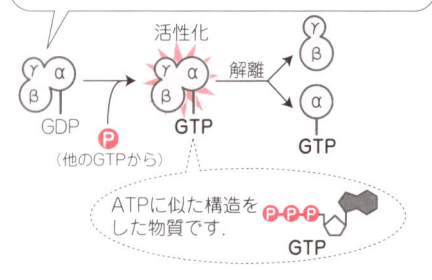

7. 循環調節

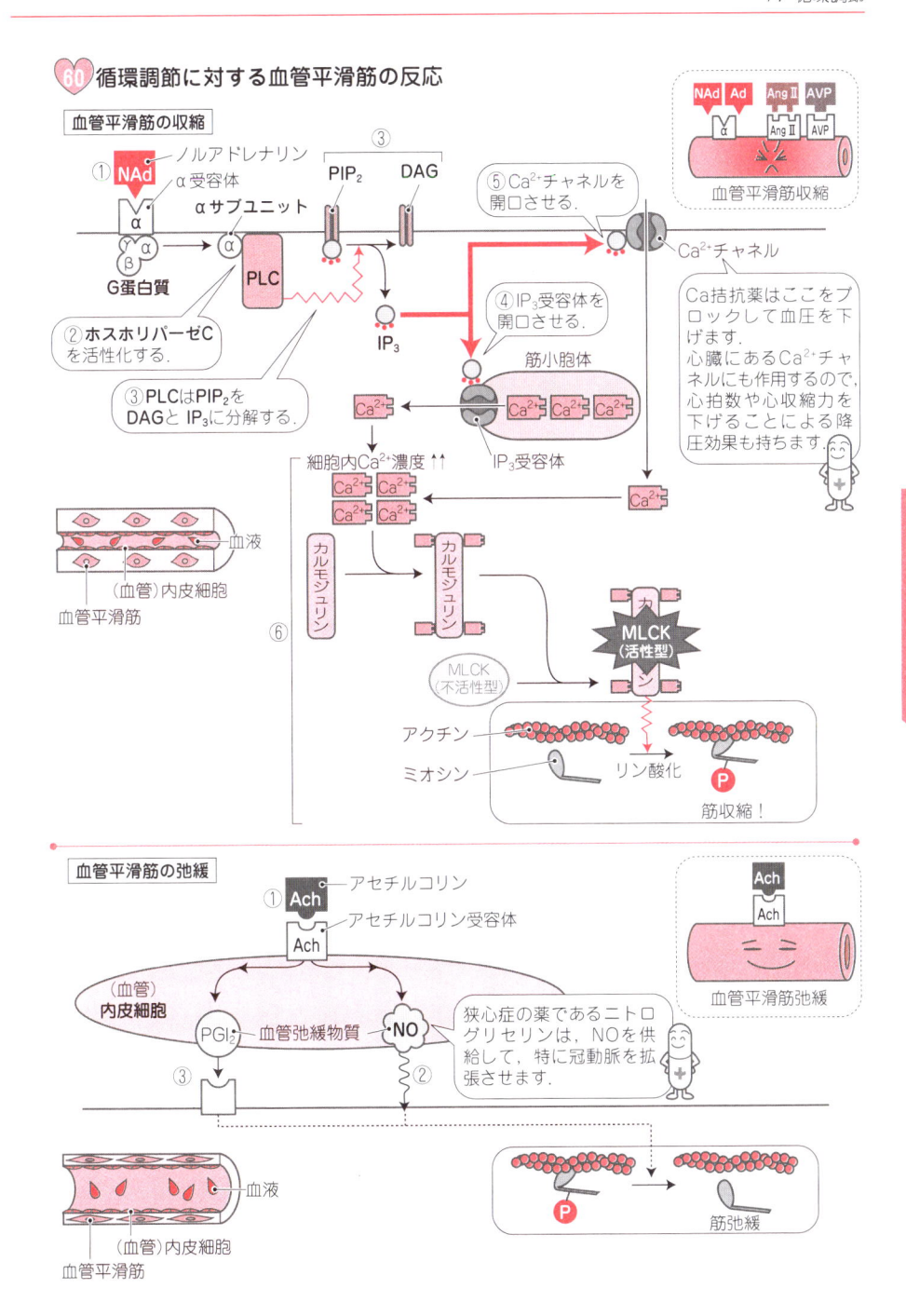

60 循環調節に対する血管平滑筋の反応

血管平滑筋の収縮

① NAd ノルアドレナリン / α受容体
αサブユニット
G蛋白質
② ホスホリパーゼC を活性化する．
③ PLCはPIP₂を DAGとIP₃に分解する．
④ IP₃受容体を開口させる．
⑤ Ca^{2+}チャネルを開口させる．
Ca^{2+}チャネル
筋小胞体
IP₃受容体
細胞内Ca^{2+}濃度 ↑↑

Ca拮抗薬はここをブロックして血圧を下げます．心臓にあるCa^{2+}チャネルにも作用するので，心拍数や心収縮力を下げることによる降圧効果も持ちます．

血管平滑筋収縮（NAd, Ad, Ang II, AVP）

血液
（血管）内皮細胞
血管平滑筋

⑥ カルモジュリン
MLCK（不活性型） → MLCK（活性型）
アクチン
ミオシン
リン酸化
筋収縮！

血管平滑筋の弛緩

① Ach アセチルコリン / アセチルコリン受容体
（血管）内皮細胞
PGI₂ ／ 血管弛緩物質 ／ NO
③ ②

狭心症の薬であるニトログリセリンは，NOを供給して，特に冠動脈を拡張させます．

血管平滑筋弛緩

血液
（血管）内皮細胞
血管平滑筋

筋弛緩

Visualizing Human Body

国試を読み解こう！
▶ 循環調節に関する問題

臨床検査技師国試55A16
交感神経興奮で起こるのはどれか．
1. 散瞳
2. 血圧低下
3. 心拍数減少
4. 消化管運動亢進
5. 気管支平滑筋収縮

交感神経（系）は運動時などに活性化される神経で，神経末端からいろいろな臓器にノルアドレナリンを分泌し，全身を運動などに対応できる状態に調節します．

例えば瞳孔を開かせて，運動に必要な視野を確保するので，1は正しいです．

そして運動に必要な大量の血液を拍出するために血圧を上げます．2は間違いです．

同様に心拍数も上昇して，心拍出量を増加させます．3は間違いです．

そして運動時に消化・吸収をする必要はないので，消化管運動は減弱します．4は間違いです．

空気の通り道である気管支は，運動に見合った大量の換気を可能にするため，気管支平滑筋が弛緩して拡張します．よって5は間違いです．

以上より正解は1です．

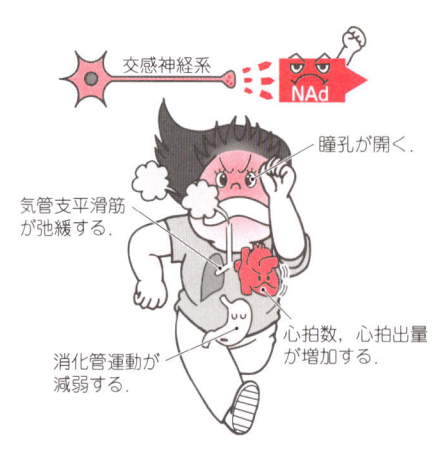

管理栄養士国試07037
血圧の調節に関する記述である．正しいのはどれか．
(1) 延髄には，血圧調節の中枢が存在する．
(2) 心臓への流入血液量が増えると，心収縮力が低下する．
(3) 血圧上昇により圧受容器が興奮すると，心拍数が増加する．
(4) 一酸化窒素（NO）は，血管収縮作用を有する．
(5) 循環血液量が減少すると，レニンの分泌が低下する．

血圧調節の中枢は循環中枢と呼ばれ，延髄に存在します．(1)は正しいです．

心臓への流入血液量とは，静脈還流量のことで，静脈還流量が増えると，心収縮力は上昇します．♥36＞よって(2)は間違いです．

血圧上昇の情報を頸動脈洞や大動脈弓の圧受容器が感知して，それが循環中枢に伝わると，循環中枢は心臓に心拍数を下げる命令を出し，心拍数が下がって血圧が下がります．よって(3)は間違いです．

NOには血管平滑筋を弛緩させる作用があります．よって(4)は間違いです．

循環血液量が減少すると，血圧を上げるためにレニン分泌が亢進し，RAA系（レニン-アンジオテンシン-アルドステロン系）が働いて血圧を上げます．よって(5)は間違いです．

以上より正解は(1)です．

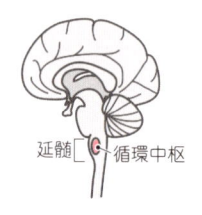

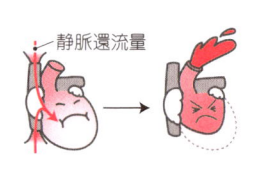

郵便はがき

1078790

料金受取人払郵便

赤坂局承認

7401

差出有効期間
2026年1月
31日まで
〔切手不要〕

１２３

（受取人）
東京都港区南青山3-1-31
KD南青山ビル

メディック　メディア行

フリガナ 氏　名			男 ・ 女 (　　　歳)
住　所	〒 　　　　　　　　TEL　　　(　　　)		
e-mail			新刊案内などのお知らせメールを お届けしてよろしいでしょうか？ Yes ／ No
ご職業	□学生　(　　　　年・既卒)　　　□教員 □専門職 (資格名　　　　　　　) □その他 (　　　　)		
	学校名　　　　　　大学・短大　　　　　　　学部 　　　　　　　　　専門・高校　　　　　　　学科		
	お勤め先　　　　　　　部署名		

□下記に同意の上個人情報を提供致します（□にチェックして下さい）
本紙にご記入いただいたアンケートや個人情報は、プレゼントの発送、(株)メディックメディアの企画の参考、お問合せへの回答、当社企画のご案内、個人を特定しない範囲での広告掲載以外には使用致しません。個人情報保護管理者は情報技術管理部マネージャー(privacy@medicmedia.com)です。開示の手続きはメディックメディアHP「個人情報の取扱いについて」をご参照下さい。

「あなたの声」お聞かせください！

アンケートは右記QRコードからもお送りいただけます ▶▶▶

イメカラ（イメージするカラダのしくみ）循環器　第1版

アンケート回答者の中から，毎月抽選で若干名様に1,000円分の図書カードを進呈します．
※当選者の発表はプレゼントの発送をもってかえさせていただきます．

1 本書を何で知りましたか？（複数回答可）
1. 書店店頭で見て
2. インターネット書店
3. 弊社WEBサイトを見て
4. 広告を見て
5. 友人・先輩の薦め
6. 学校の先生の薦め
7. 学校での一斉購入
8. その他（　　　　　　　　　　　）

2 本書をいつ，どこで購入しましたか？
お買い上げ時期：　　　　年　　　　月頃　書店名：

3 あなたにとって本書の難易度はどの程度でしたか．○をつけてください．

やさしすぎる　やさしい　ちょうどいい　むずかしい　むずかしすぎる

4 本書の中で最も気に入ったページは何ページですか．
p.
理由

5 本書の中で最も分かりづらかったページは何ページですか．
p.
理由

6 本書の改訂時に新たに加えてほしいと思う内容があればご記入ください．

7 その他何かご感想がありましたらご記入ください．

ご協力ありがとうございました．　　ISBN 978-4-89632-334-4

7. 循環調節

はり師・きゅう師国試7-38
圧受容器の興奮で起こらないのはどれか.
1. 心拍数の低下
2. 抵抗血管の拡張
3. 心拍出量の減少
4. 迷走神経活動の低下

ここでいう圧受容器の興奮は,血圧上昇を感知する,頸動脈洞や大動脈弓の圧受容器のことを指していると推測されます.

血圧が高いという情報が圧受容器から循環中枢に届けられると,循環中枢は血圧を下げる循環調節をスタートさせます.

血圧を下げるためには,心拍出量を下げ,血管抵抗を下げる必要があります.どのような循環調節が行われるのか,下の式にしたがって考えてみましょう.

「平均血圧＝心拍出量×体血管抵抗」
「心拍出量＝1回拍出量×心拍数」

それでは選択肢を吟味していきますね.

心拍出量を下げるために心拍数が下がるので,1は正しいです.

抵抗血管（おもに細動脈）が拡張すると,血管抵抗は下がりますから,血圧は下がります.よって2は正しいです.

心拍出量が減少すると,血圧は下がります.よって3は正しいです.

血圧を下げるときには,交感神経系よりも副交感神経（迷走神経）系が活性化されますから,迷走神経活動は亢進します.よって4は間違いです.

以上より正解は4です.

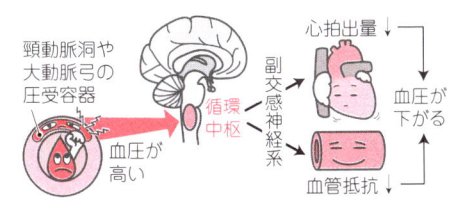

看護師国試91A8
血圧が低下しても分泌が亢進しないホルモンはどれか.
1. レニン
2. 抗利尿ホルモン
3. 甲状腺ホルモン
4. 副腎髄質ホルモン

液性調節に関わらないホルモンを選べばよいですね.血圧が低下すると,体内では血圧を上昇させるしくみが働きます.

レニンは,腎臓から分泌されるホルモン（正確には酵素）で,RAA系（レニン-アンジオテンシン-アルドステロン系）という,血圧を上昇させる連鎖反応をスタートさせるので,レニンの分泌は亢進します.

抗利尿ホルモンの別名はバソプレシン（AVP）です.下垂体後葉から分泌され,腎臓に働きかけて,尿量を減らして循環血液量を増やし,血圧を上げます.ですから抗利尿ホルモンの分泌は亢進します.

甲状腺ホルモンは血圧とはあまり関係がなく,血圧が低下しても分泌は亢進しません.

副腎髄質ホルモンとはつまりアドレナリンのことで,血圧が下がると心臓や血管に働きかけて血圧を上げます.ですから副腎髄質ホルモンの分泌は亢進します.

以上より正解は3です.

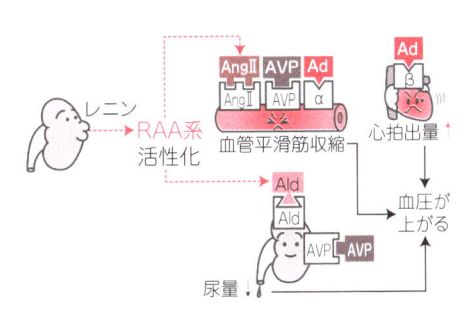

Visualizing Human Body

8. 理解を深める疾患編

INTRO

　この章では，循環器の正常機能の理解を深めるために，いくつかの循環器疾患について説明します．
　どのような疾患が出てくるのか簡単に列挙してみましょう．
　まずは，動脈硬化の話をしましょう．
　動脈硬化は**血管**に生じる異常で，高血圧や虚血性心疾患など，様々な循環器疾患のベースとなる病態です．
　動脈硬化ではなんらかの原因（例えば高血圧，脂質異常症，糖尿病や喫煙などが血管に与えるストレス）によって，動脈壁が分厚くなって弾力性を失ってしまいます．
　すると，血管抵抗が下がりにくくなり，次第に血圧が高くなってしまいます．
　そして，基本的に動脈の内腔は狭くなるので，動脈硬化を起こしている部位から先の血流が途絶えてしまい，狭心症や心筋梗塞などの虚血性心疾患を引き起こしてしまいます．
　続いて，**心臓**の**弁**の病気である弁膜症や，刺激伝導系の病気である不整脈についても説明します．
　弁膜症は，心臓内腔に存在する弁がきちんと働かなくなるために，血行動態が乱れて，さまざまな障害を及ぼすものです．
　不整脈は，心臓の刺激伝導系が正常に機能しなくなったり，ペースメーカではない心筋細胞が電気刺激の発信源となり，心拍数と心拍のリズムが乱れてしまうものです．
　心内膜や心筋，そして心外膜に異常が生じる疾患についても簡単に扱ってみます．
　さらに，先天的に心臓や大血管の接続に異常がある先天性心疾患について，解剖学的にどこがおかしいのかという観点から，一覧でまとめてみましょう．
　最後には心不全の話をします．
　心不全はあらゆる循環器疾患がたどりつく最終ステージで，心臓の**ポンプ機能**が低下して，末梢組織が必要とするだけの血液を拍出できなくなってしまった状態です．
　いずれの疾患も，循環器のどの部分にどのような異常が生じてしまったのか，ということを意識しながら，おおまかに把握してみましょう．

動脈硬化と循環器疾患
▶ 全身の血管で年齢とともに硬化が進行

　動脈硬化は，皮膚にしわやしみができるのと同様，年齢とともに生じる血管の老化です．

　人間が生れ落ちたそのときから，動脈硬化の進行は始まっているといわれています．

　イラストで，動脈硬化が原因で起こる疾患群を眺めてみましょう．

　頸動脈や脳動脈で動脈硬化が起こると，脳梗塞やくも膜下出血といった脳血管障害を起こします．

　冠動脈で起こると，狭心症や心筋梗塞などの虚血性心疾患を引き起こしてしまいます．

　大動脈で起こると，大動脈瘤や大動脈解離の原因となってしまいます．

　また，血圧に深く関わる腎動脈や腎臓の細動脈などで動脈硬化が起こると，腎血管性高血圧や腎硬化症を起こします．

　大腿動脈に動脈硬化が起こると，閉塞性動脈硬化症を起こして，下肢の安静時疼痛や潰瘍，壊死を来たします．

　高血圧は，その多くが原因不明なのですが，全身の細動脈の動脈硬化がその一因である，と考えられています．

　高血圧と動脈硬化は，「お互いに悪化させあう負の関係」にあります．

　動脈硬化が，実にいろいろな部位に疾患を引き起こしうることがわかりますね．

61 動脈硬化と循環器疾患

部位	疾患
脳動脈／頸動脈	脳血管障害（脳梗塞，脳出血，くも膜下出血）
冠動脈	虚血性心疾患（狭心症，心筋梗塞）
大動脈	・大動脈瘤　・大動脈解離
腎動脈／腎臓の細動脈	・腎血管性高血圧症　・腎硬化症
大腿動脈	閉塞性動脈硬化症
全身の細動脈	高血圧

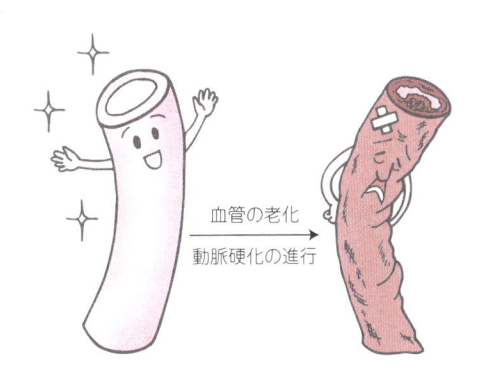

血管の老化
動脈硬化の進行

Visualizing Human Body

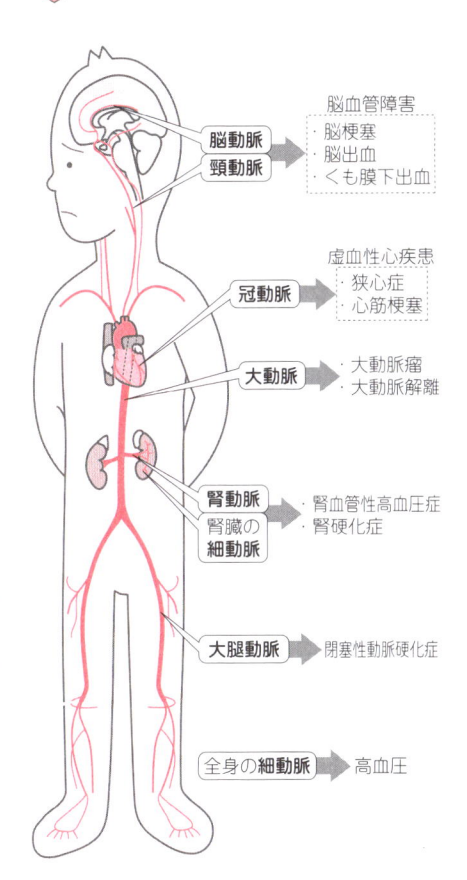

動脈硬化の病態
▶ 特に粥状硬化を知っておこう

動脈硬化が起こる機序を説明してみましょう。

動脈硬化は大きく3つに分類されます。

動脈硬化の分類
- 粥状硬化（じゅくじょう）
  （別名アテローム性動脈硬化）
- メンケベルグ動脈硬化
- 細動脈硬化

この中で特に重要なのは粥状硬化で、ほとんどの動脈硬化は、欧米型の高コレステロール食などが原因で起こるとされます。

まずは、メンケベルグ型動脈硬化と細動脈硬化を見てみましょう。

メンケベルグ動脈硬化
臓器内に分布する筋型動脈に起こりやすいタイプの動脈硬化です。

動脈壁の中膜の石灰化が特徴で、血管内腔は狭くなることはあまりなく、基本的に無害な動脈硬化だと考えられています。

細動脈硬化
名前の通り、細動脈に起こりやすいタイプの動脈硬化です。

高血圧との関係が深く、血管壁の硝子変性（線維化のこと）やフィブリノイド変性（血液凝固物質であるフィブリンなどが沈着すること）によって、動脈壁が脆弱になります。

血管が破れて、脳出血などの原因になりやすいことが特徴です。

それでは粥状硬化を説明しましょう。

粥状硬化
大動脈などの弾性動脈と、冠動脈に起こりやすく、重篤な疾患に直結しやすい最も重要な動脈硬化です。

動脈壁の内膜と中膜の間にアテローム（粥腫）という、粥状でどろどろの物質が蓄積し、プラークという隆起を形成することが主要病態です。

①
血管内皮細胞に高血圧などのストレスが加わり、血管内皮細胞が傷害を受けて、その一部が剥がれます。

②
血管内皮細胞と中膜の間に、単球や平滑筋細胞などの細胞と、コレステロールが侵入します。
周囲には血小板も集まってきます。

③
単球が変身したマクロファージが、コレステロールを貪食して、今度は泡沫細胞になります。

平滑筋細胞もコレステロールを貪食します。

④
泡沫細胞と平滑筋細胞は、コレステロールを食べ過ぎると崩壊し、石灰化や線維化が起こって、アテロームが形成されます。

この機序が繰り返されて、プラークは次第に膨らんでゆきます。

アテロームが破綻すると、そこに血栓ができ、一気に血管が完全閉塞してしまいます。

各動脈の構造については、血管のしくみを参照してください。♡44

62 動脈硬化の病態

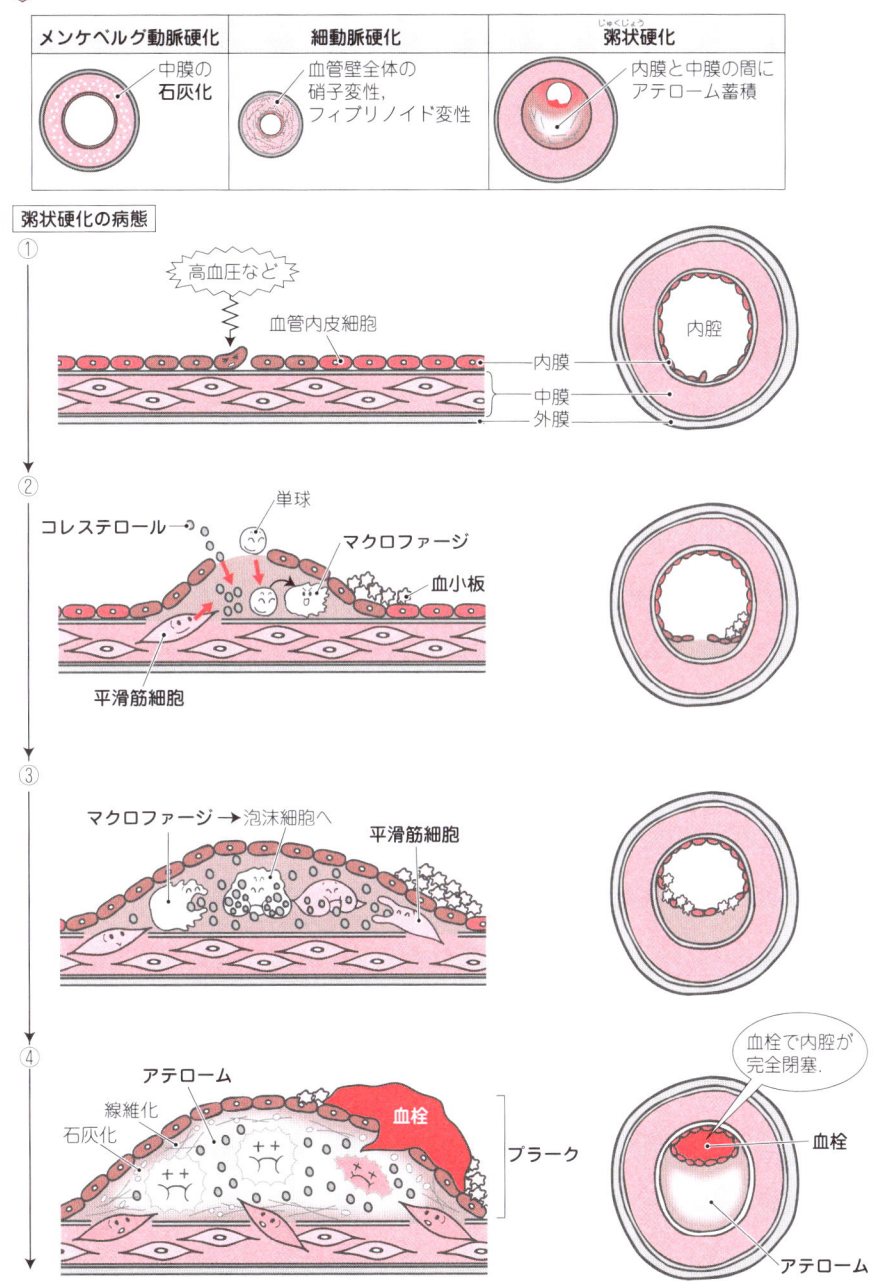

メンケベルグ動脈硬化	細動脈硬化	粥状硬化
中膜の**石灰化**	血管壁全体の硝子変性, フィブリノイド変性	内膜と中膜の間にアテローム蓄積

粥状硬化の病態

① 高血圧など → 血管内皮細胞
（内腔／内膜／中膜／外膜）

② コレステロール、単球、マクロファージ、血小板、平滑筋細胞

③ マクロファージ → 泡沫細胞へ、平滑筋細胞

④ アテローム、線維化、石灰化、血栓 ／ プラーク
血栓で内腔が完全閉塞．
血栓／アテローム

高血圧
▶ 持続的に血圧が基準値を超える

高血圧の定義を述べてみましょう．

> **高血圧の定義**
> 指定された適切な測定方法によって，2回以上の異なる機会に診察室で測定された血圧が，ともに
> **収縮期血圧140mmHg以上**
> かつ/または
> **拡張期血圧90mmHg以上**
> であるもの．

日本高血圧学会の「高血圧治療ガイドライン2019」では，右表のような診察室血圧による分類に加えて，家庭血圧で「収縮期血圧≧135mmHg かつ/または 拡張期血圧≧85mmHg」を高血圧としています．

このガイドラインによると，2010年の調査において，「30歳以上の日本人男性の60％，女性の45％，数にして約**4300万人**が，上記の高血圧の定義にあてはまる，あるいは降圧薬の服用中である」と発表しています．

高血圧の人では，心臓や脳血管，全身の血管に起こる動脈硬化などの病気の発生率が，明らかに高くなることがわかっています．

しかし，高血圧にははっきりした症状が出ず，放置されることが大きな問題です．

そもそも，人体には循環調節機能が備わっているのに，どうして高血圧になってしまうのでしょうか？

実は，高血圧患者の9割以上は，血圧上昇の原因がはっきりとはわからない**本態性高血圧**に分類されます．

加齢に伴う高コレステロール血症などで，動脈硬化が起こり血管が固くなること，体重増加によって血液量が増加することなどがその原因として推察されています．

> **本態性高血圧症**
> 高血圧患者の9割以上が本態性高血圧症にあてはまります．
> 高血圧の**家族歴**があることが多く，中年以降に，徐々に発症します．
> 高血圧以外に異常所見などが見られず，降圧薬が効きます．

原因のわからない本態性高血圧に対して，なんらかの明確な疾患によって高血圧が引き起こされている場合を，**二次性高血圧**といいます．

> **二次性高血圧症**
> 高血圧患者の1割弱は，血圧上昇の原因疾患がはっきりしている**二次性高血圧症**にあてはまります．
> 家族歴はなく，発症年齢は**若年**と**高齢**に二極化していて，急激に発症することがあり，降圧薬があまり効きません．
> 二次性高血圧症の原因疾患の7割以上は**腎臓**に異常があることが多く，これを**腎性高血圧症**といいます．
> 腎臓以外では，イラストのように，内分泌性のもの，血管性のもの，神経性のものなど，いろいろなものがあります．

高血圧のおおまかな治療は，以下のようなものです

> **高血圧の治療**
> 本態性高血圧症
> 　→生活習慣の修正と**降圧薬**
> 二次性高血圧症→原疾患の治療
> **生活習慣の修正項目**
> ・食塩制限：**6g/日**未満
> ・野菜・果物の積極的摂取
> ・適正体重の維持：**BMI＜25**
> ・禁酒
> ・禁煙　　　　　　　　　　　など

63 高血圧

成人における**診察室血圧**の分類（mmHg）

分類		収縮期血圧		拡張期血圧
	正常血圧	＜120	かつ	＜80
	正常高値血圧	120-129	かつ	＜80
	高値血圧	130-139	かつ/または	80-89
高血圧	Ⅰ度高血圧	140-159	かつ/または	90-99
	Ⅱ度高血圧	160-179	かつ/または	100-109
	Ⅲ度高血圧	≧180	かつ/または	≧110
	（孤立性）収縮期高血圧	≧140	かつ	＜90

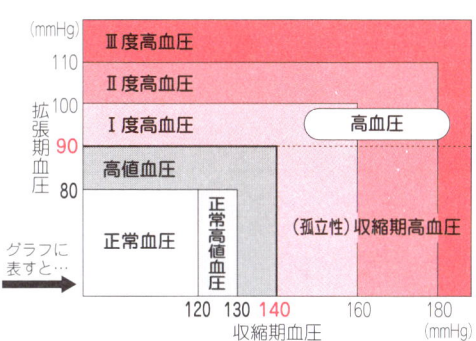

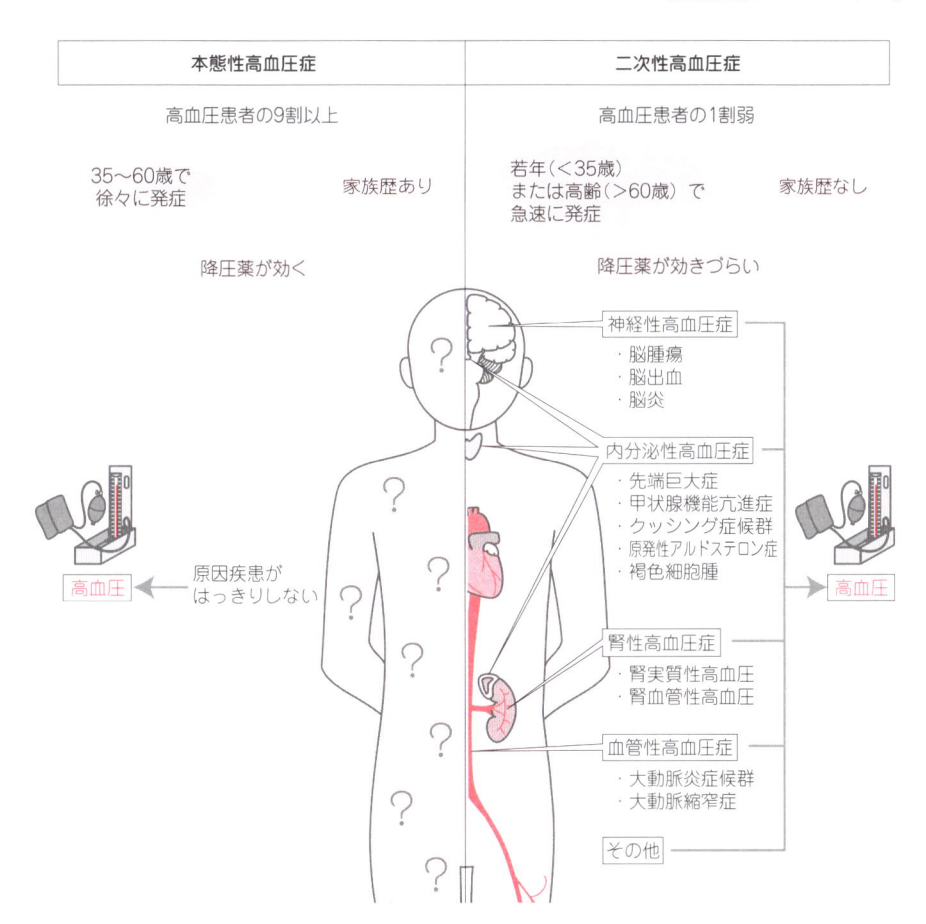

＜高血圧治療ガイドライン2019＞

グラフに表すと…

（グラフ：収縮期血圧 / 拡張期血圧）
- Ⅲ度高血圧
- Ⅱ度高血圧
- Ⅰ度高血圧
- 高値血圧
- 正常血圧
- 正常高値血圧
- （孤立性）収縮期高血圧

本態性高血圧症

- 高血圧患者の9割以上
- 35〜60歳で徐々に発症
- 家族歴あり
- 降圧薬が効く
- 原因疾患がはっきりしない → 高血圧

二次性高血圧症

- 高血圧患者の1割弱
- 若年（＜35歳）または高齢（＞60歳）で急速に発症
- 家族歴なし
- 降圧薬が効きづらい
- → 高血圧

神経性高血圧症
- 脳腫瘍
- 脳出血
- 脳炎

内分泌性高血圧症
- 先端巨大症
- 甲状腺機能亢進症
- クッシング症候群
- 原発性アルドステロン症
- 褐色細胞腫

腎性高血圧症
- 腎実質性高血圧
- 腎血管性高血圧

血管性高血圧症
- 大動脈炎症候群
- 大動脈縮窄症

その他

動脈瘤
▶ 動脈の異常な膨らみ

動脈瘤はいろいろな部位にできる，動脈の異常な膨らみです．

動脈瘤で一番恐ろしいことは，瘤がよほど大きくならないと症状が出ないことで，ある日突然，血管壁が破れて出血してしまうことです．

大動脈瘤が破裂すれば大出血を起こしますし，脳動脈瘤であれば脳出血やくも膜下出血になり，いずれも非常に重篤です．

動脈瘤による周囲への圧迫症状も，部位によっては深刻な症状を引き起こします．

動脈瘤では動脈が3層構造を保って膨らむことが特徴です．

動脈瘤が起こりやすい動脈
大動脈
冠動脈
頸動脈
脳動脈
肝動脈
腎動脈
大腿動脈　　　　　　　　など

動脈瘤の原因には以下のようなものがあります．

動脈瘤の原因
動脈硬化（約90％）
外傷
梅毒

動脈瘤は男性・高齢者でより多く発生します．

動脈硬化から動脈瘤に至る理由を説明しましょう．

動脈硬化が起こると，動脈の中膜の弾性線維の割合が少なくなってしまい，血管壁が脆弱になります．

その部位が血圧に押されて，瘤状に膨れてしまうのです．

各動脈の構造については，血管のしくみを参照してください．♡44

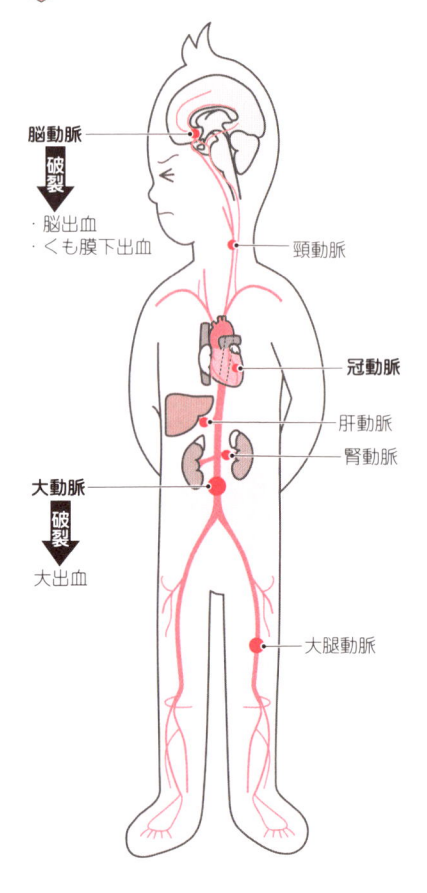

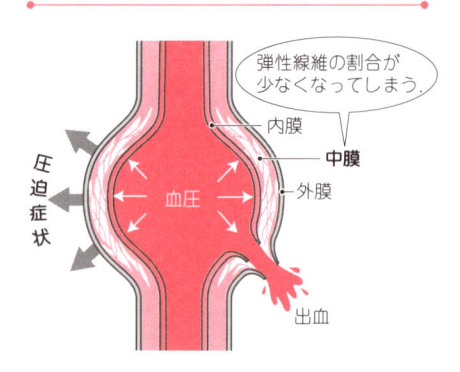

♡64 動脈瘤

- 脳動脈 → 破裂
  - 脳出血
  - くも膜下出血
- 頸動脈
- 冠動脈
- 肝動脈
- 腎動脈
- 大動脈 → 破裂
  - 大出血
- 大腿動脈

弾性線維の割合が少なくなってしまう．

- 内膜
- **中膜**
- 外膜
- 血圧 → 圧迫症状
- 出血

65 大動脈瘤

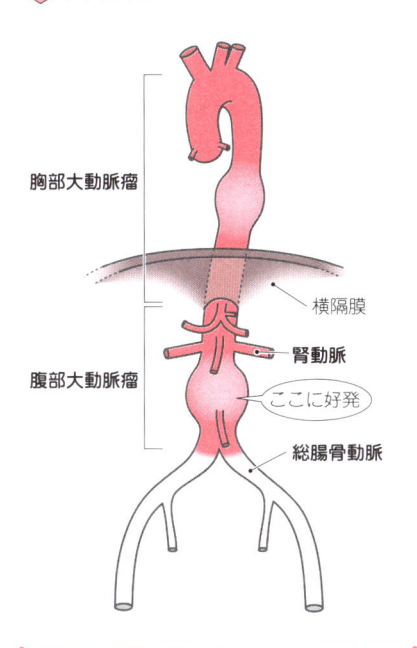

胸部大動脈瘤
腹部大動脈瘤
横隔膜
腎動脈
ここに好発
総腸骨動脈

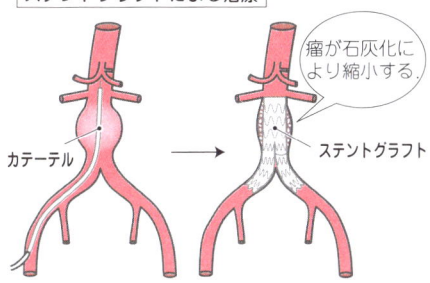

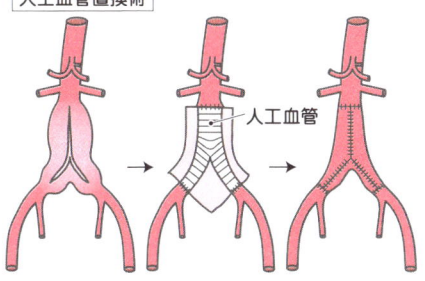

ステントグラフトによる治療
カテーテル
瘤が石灰化により縮小する.
ステントグラフト

人工血管置換術
人工血管

では今度は，大動脈瘤について説明してみましょう．

大動脈瘤の1/3は，上行大動脈と大動脈弓，胸部大動脈にできる胸部大動脈瘤です．2/3は，腹部大動脈にできる腹部大動脈瘤です．

腹部大動脈瘤の95%以上が，腎動脈と総腸骨動脈の間の部分にできます．

症状には以下のようなものがあります．

腹部大動脈瘤の症状
・圧迫症状：腰痛，腹痛，腸閉塞
・腹部に拍動性の腫瘤を触れる．
・破裂症状：腰背部痛，貧血，ショック

瘤が小さいうちは経過観察しますが，瘤が増大した場合，根治的に治療するには手術しかありません．

腹部大動脈瘤の治療法
・瘤の径が5cm未満
　→血圧管理のもと経過観察
・瘤の径が5cm以上
　瘤の形状によって以下のいずれか
　→腹部大動脈にカテーテルを挿入し，血管内にステントグラフトを留置して，瘤を石灰化により縮小させる．
　→開腹手術で動脈瘤部分を取り除き，人工血管で置換する（こちらが根治療法）．

理解を深める疾患編

Visualizing Human Body

大動脈解離（解離性大動脈瘤）
▶ 大動脈壁の中膜が2層に裂ける

大動脈解離の発生原因は動脈瘤と同様，大動脈の中膜に異常が生じることです．

そのおもな機序を2つ挙げます．

中膜の変性

高血圧や動脈硬化があると，大動脈の中膜が傷害され，弾性線維の減少などの変性が生じます．

これによって中膜が脆くなり，中膜に裂け目ができてしまいます．

嚢胞状中膜壊死

マルファン症候群の人では，全身の結合組織に先天的な異常があります．

大動脈の中膜の弾性線維も結合組織の一種で，マルファン症候群の人ではこれが脆弱なので，中膜が袋状に壊死を起こすことがあります．

以上のような中膜の異常が存在すると，血液が内膜を破って中膜に侵入してしまうことがあるのです．

そして，そこに血腫ができると，大動脈解離になります．

大動脈解離は，動脈瘤と同様，男性・高齢者に好発します．

中膜の裂け目や壊死部分は，次第に広がって，中膜は内外の2層に分離してしまいます．

血管にできた裂け目は，血液が入り込む部分なのでエントリーといいます．

血液が侵入した空間は解離腔（または偽腔）といいます（本来の血液が流れるべきところは真腔と呼びます）．

解離腔内の血液が，どんどん中膜の裂け目を押し広げ，大動脈解離を悪化させてゆくこともあります．

このときに，突発的な胸・背部の激痛を伴います．

大動脈解離は，合併症を知っておくことが大事です．

大動脈解離の合併症
・解離がバルサルバ洞に及ぶと
　　　冠動脈が血腫で塞がれ→心筋梗塞
・解離が大動脈弁に及ぶと
　　　　　　　　→大動脈弁閉鎖不全症
・血液が血管外膜を突き破ると
　　→大動脈解離の破裂→出血性ショック
・大動脈解離が心膜腔〈♡26〉に破裂
　　　　→心タンポナーデ〈♡128〉

血液が解離腔から内膜を突き破り（リエントリーという），真腔と再交通することもあります．

大動脈解離は表のように分類されます．

Stanford分類（スタンフォード分類）は上行大動脈の解離の有無による分類です．

De Bakey分類（ド・ベーキー分類）はエントリーと解離の位置による分類です．

全体ではDe BakeyのⅢ型解離が多く，マルファン症候群ではⅠ・Ⅱ型解離が多く起こります．

大動脈解離の治療には以下のようなものがあります．

大動脈解離の治療
・解離が上行大動脈に及ぶとき．
・瘤の破裂or切迫破裂．
・合併症が発生したとき．
　　→解離大動脈を切除後，人工血管に置換
・それ以外は血圧を下げ待機手術
　　→降圧治療によって収縮期血圧を100～120mmHgに（Ca拮抗薬〈♡107〉，β遮断薬〈♡99〉）
　　→疼痛のコントロール（モルヒネ）
・慢性期の瘤径拡大による手術適応
　　→大動脈瘤に準ずる

66 大動脈解離（解離性大動脈瘤）

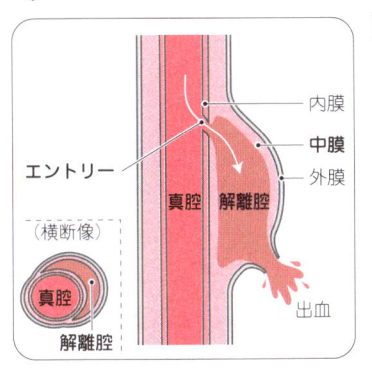

大動脈解離の合併症

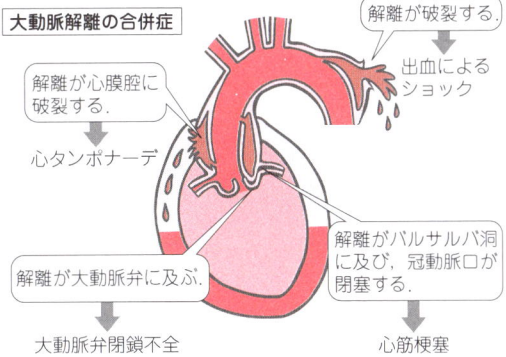

- 内膜
- 中膜
- 外膜
- エントリー
- 真腔
- 解離腔
- （横断像）真腔／解離腔
- 出血

- 解離が心膜腔に破裂する．→ 心タンポナーデ
- 解離が破裂する．→ 出血によるショック
- 解離が大動脈弁に及ぶ．→ 大動脈弁閉鎖不全
- 解離がバルサルバ洞に及び，冠動脈口が閉塞する．→ 心筋梗塞

大動脈解離のでき方

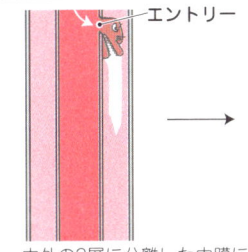

エントリー → 突発的な胸背部の激痛 → リエントリー／血液が外膜を突き破ると大出血！

- 内外の2層に分離した中膜に血液が侵入する．
- 解離腔内の血液が中膜の裂け目を押し広げていく．
- 解離腔が再び真腔とつながることもある．

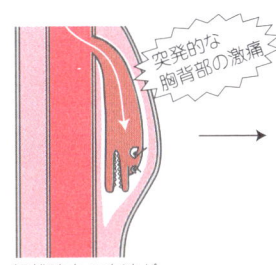

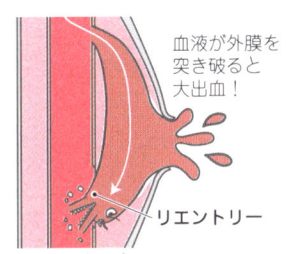

大動脈解離の分類

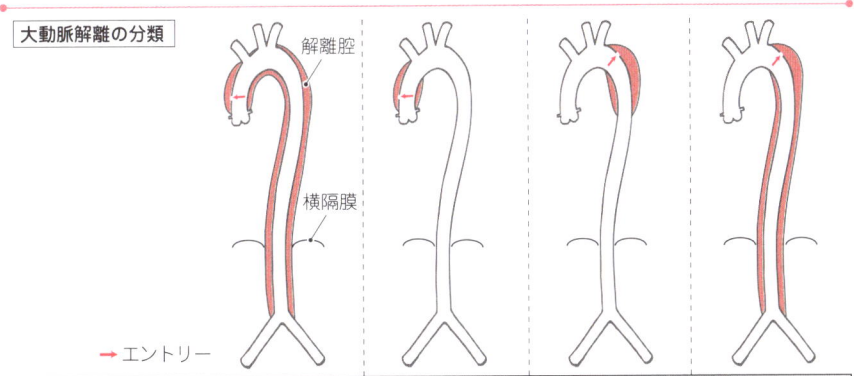

解離腔／横隔膜／→エントリー

	A		B	
Stanford分類	上行大動脈に解離あり		上行大動脈に解離なし	
	I	II	IIIa	IIIb
De Bakey分類	エントリーが上行大動脈にあり，解離が腹部大動脈まで及ぶ．	エントリーが上行大動脈にあり，解離が上行大動脈に限局．	エントリーが下行大動脈にあり，解離が胸部大動脈に限局．	エントリーが下行大動脈にあり，解離が腹部大動脈まで及ぶ．

Visualizing Human Body

虚血性心疾患
▶ 狭心症と心筋梗塞

虚血性心疾患とは，心筋虚血によって心筋が障害されてしまうものです．

心筋虚血
なんらかの理由によって冠動脈の内腔が狭くなってしまい，心筋の酸素の需要に見合うだけの血液量を供給できていない状態です．

冠動脈内腔の狭小化の原因は，
・粥状硬化
・攣縮
によるものがあります．
攣縮とは一酸化窒素（NO）などの血管拡張物質が減少して冠動脈が一過性に強く収縮するものです．♡106
副交感神経系優位になる安静時に起こりやすくなります．

虚血性心疾患には，以下の2つがあります．

狭心症
心筋虚血によって心筋がダメージを受けるが，心筋が死ぬまでには至らないものが狭心症です．

心筋梗塞
心筋虚血によって心筋が壊死してしまうものが心筋梗塞です．

心筋梗塞の多くは，狭心症が悪化することによって起こります（突然に心筋梗塞を発症する場合もあります）．

狭心症をきちんと分類し，心筋梗塞に移行させないことが大切です．

まずは，狭心症発作が起こる時期による分類を見ましょう．

安静時（異型）狭心症
冠動脈の攣縮によって安静時でも起こる狭心症のことです．

労作性狭心症
運動によって狭心症発作が出現するものです．以下のような順序で発作が起こります．

冠動脈に粥状硬化があり血流量↓
→運動で心筋には大量の酸素が必要
→この需要に酸素供給が見あわず心筋虚血
→狭心症発作が出現する

さらに別の角度からの分類もあります．

不安定狭心症
「最近3週間以内に症状や狭心症発作の頻度が悪化したもの」をいいます．
特に粥腫が破綻して血栓を作っているような状況はとても危険です．
不安定狭心症は心筋梗塞に移行する可能性がとても高いです．

安定狭心症
不安定狭心症ではなく症状が安定したものです．

狭心症（心筋虚血）と心筋梗塞の違いは以下のようなものです．

狭心症と心筋梗塞の鑑別
・痛みの性状が大きく違う
・痛みの持続時間が違う
・心電図所見が違う
・心筋マーカー上昇の有無

狭心症と心筋梗塞の治療の違い
狭心症→予定手術が多い
・血中に血管拡張物質NOを供給するニトログリセリン（舌下錠）
・カテーテルによる精査の後，冠動脈再還流療法や，冠動脈バイパス手術（CABG）の適応を決定

心筋梗塞→緊急手術
・ニトログリセリンは無効
・モルヒネによる鎮痛
・ヘパリンによる血栓溶解療法
・カテーテルによる冠動脈再灌流療法
・冠動脈バイパス手術（CABG）

67 虚血性心疾患

安定狭心症

安静時（異型）狭心症

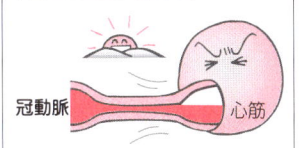

冠動脈　心筋

冠動脈の攣縮により，冠動脈内腔が狭くなる．
明け方の安静時に起こりやすい．
STは上昇する．

労作性狭心症

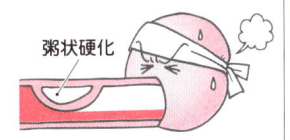

粥状硬化

冠動脈の粥状硬化により，冠動脈内腔が狭くなる．
酸素需要が高まる運動時に，狭心症発作が出現する．
STは低下する．

心筋虚血！

狭心症の症状など

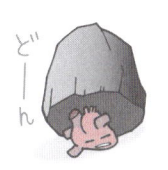

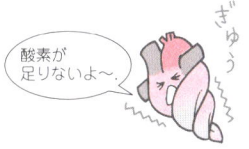

どーん

酸素が足りないよ～．

ぎゅう

- 痛みの性状：圧迫感，絞扼感
- 持続時間：15分以内
- 心電図所見：ST低下
  ただし，安静時（異型）狭心症では上昇
- 心筋マーカー：上昇無し

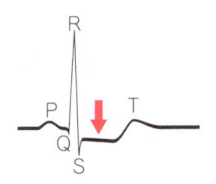

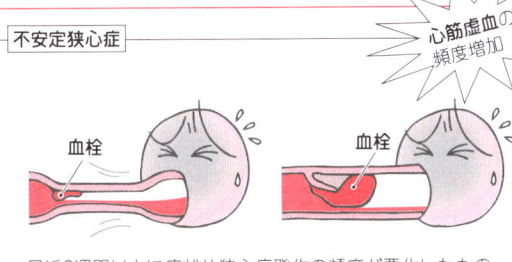

不安定狭心症

血栓　　血栓

最近3週間以内に症状や狭心症発作の頻度が悪化したもの．
粥腫の破綻などにより血栓を作っている．

心筋虚血の頻度増加

心筋梗塞

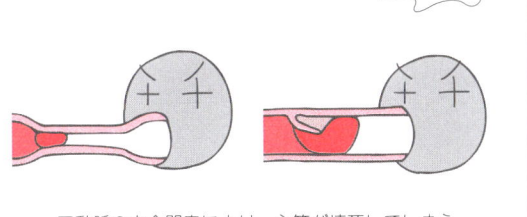

冠動脈の完全閉塞により，心筋が壊死してしまう．

心筋壊死

心筋梗塞の症状など

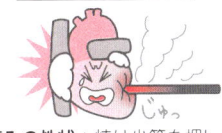

じゅっ

- 痛みの性状：焼け火箸を押し当てられた様な激痛
- 持続時間：30分以上
- 心電図所見：ST上昇，異常Q波
- 心筋マーカー：上昇有り
  （トロポニンⅠorT↑
  　CK-MB↑）

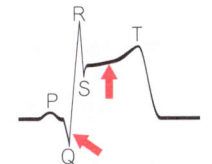

急性冠症候群

理解を深める疾患編

弁膜症

▶ 扉の開きが狭くor扉の閉鎖が不完全に

弁膜症は，心臓の弁に異常が生じるものです．

弁の役割は，血液を逆流させず，効率よく前へ前へと拍出させるための扉です．

弁膜症には狭窄症と閉鎖不全症があり，房室弁にも動脈弁にも起こります．

狭窄症

なんらかの原因によって弁口面積（扉の開く面積）が小さくなってしまい，血液の通過障害が生じます．

進行すると，弁の手前では血液があふれてしまいます．

弁の先では血液が足りなくなってしまいます．

閉鎖不全症

弁がしっかりと閉まらなくなり，血液が逆流してしまうものが閉鎖不全症です．

進行して逆流血液の量が増加すると，弁の手前では血液があふれてしまいます．

弁の先では血液が足りなくなってしまいます．

狭窄症でも閉鎖不全症でも，心音を発生させる弁に異常があるので，聴診で異常を聴くことができます．

弁膜症の心音

Ⅰ音・Ⅱ音が亢進したり分裂したりします．

過剰心音というⅠ音・Ⅱ音以外の心音，たとえば駆出性雑音，逆流性雑音，Ⅲ音，Ⅳ音などが聴かれます．

弁膜症ではとくに左心系の弁，つまり僧帽弁と大動脈弁に起こるものが重要です．

それでは，左心系の弁に起こりやすい僧帽弁狭窄症と大動脈弁閉鎖不全症を見てみましょう．

68 弁膜症

狭窄症
房室弁の狭窄の場合

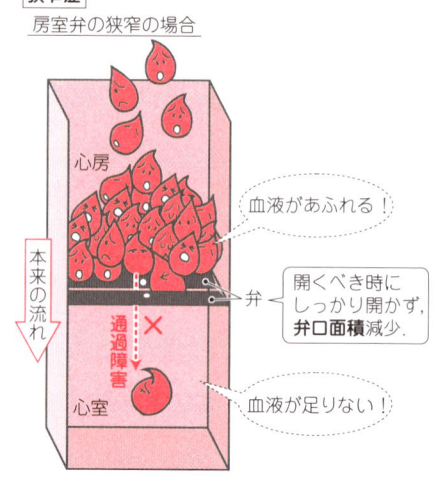

- 血液があふれる！
- 開くべき時にしっかり開かず，弁口面積減少．
- 血液が足りない！

閉鎖不全症
動脈弁の閉鎖不全の場合

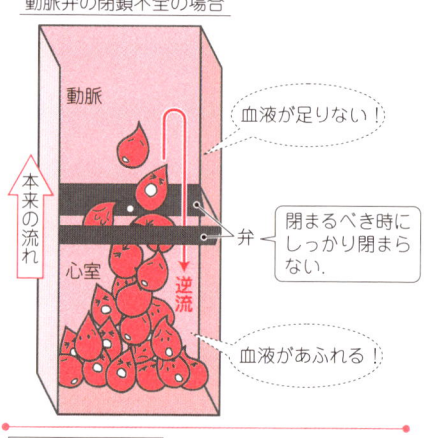

- 血液が足りない！
- 閉まるべき時にしっかり閉まらない．
- 血液があふれる！

弁膜症の過剰心音

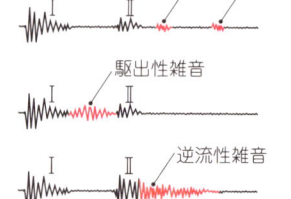

Ⅰ Ⅱ Ⅲ音 Ⅳ音

駆出性雑音

逆流性雑音

69 僧帽弁狭窄症

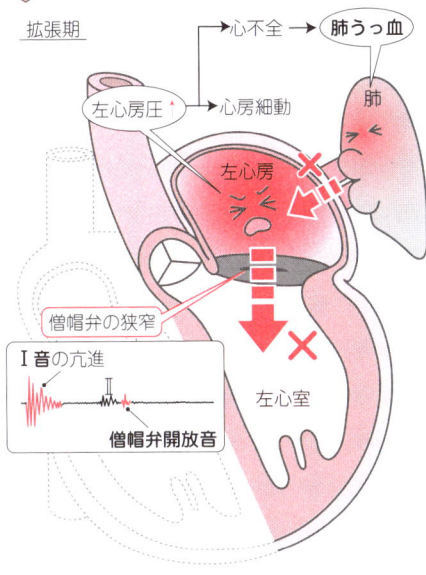

拡張期

心不全 → 肺うっ血
左心房圧↑ → 心房細動
左心房
僧帽弁の狭窄
左心室
Ⅰ音の亢進
僧帽弁開放音

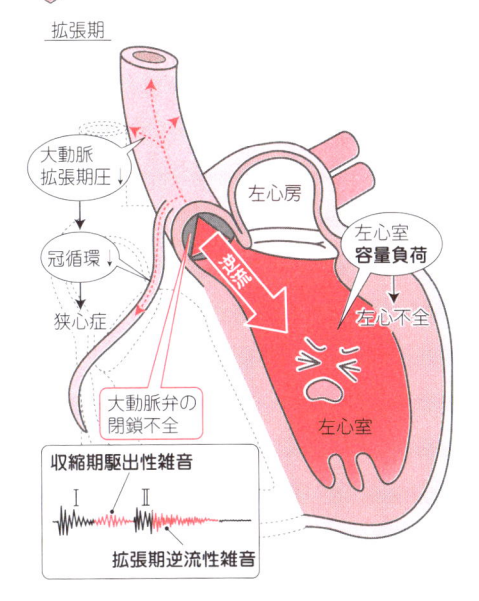

僧帽弁狭窄症（MS）

原因
- 動脈硬化による弁の石灰化（高齢者に増えている）
- リウマチ熱
  （感染症の後，病原菌に対する抗体が心筋線維などを攻撃する．現在は少ない）

症状
- 左心房圧↑→心房細動→心不全→<u>肺うっ血</u>→呼吸困難

聴診
- <u>Ⅰ音</u>の亢進
- **僧帽弁開放音**
  （固くなった僧帽弁が開くときに出る音）など

エコー法
- 弁口面積の減少
- 僧帽弁前尖の拡張期後退速度↓（弁の動きが悪いということ）
- 血栓エコー　　　　　など

治療
- 肺うっ血や心房細動の治療
- 抗血栓療法

手術
- 弁交連切開術
  （狭くなった弁口を切開して広げる）
- **僧帽弁置換術**（機械弁または生体弁）

70 大動脈弁閉鎖不全症

拡張期

大動脈拡張期圧↓
冠循環↓
狭心症
大動脈弁の閉鎖不全
左心房
左心室 容量負荷
左心不全
収縮期駆出性雑音
Ⅰ　Ⅱ
拡張期逆流性雑音

大動脈弁閉鎖不全症（AR）

原因
- <u>動脈硬化による弁の石灰化</u>
- <u>大動脈解離</u>　　　など

症状
- 左心室**容量負荷**→左心室圧↑
  →左室肥大→<u>左心不全</u>
- 大動脈拡張期圧↓→冠循環↓
  →<u>狭心症</u>　など

聴診
- <u>拡張期逆流性雑音</u>
- <u>収縮期駆出性雑音</u>

エコー法
- ドップラーエコーで逆流確認

治療
- 心不全の治療
- **大動脈弁置換術**
  （機械弁または生体弁）

不整脈
▶ 持続的に正常洞調律から外れてしまう

不整脈
　持続的に脈の**リズム**と**拍数**が正常洞調律から外れるものをいいます（運動時の頻脈などは不整脈ではない）．

不整脈は2種類に大別できます．

徐脈性不整脈（心拍数↓）
　洞不全症候群（洞結節の異常によって脈拍が異常に遅くなる）
　房室ブロック（**刺激伝導系**の伝導障害で脈拍遅延や欠落）

頻脈性不整脈（心拍数↑↑）
　上室性不整脈
　　〔不整脈の起源が心室よりも上位，つまり**心房**と**刺激伝導系**（洞結節，房室結節，房室接合部）にある〕
　　上室性期外収縮・上室性頻拍
　　心房粗動・細動
　心室性不整脈
　　心室性期外収縮
　　心室頻拍
　　　→心室粗動・細動に移行し致死的
　　心室粗動・細動→**致死的**

期外収縮自体は頻脈ではありませんが，他の頻脈性不整脈に移行しやすいということで頻脈性に分類されています．

おおまかな治療も見てみましょう．

不整脈の治療
　徐脈性不整脈
　　→状態によって**ペースメーカ**適応を考慮
　頻脈性不整脈
　　上室性頻拍
　　　→バルサルバ法，頸動脈洞マッサージなどの**迷走神経**刺激法
　　　→**抗不整脈薬**
　　心房細動・心室頻拍
　　　→抗不整脈薬，効果なければ**電気的除細動**
　　心室細動
　　　→抗不整脈薬・電気的除細動

71 不整脈

徐脈性不整脈

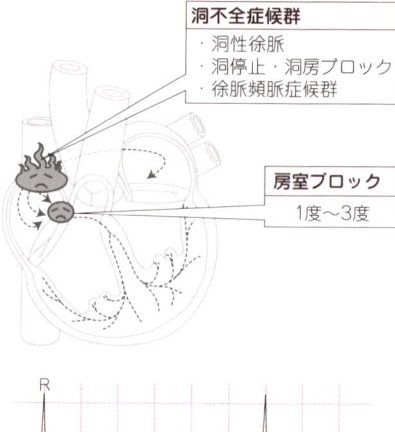

洞不全症候群
・洞性徐脈
・洞停止・洞房ブロック
・徐脈頻脈症候群

房室ブロック
1度～3度

心拍数↓

頻脈性不整脈

上室性不整脈
・上室性期外収縮
・上室性頻拍
・心房粗動
・心房細動

心室性不整脈
・心室性期外収縮
・心室頻拍
・心室粗動
・心室細動

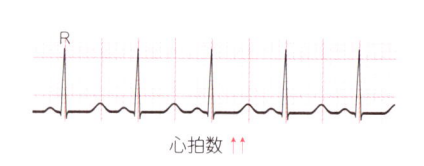

心拍数↑↑

8. 理解を深める疾患編

72 房室ブロック

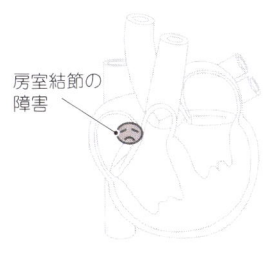

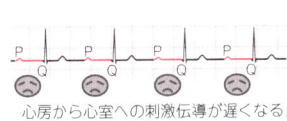

1度房室ブロック

房室結節の障害

心房から心室への刺激伝導が遅くなる．
（PQ間隔が伸びる）

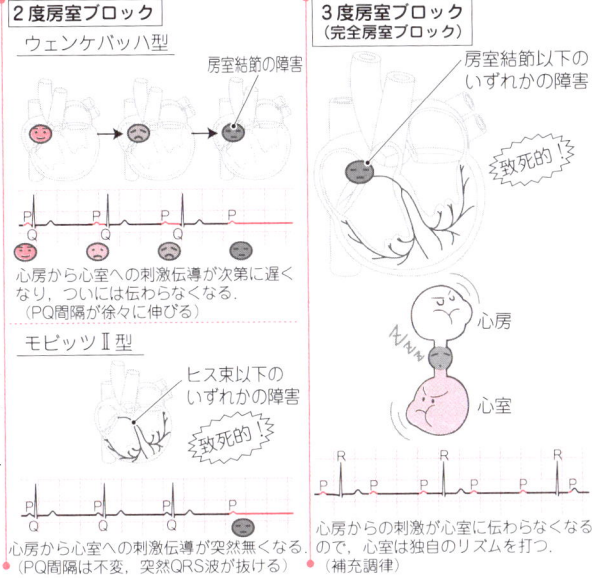

2度房室ブロック

ウェンケバッハ型

房室結節の障害

心房から心室への刺激伝導が次第に遅くなり，ついには伝わらなくなる．
（PQ間隔が徐々に伸びる）

モビッツⅡ型

ヒス束以下のいずれかの障害

致死的！

心房から心室への刺激伝導が突然無くなる．
（PQ間隔は不変，突然QRS波が抜ける）

3度房室ブロック（完全房室ブロック）

房室結節以下のいずれかの障害

致死的！

心房
心室

心房からの刺激が心室に伝わらなくなるので，心室は独自のリズムを打つ．
（補充調律）

73 心房細動と心室細動

心房細動

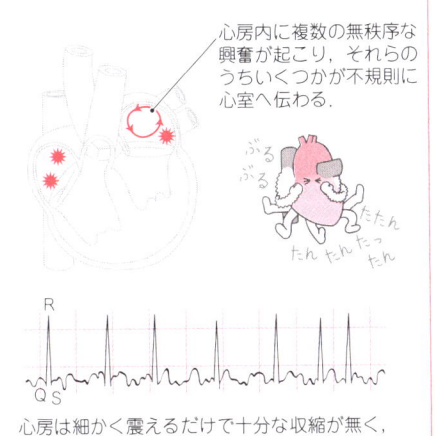

心房内に複数の無秩序な興奮が起こり，それらのうちいくつかが不規則に心室へ伝わる．

心房は細かく震えるだけで十分な収縮が無く，心室に十分な血液を供給できない．
心拍出量は減少し，心室の収縮リズムもバラバラ．
（P波がみられず，QRS波の出現が不規則）

心室細動

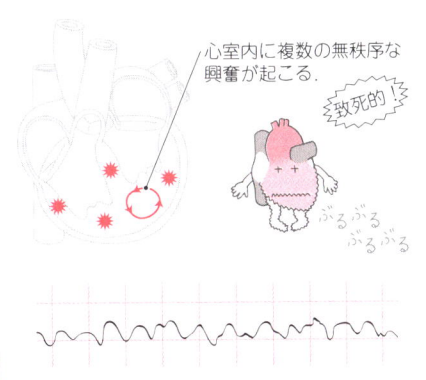

心室内に複数の無秩序な興奮が起こる．

致死的！

心室全体の収縮は無く，細かく震えるだけなので心拍出量はゼロ．
（全く不規則な波が連続して出現）

Visualizing Human Body

先天性心疾患
▶ 解剖学的先天異常で血行動態が異常に

心臓の先天的構造異常のため，血行動態異常が生じ様々な障害をきたすものです．

血行動態
どれくらいの量の血液が，どこを通ってどちらへ流れているか，そしてどこにどれくらいの血圧がかかっているかなどの，循環器内（ポンプとホース内）の血液の動きや状態のことです．

血行動態異常ではシャントという言葉がよく使われます．

シャント
シャントとは短絡路のことで，血液が本来通らないところを通り「体循環から肺循環に」（＝左→右シャント）または「肺循環から体循環に」（＝右→左シャント）流れるものです．
動脈血と静脈血が混じったり，心臓に局所的な負担がかかったりします．

おもな先天性心疾患の血行動態異常を並べて比較してみましょう．

心房中隔欠損症(ASD)　VSDに次いで多い
心房中隔に欠損孔があり，心房間で左→右シャントが生じ肺血流量↑，左心系心拍出量↓（右心系↑）となるものです．

心室中隔欠損症(VSD)　頻度最多
心室中隔に欠損孔があり，心室間で左→右シャントが生じ肺血流量↑，左心系心拍出量↓（右心系↑）となるものです．

長期間左→右シャントが存在し，肺が大量の血液にさらされ続けると，肺血管壁が厚くなり，肺血管抵抗が不可逆的（後戻りできないということ）に上昇して肺の血圧がとても高くなります．
シャントが逆転して右→左シャントとなり，肺血流量↓となって血液の酸素化が不十分になり，チアノーゼが起こります
これをアイゼンメンジャー化といいます．

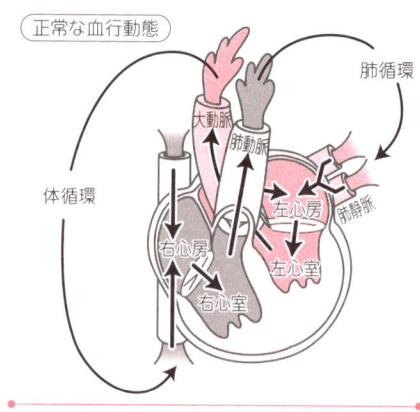

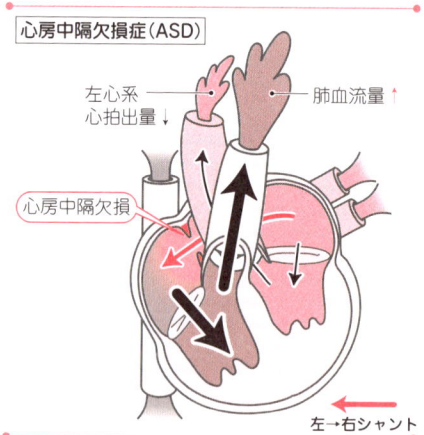

74 先天性心疾患

正常な血行動態

心房中隔欠損症(ASD)
左心系心拍出量↓
肺血流量↑
心房中隔欠損
左→右シャント

心室中隔欠損症(VSD)
左心系心拍出量↓
肺血流量↑
心室中隔欠損
左→右シャント

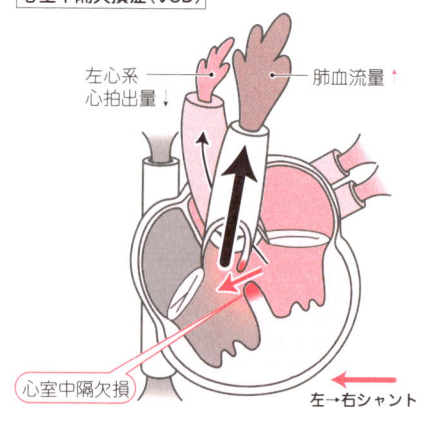

8. 理解を深める疾患編

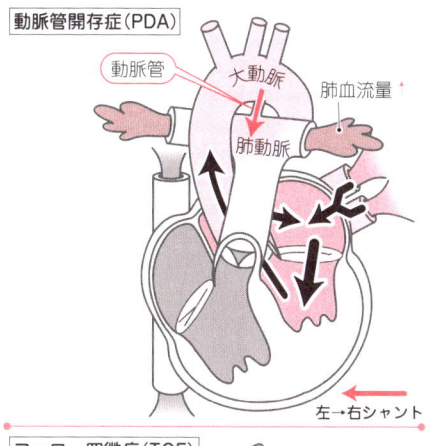

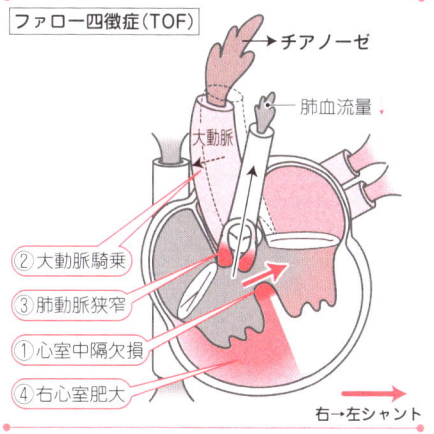

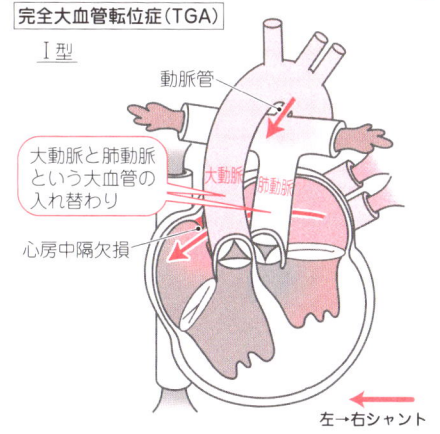

動脈管開存症(PDA)

動脈管とは，胎児期に存在する血管で，肺動脈と大動脈を結んでいます．

胎児の肺は小さく縮んでいて，ほとんど血液は流れていません（酸素は臍帯からの血液によって供給される）．

肺動脈の血液は肺の手前で動脈管を通って大動脈へと注ぐのです．

出生後，肺が膨らんで呼吸が始まり，動脈管は閉じるのですが，これが開いたままなのが動脈管開存症です．

血液は血圧の高い大動脈から肺動脈へと流れ，左→右シャントが生じます．

ファロー四徴症（TOF）

この疾患は，4つの解剖学的先天異常が合併したものです．

まず，①**心室中隔欠損**があります．

そして大動脈が心室中隔にまたがるように右にずれていて，これを②**大動脈騎乗**といいます．

さらに③**肺動脈狭窄**があります．

これに逆らって肺へ血液を送り込むために④**右心室肥大**が起こります．

肺血流が減少し，右→左シャントがあるため，血液の酸素化が不十分となり，チアノーゼが起こります．

完全大血管転位症（TGA）

大動脈と肺動脈の接続位置が入れ替わってしまっているものです．

その結果，動脈血は左心系と肺の間を行き来し，右心系は全身に静脈血を循環させる，という血行動態になります．

このような状態でも生きてゆけるのは，心室中隔欠損または心房中隔欠損，あるいは動脈管開存があり，動脈血と静脈血が混合しているからです．

先天性心疾患の根治療法は，手術によって構造異常を修正し，血行動態を正常化させることです．

Visualizing Human Body

心内膜・心筋・心外膜疾患
▶ 心臓の壁に生じた異常

心臓の壁の構成要素である心内膜，心筋，心外膜に異常が生じた場合をまとめてみましょう。💗26

感染性心内膜炎

以下のような先天性心疾患，あるいは弁膜症などがある場合に起こりやすくなります．

- ・心室中隔欠損症（VSD）
- ・動脈管開存症（PDA）
- ・僧帽弁閉鎖不全症（MR）
- ・大動脈弁閉鎖不全症（AR）

これらの疾患では，血行動態異常が存在するため，ときに**ジェット血流**と呼ばれる過剰に勢いを持った血流が，心内膜を傷つけてしまいます．

その障害部位に細菌が定着して**疣贅**(ゆうぜい)という感染巣ができてしまったものが感染性心内膜炎です．

感染巣が弁に至ると，弁が破壊されてしまうこともあります．

治療は**抗生物質**の投与，場合によっては**人工弁置換術**を行います．

心外膜に起こる異常を見てみましょう．

心タンポナーデ

心膜腔に**心膜液**がたまってしまうことで，心内腔が拡張しにくくなり血液の充満が不十分になった状態をいいます．

原因は，悪性腫瘍が心外膜に転移したもの，あるいは急性心（外）膜炎（ウイルス・細菌感染，または膠原病による心外膜の炎症）が多いです．

大動脈解離が原因で起こることもあります．

心臓への静脈還流が妨げられ，周囲からの圧迫のため心内腔は小さくなり，心拍出量が減少します．

心膜腔穿刺(しんまくくうせんし)によってたまった心膜液を抜くことが唯一の治療です．

💗75 感染性心内膜炎

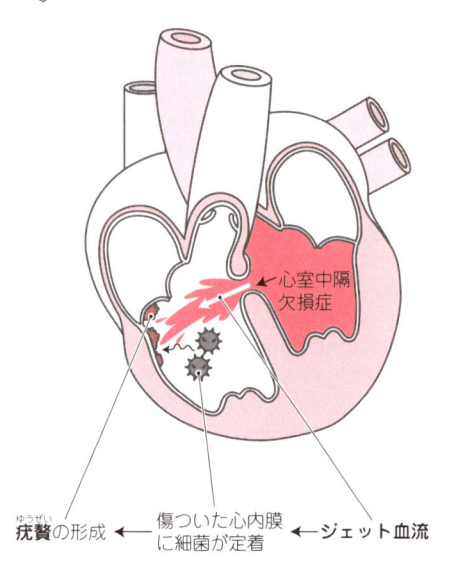

疣贅(ゆうぜい)の形成 ← 　傷ついた心内膜に細菌が定着 ← ジェット血流
　　　　　　　　　心室中隔欠損症

💗76 心タンポナーデ

心膜の感染巣
心膜液
心膜液が大量に貯留
心膜腔の圧が上昇
心室の拡張障害

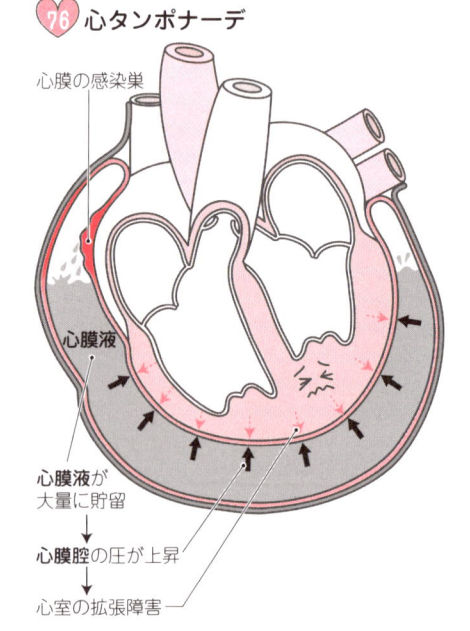

77 肥大型心筋症

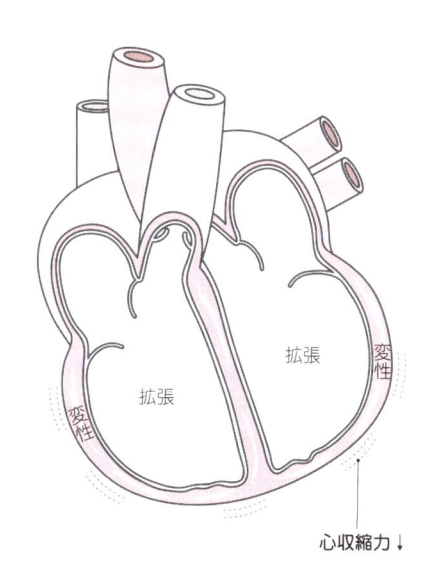

続いて，心筋症という，心筋に起こる異常を説明します．

心筋症には，肥大型心筋症と拡張型心筋症があります．

肥大型心筋症

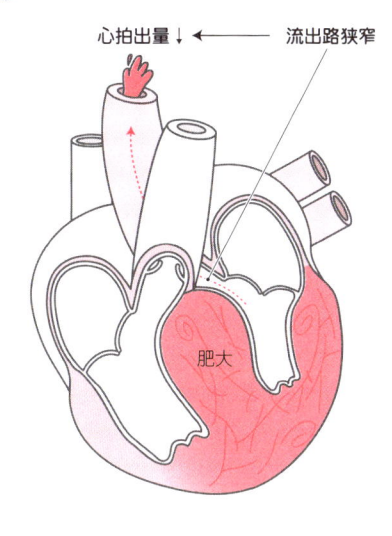

半数以上に家族歴があり，おもに遺伝子異常によって起こる心筋の肥大です．

心筋は心臓内腔に向かって肥大し，とくに心室中隔や左心室壁が肥大します．

すると，左心系の**流出路狭窄**（血液の通り道が狭くなること）によって，**心拍出量**が減少してしまいます．

症状はあまり目立たず，血圧も正常ですが，心収縮力の増強や，静脈還流量減少によって流出路狭窄が強くなり，心拍出量が急激に減少して失神発作，狭心症，**突然死**などが起こることがあります．

治療は，流出路狭窄を改善するような **β遮断薬**，**Ca拮抗薬**投与などを行います．

78 拡張型心筋症

拡張型心筋症

心臓が外観上とても大きくなり，心筋が肥大しているように見えます．

けれど実は心室内腔は大きく拡張していて，心筋細胞を見ると肥大ではなく，変性して長く伸びてしまっていることがわかります．

心収縮力が著しく低下して次第に**心不全**状態に陥ります．不整脈や塞栓症状を伴い，**突然死**も起こります．

心筋が変性する原因ははっきりとはわかっておらず，特定疾患の一つであり，**心移植**の対象です．

心不全
▶ うっ血・ポンプ機能低下による循環不全

心不全は疾患の名前ではなく、さまざまな循環器疾患が重症化してたどりつく、最終ステージのようなものです。

心不全
急性心筋梗塞や重症不整脈などによって心臓のポンプ機能が大きく障害され、末梢組織が必要としている血液需要に心臓が応じることができない状態です。

ポンプ機能が下がると、ポンプの手前ではうっ血します。

ポンプの先では血液が足りなくなります。

心不全は左心系に起こる左心不全と、右心系に起こる右心不全に分類され、右心不全の多くは左心不全に続発して生じます。

左心不全から右心不全へ
① 左心室のポンプ機能が障害されると、その影響がまず左心房に及び、左心房圧が上昇します。
② さらに手前の肺静脈に影響が及び、肺静脈圧が上昇します。
③ そして肺にも影響が及び、肺うっ血から肺水腫が起こります。うっ血による症状には発作性夜間呼吸困難と起坐呼吸があります（イラストを見てください）。
④ ポンプが心拍出量を保てなくなると、循環不全のために腎血流量↓、尿量↓となります。これがポンプの先での血液の不足による症状です。
⑤ うっ血が右心系に及び、右心室のポンプ機能が障害されると、その影響が右心房に及び、さらに全身の静脈がうっ滞し、静脈圧が上昇してイラストのような症状が出ます。

発作性夜間呼吸困難→起坐呼吸
就寝中には、仰臥位のため静脈還流が増え、心臓の負担が増えます。

すると左心不全が悪化し、肺水腫になり、突然呼吸困難になります。

これが発作性夜間呼吸困難です。

上体を起こすと静脈還流量が減少して楽になるので、患者はこの姿勢をとりたがります。

これが起坐呼吸です。

それでは今度は、心不全が急激に起こってくる急性心不全の治療について説明しましょう。

Forrester分類（フォレスター分類）という分類によって治療が決まります。

フォレスター分類
縦軸：心係数＝心臓のポンプ能力
　　　基準値3.5±0.7（L/分/m²）♡38〉
横軸：肺動脈楔入圧（肺静脈と左心房の圧力）
　　　＝肺うっ血の程度
　　　正常値4〜12（mmHg）♡79〉

Ⅰ群：正常の状態で、治療は必要ありません。
Ⅱ群：ポンプ機能は保たれているが肺うっ血があるので、利尿薬で静脈還流量を減らし、血管拡張薬で血管を広げ、肺うっ血を軽減させます。
Ⅲ群：肺うっ血はないがポンプ機能が低下しているので、輸液によって静脈還流量を増やし、さらに強心薬でポンプ機能を助けます。
Ⅳ群：ポンプ機能が低下していて、肺うっ血もあるので、Ⅱ群とⅢ群の治療をバランスよく組み合わせ、さらにポンプを助ける補助循環を用います。

8. 理解を深める疾患編

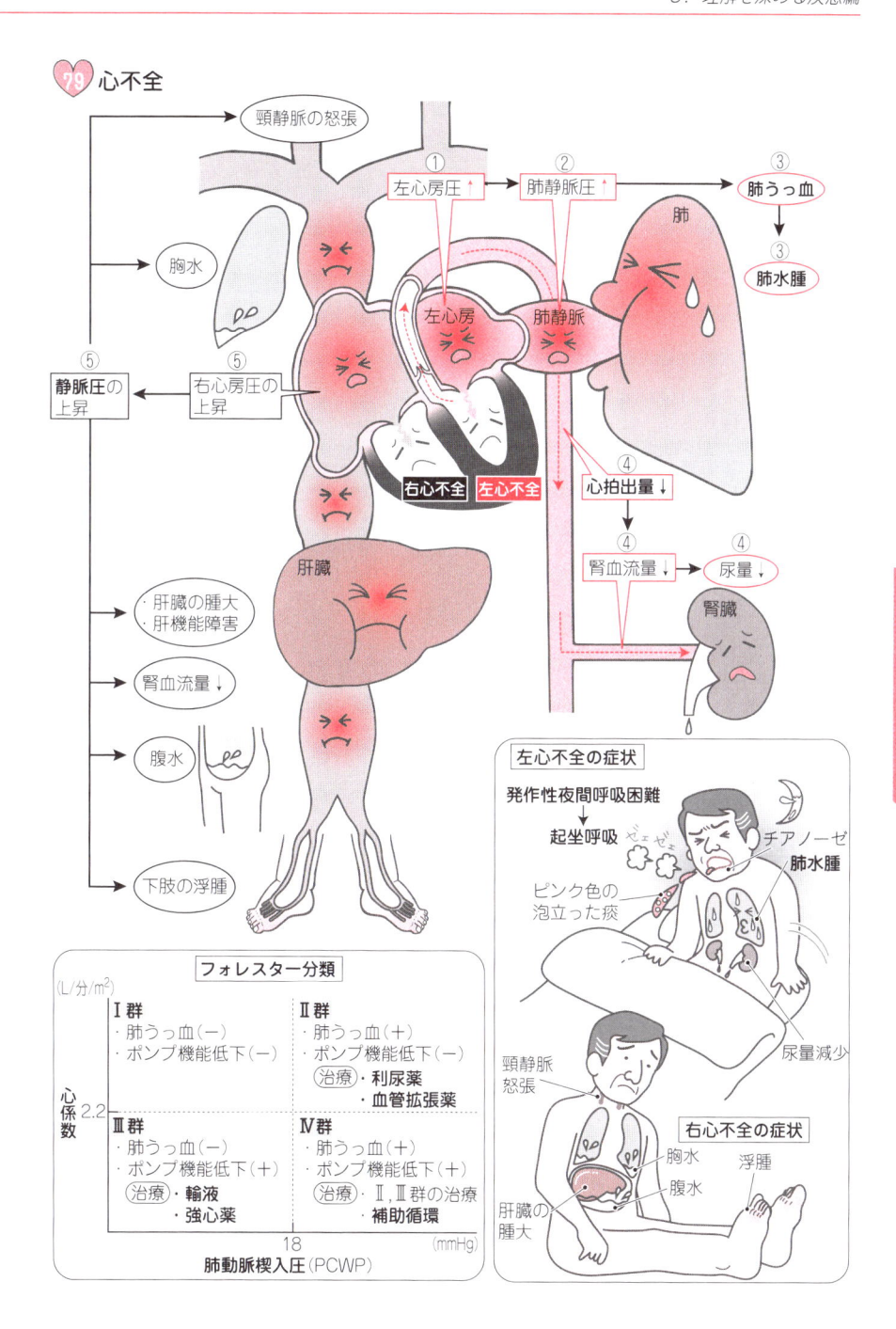

79 心不全

図の注釈:
- 頸静脈の怒張
- 胸水
- ① 左心房圧↑
- ② 肺静脈圧↑
- ③ 肺うっ血
- ③ 肺水腫
- 左心房
- 肺静脈
- 肺
- ⑤ 静脈圧の上昇
- ⑤ 右心房圧の上昇
- 右心不全 / 左心不全
- ④ 心拍出量↓
- ④ 腎血流量↓
- ④ 尿量↓
- 肝臓
- 腎臓
- ・肝臓の腫大
- ・肝機能障害
- 腎血流量↓
- 腹水
- 下肢の浮腫

左心不全の症状
- 発作性夜間呼吸困難
- 起坐呼吸
- チアノーゼ
- 肺水腫
- ピンク色の泡立った痰
- 頸静脈怒張
- 尿量減少

右心不全の症状
- 胸水
- 浮腫
- 腹水
- 肝臓の腫大

フォレスター分類

	Ⅰ群	Ⅱ群
	・肺うっ血(−)	・肺うっ血(+)
	・ポンプ機能低下(−)	・ポンプ機能低下(−)
		治療 ・利尿薬
		・血管拡張薬
	Ⅲ群	**Ⅳ群**
	・肺うっ血(−)	・肺うっ血(+)
	・ポンプ機能低下(+)	・ポンプ機能低下(+)
	治療 ・輸液	治療 ・Ⅱ,Ⅲ群の治療
	・強心薬	・補助循環

心係数 2.2 (L/分/m²)
肺動脈楔入圧(PCWP) 18 (mmHg)

Visualizing Human Body

イメカラ循環器

国試を読み解こう！
▶ 疾患について問う国試も体験してみよう

管理栄養士国試01018
動脈硬化に関する記述である．正しいのはどれか．
(1) 血中コレステロール濃度が上昇すると，虚血性心疾患の合併率が増加する．
(2) アテローム硬化の形成に，コレステロールエステルの血管壁沈着は関係しない．
(3) 食事療法で血中LDLの酸化変性を予防することはできない．
(4) 高コレステロール血症では常に高HDL（高密度リポたんぱく質）-コレステロール血症をともなう．
(5) 体脂肪蓄積量の増加と血中インスリン値の上昇とは関係がない．

虚血性心疾患は，血中コレステロール(chol)値，特にLDL cholが上昇することで発症率が上昇します．よって(1)は正しいです．LDL chol（悪玉chol）は組織にcholを供給し，反対にHDL chol（善玉chol）は組織からcholを回収します．

アテローム（粥状）硬化形成の際の最初のイベントが，単球や平滑筋細胞などの細胞とcholが，血管内皮の内側に入り込むことです．ですから(2)は間違いです．

血中のLDL cholは，酸化されると組織に取り込まれにくくなり，血中遊離chol↑で高コレステロール血症になります．これは食事療法で改善でき，(3)は間違いです．

高コレステロール血症で常にHDL cholが高値となるということはなく，HDL cholはむしろ動脈硬化を抑制する方向に働きます．(4)は間違いです．

インスリンは血液中の糖を組織に取り込ませるホルモンですが，糖が血液中に余ると脂肪細胞に大量に取り込まれて，体脂肪を増やすことが知られています．つまりインスリン値が増える高血糖状態は体脂肪の蓄積を増やすので，(5)は間違いです．

以上より正解は(1)です．

救急救命士国試32午前A83
急性大動脈解離で合併しないのはどれか．
1．脳梗塞
2．急性腎不全
3．急性心筋梗塞
4．大動脈弁狭窄症
5．心タンポナーデ

大動脈解離では，解離部が破裂して起こる出血と，大動脈から分岐する動脈に血腫ができることによる血管閉塞が起こります．

大動脈弓から分岐する腕頭動脈や総頸動脈，鎖骨下動脈が閉塞すると，脳梗塞を起こす可能性があり，1は正しいです．

腎動脈が閉塞すると，急性腎不全を起こしうるため，2は正しいです．

冠動脈が閉塞すると，急性心筋梗塞を起こしてしまいます．3は正しいです．

解離が大動脈弁に及ぶと，大動脈弁閉鎖不全が起こります．狭窄症ではありません．よって4は間違いです．

解離部が破裂して心膜腔に出血すると，心タンポナーデを起こします．5は正しいです．

以上より，正解は4です．

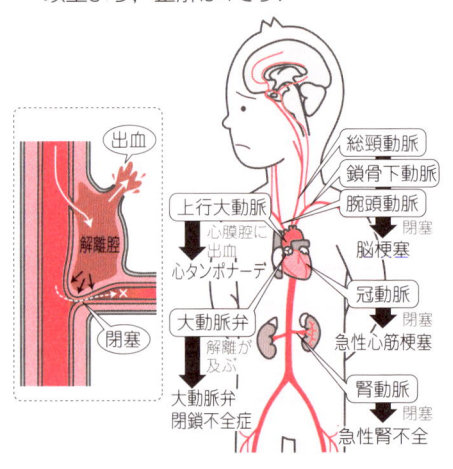

132　イメージするカラダのしくみ

8. 理解を深める疾患編

> **医師国試92B26**
> 電気的除細動が有効なのはどれか．
> 3つ選べ．
> a．心房細動
> b．上室頻拍
> c．心室頻拍
> d．多源性心室期外収縮
> e．房室解離

電気的除細動は，直流通電によって不整脈を治療する方法で，基本的には頻脈性不整脈に対して実施されます．ですから，選択肢から明らかな頻脈性不整脈を選べばよいことになります（心房細動，上室頻拍，心室頻拍）．

期外収縮と房室解離（心房と心室がまったく別々に働いている状態）は，頻脈性不整脈に移行しやすいということで頻脈性不整脈に分類されますが，除細動の適応ではありません．

よって答えはa，b，cの3つです．

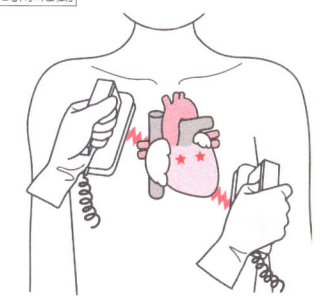

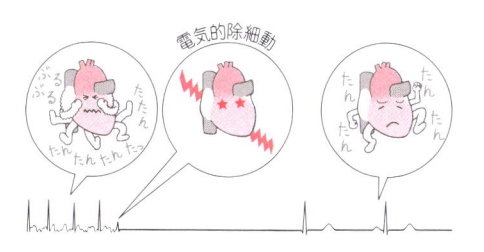

> **看護師国試96A87**
> 左心不全で入院中の片麻痺患者．夜間に呼吸が苦しくなり顔色不良となった．対応で適切なのはどれか．
> 1．肩枕を入れる．
> 2．起坐位にする．
> 3．下肢を挙上する．
> 4．ヴァルサルヴァ法を実施する．

心不全ではポンプ機能が低下して，ポンプの手前には血液がうっ滞し，ポンプの先では血液が足りなくなることが特徴です．

左心不全では，左心系の手前にある肺に血液がうっ滞し，肺水腫を起こします．

仰臥位では，下半身が心臓の高さと同じになって，血液が重力の影響を受けず心臓に戻りやすくなります．つまり静脈還流量が増えます．すると左心室は，血液量の増加に対処できなくなり，肺水腫が悪化します．

この患者は，発作性夜間呼吸困難を起こしていますから，起坐位にして静脈還流量を減少させ，肺水腫を改善させます．

よって正しい対応は2です．

他の選択肢についても少し説明すると，肩枕は胸部をそらせることによって気道の内腔を広げ，呼吸を楽にします．

下肢挙上は血圧低下時の応急処置，または貧血の対処法として行われます．

ヴァルサルヴァ（バルサルバ）法は，発作的に起こる頻拍に対して行われる方法で，息こらえによって迷走神経反射を起こして，心拍数を減少させます．

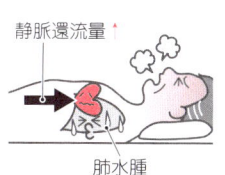

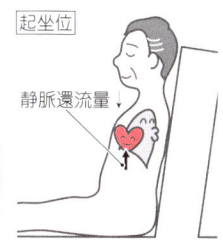

Visualizing Human Body

和文索引

あ

アース	80
アイゼンメンジャー化	126
アクチン	*31, 32, 34, 50, 104, 106
アセチルコリン	*96, 99, 106
アセチルコリン受容体	*96, 97, 106
圧受容器	*94, 108, 109
圧負荷	39
アデニル酸シクラーゼ	104
アデノシン三リン酸	50
アデノシン二リン酸	50
アテローム	112
アテローム硬化	132
アテローム性動脈硬化	112
アドレナリン	*96, 100, 109
アルドステロン	*96, 102
アルドステロン受容体	*97, 102
アンジオテンシノゲン	102
アンジオテンシンⅠ	102
アンジオテンシンⅡ	*96, 102
アンジオテンシンⅡ受容体	*97, 102
アンジオテンシンⅡ受容体拮抗薬	103
アンジオテンシン変換酵素	102
アンジオテンシン変換酵素阻害薬	103
安静時狭心症	120
暗帯	32
安定狭心症	120

い

異型狭心症	120
異常Q波	89
一酸化窒素	*106, 108, 120
イノシトール三リン酸	106
陰圧	56
インスリン	132

う

ウェンケバッハ型	125
右脚	24
右心系	13, *17, 19, 21
右心耳	14
右心室	4, *17, 78
右心室肥大	127
右心不全	130
右心房	4, *17, 78
右壁	28

え

栄養血管	*6, 11, 60
腋窩動脈	58
腋窩リンパ節	70
液性調節	96, *100, *102
延髄	*93, 95, 97, 108
エントリー	118

お

横隔動脈	58
横隔膜	3
横紋	31, *32, 40
横紋筋	30

か

外頸静脈	60
外頸動脈	*46, 74
介在板	*31, 32, 34, 40
回旋枝	*14, 28
外腸骨静脈	60
外腸骨動脈	58
外膜	43
解離腔	118
解離性大動脈瘤	118
化学受容器	94
拡散	52
拡張型心筋症	129
拡張期	13, 20, *22, 87
拡張期逆流性雑音	123
拡張期血圧	74, *76, 78
下行大動脈	4
下肢静脈瘤	57
過剰心音	122
下垂体後葉	*93, 100
ガス交換	8
下大静脈	3, 4, *60, 62
下腸間膜動脈	58
褐色細胞腫	115
活動電位	*34, 50
カテコラミン	96
カテコラミンα受容体	97
カテコラミンβ受容体	97
下壁	28
下壁梗塞	28
カリウムイオン	32

き

カルシウムイオン	*34, 50, 104, 106
カルシウム拮抗薬	90
カルモジュリン	*50, 106
間質	52
間質液	52
冠状溝	14
肝静脈	60
冠静脈洞	*14, 60
冠静脈洞口	17
冠性T波	89
感染性心内膜炎	26, *128
完全大血管転位症	127
完全房室ブロック	125
冠動脈	6, *14, 28, 58, 111, 120
冠動脈再還流療法	120
冠動脈バイパス手術	120
灌流	6

気管	65
気管支縦隔リンパ本幹	70
気管支静脈	62
気管支動脈	8, *58
気管支平滑筋	108
起坐位	133
起坐呼吸	130
奇静脈	62
奇静脈弓	65
奇静脈系	62
基線	86
キナーゼ	50
機能血管	*8, 11, 60
ギャップ結合	*32, 34
急性心外膜炎	128
急性心膜炎	128
急性心不全	130
急性大動脈解離	132
胸管	*70, 73
胸腔	3
狭心症	110, 111, *120
強心薬	130
胸水	131
胸部大動脈	58
胸部大動脈瘤	117
胸部誘導	84
胸部誘導電極	80
胸壁	3
局所性調節	36, *96
虚血性心疾患	110, 111, *120
筋型動脈	*44, 46, 78, 112
筋原線維	*31, 32

※数字の前にある*印は、その項目が主要記載されているページを示します。

筋小胞体	*32, 34, 40	コロトコフ音	76	硝子変性	112
筋節	*32, 34, 36			上室頻拍	133
				上大静脈	3, 4, *60, 62
く		**さ**		上腸間膜動脈	58
				漿膜性心膜	26
駆出期	18, 19, *22, 29, 87	再吸収	52, *54	静脈	6, *42, 46, 78
クッシング症候群	115	サイクリックAMP	104	静脈角	70
くも膜下出血	111, *116	細静脈	44	静脈還流量	6, 36, 39, *60
		細動脈	*44, 46, 78, 109, 111, 112	静脈血	*5, 10, 42
け		細動脈硬化	112	静脈血栓栓塞症	56
		再分極	*34, 86	静脈弁	44, *56
頸静脈怒張	131	細胞内情報伝達	40, *106	上腕動脈	46, *58, 76
頸動脈	111	細網構造	69	食道静脈	62
頸動脈小体	94	細網組織	72	食道動脈	58
頸動脈洞	108	左脚	24	除細動	89, 91, *133
頸動脈洞の圧受容器	94	鎖骨下静脈	60	ショック	91
頸部リンパ節	70	鎖骨下動脈	46, *58	徐脈	75, *89
血圧	48, *75, 114	鎖骨中線	80	徐脈頻脈症候群	124
血液脳関門	45, *52	左心系	13, *16, 18, 20	自律神経系	39, *93
血管拡張物質	120	左心耳	14	自律神経失調	92
血管拡張薬	130	左心室	4, *16, 78	心移植	129
血管性高血圧症	115	左心不全	*130, 133	心音	*13, 122
血管抵抗	41, *46, 48	左心房	4, *16, 78	心音図	23
血管内圧	75	三尖弁	*17, 28	心外膜	26
血管平滑筋	*50, 90, 106	散瞳	108	心筋	3, *31
血行動態	126			心筋虚血	120
血腫	118	**し**		心筋梗塞	89, 118, *120
血小板	112			心筋細胞	31, *32
血栓	*112, 120	ジアシルグリセロール	106	心筋収縮	30, *34
血栓エコー	123	ジェット血流	128	心筋線維	31
血流量	41, 46, *48	刺激伝導系	*24, 34	心筋マーカー	120
腱索	*16, 17, 18, 19	脂質二重膜	53	真腔	118
原発性アルドステロン症	115	四肢誘導	82	心係数	*38, 41, 130
		四肢誘導電極	80	神経性高血圧症	115
こ		視床下部	94	神経性調節	96, *98
		自動能	24	神経伝達物質	*96, 98, 99, 108
高圧系	78	尺骨動脈	58	腎血管性高血圧	111, *115
降圧薬	114	シャント	126	腎硬化症	111
交感神経系	46, *93	集合リンパ管	68	人工血管	*117, 118
高血圧	75, 110, 111, *114	収縮期	13, 18, *22, 87	人工弁置換術	128
高コレステロール血症	114, *132	収縮期駆出性雑音	123	心室細動	89
膠質	64	収縮期血圧	74, *76, 78	腎実質性高血圧	115
膠質浸透圧	54	収縮蛋白質	*31, 32	心室性期外収縮	75
甲状腺機能亢進症	115	充満期	20, *22, 29, 87	心室中隔	16
後負荷	*39, 41	粥腫	112	心室中隔欠損	127
後壁	28	粥状硬化	*112, 120	心室中隔欠損症	126
抗利尿ホルモン	109	受容器	94	心室頻拍	133
骨格筋	*41, 65	受容体	96	心周期	22
固有肝動脈	60	循環中枢	*93, 108	心収縮力	*36, 39, 104
固有心筋	24	循環調節	39, *92	腎静脈	60
コレステロール	112	上横隔動脈	58	腎性高血圧症	114
		上行大動脈	4, *58	心尖	14
		上行腰静脈	62	心臓カテーテル検査	59
				腎臓	*93, 100

Visualizing Human Body 135

し

心タンポナーデ	118, *128, 132
伸展受容器	94
心電図	23, *80
心電図モニター	91
浸透圧	94
浸透圧受容器	*94, 100
腎動脈	*58, 111, 117
心内腔	26
心内膜	*26, 43
心膜液	*26, 128
心拍出量	6, 11, *38, 41, 48, 109
心拍数	38, *75, 109
心不全	110, *130
心房拡張期	23
心房細動	89, *125, 133
心房収縮期	23
心房中隔	16
心房中隔欠損症	126
心膜	26
心膜腔	*26, 128
心膜腔穿刺	128

す

スタンフォード分類	118
ステントグラフト	117

せ

正常洞調律	24
静水圧	54
精巣/卵巣静脈	60
精巣/卵巣動脈	58
線維性心膜	26
前腋窩線	80
前下行枝	*14, 28
先端巨大症	115
先天性心疾患	110, *126
前負荷	39
前壁	28

そ

総肝動脈	58
双極電極	80
総頸動脈	46, *58
臓側漿膜性心膜	26
総腸骨静脈	*60, 62
総腸骨動脈	*58, 117
僧帽弁	*16, 23, 28

僧帽弁開放音	123
僧帽弁狭窄症	122
僧帽弁前尖の拡張期後退速度	123
僧帽弁置換術	123
僧帽弁閉鎖不全症	128
側壁	28
鼠径リンパ節	70
組織液	*52, 66, 72

た

体血管抵抗	*48, 109
体循環	3, *4, 78
大静脈	3, 4, *60
大腿静脈	60
大腿動脈	*58, 111
大動脈	3, 4, 46, *58, 111, 112
大動脈炎症候群	115
大動脈解離	111, *118
大動脈騎乗	127
大動脈弓	4, *58, 65
大動脈弓の圧受容器	94
大動脈縮窄症	115
大動脈小体	94
大動脈弁	*16, 23, 28, 65
大動脈弁置換術	123
大動脈弁閉鎖不全症	118, *123
大動脈瘤	111, *116
体表面積	38
多源性心室期外収縮	133
脱分極	34
単極電極	80
弾性	5
弾性線維	*43, 64, 118
弾性動脈	*44, 46, 64, 78, 112
弾性板	43

ち

チアノーゼ	*8, 126
中腋窩線	80
中隔	28
中心静脈	90
中心静脈栄養	61
中枢神経系	93
中膜	*43, 44, 112, 116, 118
腸リンパ本幹	70

つ

椎骨動脈	58

て

低圧系	78
低圧受容器	*94, 98, 100, 102
抵抗血管	*46, 109
電位	86
電位依存性Ca^{2+}チャネル	*34, 41, 50, 90, 104
電位依存性Na^+チャネル	34

と

ド・ベーキー分類	118
洞	69
橈骨動脈	2, 46, *58, 74, 75
洞性徐脈	124
洞停止	124
洞房結節	*24, 29, 86
洞房ブロック	124
動脈	6, *42
動脈圧	76
動脈管	127
動脈管開存症	127
動脈血	*5, 10, 42
動脈硬化	110, *112
動脈弁	16
動脈瘤	116
等容性	18
等容性弛緩期	20, 21, *22, 29, 87
等容性収縮期	18, 19, *22, 29, 87
洞様毛細血管	45
特殊心筋	*24, 29
トロポニンⅠ	121
トロポニンT	121
トロポニン複合体	*34, 104

な

内頸静脈	60
内腸骨静脈	60
内腸骨動脈	58
内皮細胞	26, *43, 45, 56, 68, 106, 112
内分泌性高血圧症	115
内分泌臓器	39

に

内膜	43
長さ−張力関係	36
二次性高血圧症	114
ニトログリセリン	120
乳頭筋	*16, 18, 28
乳糜	*70, 72
乳糜槽	*70, 73
尿	93
尿細管	101
尿量	93

の

脳炎	115
脳血管障害	111
脳梗塞	111
脳出血	112, *116
脳腫瘍	115
脳動脈	111
脳動脈瘤	116
嚢胞状中膜壊死	118
ノルアドレナリン	*96, 98, 106

は

肺うっ血	123, *130
肺循環	3, 5, *8, 78
肺静脈	*3, 5, 8, 78
肺水腫	130
肺動脈	*3, 5, 8, 78
肺動脈幹	14
肺動脈狭窄	127
肺動脈楔入圧	130
肺動脈弁	*17, 28, 65
梅毒	116
肺胞毛細血管	*8, 78
白衣高血圧	90
バソプレシン	*96, 100, 109
バリックス	57
バルサルバ洞	*14, 28, 118
半奇静脈	62
半透膜	54

ひ

脾静脈	60
ヒスタミン	106
ヒス束	*24, 29, 86
肥大型心筋症	129
左胃動脈	58
左冠動脈	14
左頸リンパ本幹	70
左鎖骨下リンパ本幹	70
左主気管支	65
左静脈角	70
左→右シャント	126
左リンパ系	70
左リンパ本幹	70
脾動脈	58
被膜	69
頻脈	75, *89

ふ

ファロー四徴症	127
不安定狭心症	120
フィブリノイド変性	112
フィブリン	112
不関電極	*82, 84
腹腔動脈	58
副交感神経系	46, *93, 99, 109
副腎	93
副腎髄質	100
副腎髄質ホルモン	109
副腎皮質	102
腹水	131
副半奇静脈	62
腹部大動脈	58
腹部大動脈瘤	117
浮腫	131
不整脈	24, 89, *124
物質交換	6, 42, *52
プラーク	112
ブラジキニン	106
フランク・スターリングの法則	36
フランク・スターリング曲線	36
プルキンエ線維	*24, 29, 86
不連続型毛細血管	45
プロスタグランジンI_2	106
プロテインキナーゼA	104

へ

平滑筋	43, *44, 50, 65, 106
平滑筋細胞	*50, 112, 132
平均血圧	*48, 109
閉塞性動脈硬化症	111
ペースメーカ	*24, 29
壁側漿膜性心膜	26
ヘパリン	120
弁	22, *26, 68
弁口面積	122
弁交連切開術	123
弁尖	18
弁膜症	110, *122

ほ

房室解離	133
房室結節	*24, 29, 86
房室接合部	24
房室弁	16
泡沫細胞	112
補助循環	130
ホスファチジルイノシトール二リン酸	106
ホスホリパーゼC	106
発作性夜間呼吸困難	*130, 133
ホルモン	*6, 96, 100, 102, 109
本態性高血圧症	114
ポンプ機能	36, *38, 130

ま

膜電位	*34, 50
末梢神経	93
マルファン症候群	118

み

ミオシン	*31, 32, 34, 50, 104, 106
ミオシン軽鎖キナーゼ	*50, 106
ミオシン頭部	34
右冠動脈	*14, 28
右頸リンパ本幹	70
右鎖骨下リンパ本幹	70
右静脈角	70
右→左シャント	126
右腰リンパ本幹	73
右リンパ系	70
右リンパ本幹	70
ミトコンドリア	32
脈圧	75
脈拍	75

め

明帯	32
メンケベルグ動脈硬化	112

も

毛細血管	6, 42, 43, ＊45, 46, 52, 54, 78
毛細リンパ管	68
モビッツⅡ型	125
モルヒネ	120
門脈	60

ゆ

疣贅	128
有窓性毛細血管	＊45, 64
輸出リンパ管	69
輸送蛋白質	52
輸入リンパ管	69

よ

陽圧	56
腰静脈	62
腰動脈	58
容量負荷	＊39, 123
腰リンパ本幹	70

ら

卵円孔	28
乱流	76

り

リアノジンチャネル	＊34, 40
リウマチ熱	123
リエントリー	118
利尿薬	＊101, 130
流出路狭窄	129
輪走筋	50
リンパ液	66
リンパ管	66
リンパ系	67
リンパ系器官	72
リンパ節	＊66, 70, 73
リンパ本幹	68

リン酸	50
リン酸化	50
リン脂質	106

れ

レニン	93, ＊102, 108, 109
レニン-アンジオテンシン-アルドステロン系	93, ＊102, 108, 109
連続型毛細血管	＊45, 64

ろ

労作性狭心症	120
濾過	52, ＊54
濾過圧	54
肋間静脈	62
肋間動脈	58

わ

腕頭静脈	60
腕頭動脈	65

数字・欧文索引

数字

1回拍出量	36, *38, 109
1度房室ブロック	125
2度房室ブロック	125
3度房室ブロック	125
12誘導心電図	84
Ⅰ誘導	82
Ⅰ音	13, *19, 22
Ⅱ誘導	82
Ⅱ音	13, *21, 22
Ⅲ誘導	82
Ⅲ音	122
Ⅳ音	122

ギリシャ文字

αサブユニット	104, *106
α刺激薬	98
α遮断薬	99
α受容体	96
$\beta\gamma$サブユニット	104
β刺激薬	98
β遮断薬	99
β受容体	96

A

AC	104
ACE阻害薬	103
ADP	50
AR	123
ARB	103
ASD	126
ATP	*32, 50, 104
aV_F誘導	82
aV_L誘導	82
AVP	*96, 100, 109
AVP受容体	*97, 100
aV_R誘導	82

C

Ca^{2+}	*34, 50, 104, 106
Ca^{2+}ATPase	*34, 104
CABG	120
cAMP	104
Ca拮抗薬	129
CK-MB	121

D

DAG	106
De Bakey分類	118

F

Forrester分類	130

G

GTP	106
G蛋白質	104, *106

H

HDL	132

I

IP_3	106
IP_3受容体	40
IVH	61

K

K^+	32

L

LDL	132

M

MLCK	*50, 106
MR	128
MS	123

N

Na^+/Ca^{2+}交換輸送体	34
NO	*106, 108, 120

P

PDA	127
PGI_2	106
PIP_2	106
PKA	104
PLC	106
PQ間隔	86
P波	22, *86

Q

QRS波	22, 29, *86
Q波	86

R

RAA系	93, 96, *102, 108, 109
R波	86

S

Stanford分類	118
ST上昇	89
ST部分	86
S波	86

T

T管	*32, 34
T波	22, *86
T波増高	89

U

U波	86

V

V_1誘導	84
V_2誘導	84
V_3誘導	84
V_4誘導	84
V_5誘導	84
V_6誘導	84
VSD	126

Z

Z帯	*32, 40

Visualizing Human Body

監修

稲田　英一
順天堂大学医学部麻酔科学・ペインクリニック講座　主任教授

監修協力

井上　与志美
慶應義塾大学病院心臓血管外科

構成・執筆

西田　有正

デザイン

渡部　拓也

企画・制作STAFF

構成・イラスト制作
山本　祐歌

編集
青木　裕美

イメカラWebサイト
https://imekara.medicmedia.com/

「あなたの声」お聞かせください！
https://medicmedia.com
＊書籍に関するご意見・ご感想は、はがきからもメディックメディアのWEBサイトからもお送りいただけます。
上記のURLにアクセス、専用フォームから送信してください。

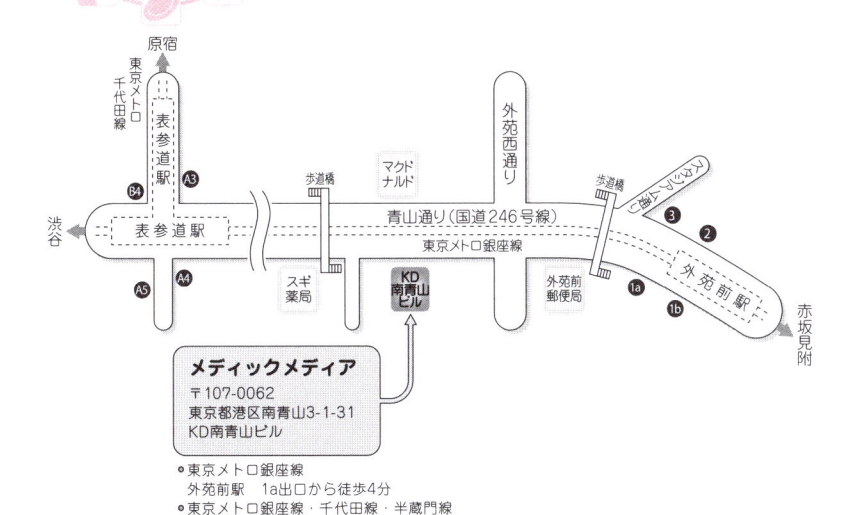

WEB版

イメカラ
循環器
第1版

メディックメディア
〒107-0062
東京都港区南青山3-1-31
KD南青山ビル

● 東京メトロ銀座線
　外苑前駅　1a出口から徒歩4分
● 東京メトロ銀座線・千代田線・半蔵門線
　表参道駅　A4出口から徒歩6分

イメカラ（イメージするカラダのしくみ）循環器 第1版

2010年　4月28日　第1版第1刷発行	2017年　7月19日　第1版第7刷発行
2010年　9月24日　第1版第2刷発行	2018年　1月16日　第1版第8刷発行
2011年12月19日　第1版第3刷発行	2019年　2月　6日　第1版第9刷発行
2012年　9月25日　第1版第4刷発行	2021年　1月21日　第1版第10刷発行
2015年　3月19日　第1版第5刷発行	2023年　1月20日　第1版第11刷発行
2016年11月16日　第1版第6刷発行	2024年　1月18日　第1版第12刷発行

編　集　　医療情報科学研究所
　　　　　西田有正・山本祐歌・青木裕美

発行者　　岡庭　豊

発行所　　株式会社　メディックメディア
　　　　　〒107-0062　東京都港区南青山3-1-31
　　　　　　　　　　　KD南青山ビル
　　　　　（営業）TEL　03-3746-0284
　　　　　　　　　FAX　03-5772-8875
　　　　　（編集）TEL　03-3746-0282
　　　　　　　　　FAX　03-5772-8873
　　　　　https://medicmedia.com/

印　刷　　倉敷印刷株式会社

● 落丁・乱丁はお取替えいたしますので、小社営業部までご連絡ください。
eigyo@medicmedia.com

● 書籍の内容に関するお問い合わせは、「書籍名」「版数」「該当ページ」を明記のうえ、下記からご連絡ください。
https://medicmedia.com/inquiry/

● 本書および付録の一部あるいは全部を無断で転載、インターネットなどへ掲載することは、著作者および出版社の権利の侵害となります。予め小社に許諾をお求めください。

● 本書を無断で複写・複製する行為（コピー、スキャンなど）は、「私的使用のための複製」など著作権法上の限られた例外を除き、禁じられています。自らが複製を行った場合でも、その複写物やデータを他者へ譲渡・販売することは違法となります。

● 個人が営利目的ではなく「本書を活用した学習法の推奨」を目的として本書の一部を撮影し、動画投稿サイトなどに収録・掲載する場合に限り、事前の申請なく、これを許可いたします。詳細については必ず小社ホームページをご確認ください。
https://medicmedia.com/guideline/

Printed in Japan © 2010 MEDIC MEDIA
ISBN978-4-89632-334-4

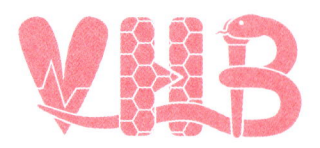